Diegelmann • Isermann • Zimmermann

Therapie-Tools
Psychoonkologie

Online-Material auf psychotherapie.tools

Mit dem untenstehenden Freischalt-Code erhalten Sie die digitalen Arbeitsmaterialien aus diesem Buch. Hierfür ist eine Registrierung auf psychotherapie.tools notwendig:

1. psychotherapie.tools/online-material öffnen.
2. Freischalt-Code eingeben.
3. Auf »Freischalt-Code einlösen« klicken. Der Code ist einmal gültig.
4. Im Warenkorb auf »Credits einlösen« klicken und Vorgang nach Login abschließen.
5. Arbeitsmaterialien nutzen.

Die Arbeitsmaterialien stehen Ihnen in Ihrem Kundenkonto unter »Mein Material« dauerhaft zur Verfügung. Sie sind für Ihren persönlichen Gebrauch bestimmt.
Als Institution mit mehreren Nutzer:innen wenden Sie sich bitte an vertrieb-psychotherapie.tools@beltz.de

9788DWXLZ4

Christa Diegelmann • Margarete Isermann
Tanja Zimmermann

Therapie-Tools Psychoonkologie

Mit Online-Material

2., neu ausgestattete Auflage

BELTZ

Dipl.-Psych. Christa Diegelmann
Dipl.-Psych. Margarete Isermann
ID Institut für Innovative Gesundheitskonzepte
Wilhelmshöher Allee 259
34131 Kassel / Bad Wilhelmshöhe
E-Mail: post@idinstitut.de

Univ.-Prof. Dr. rer. nat., Dipl.-Psych.Tanja Zimmermann
Klinik für Psychosomatik und Psychotherapie
Medizinische Hochschule Hannover
OE 7160, Carl-Neuberg-Str. 1
30625 Hannover
E-Mail: zimmermann.tanja@mh-hannover.de

FSC www.fsc.org MIX Papier | Fördert gute Waldnutzung FSC® C089473

Dieses Buch ist erhältlich als:
ISBN 978-3-621-29378-5 Print
ISBN 978-3-621-29379-2 E-Book (PDF)

2., neu ausgestattete Auflage 2025

Verlagsgruppe Beltz
Werderstraße 10, 69469 Weinheim
service@beltz.de

Lektorat: Karin Ohms
Einbandgestaltung/Umschlaggestaltung: Lina-Marie Oberdorfer
Herstellung: Lelia Rehm
Satz: Markus Schmitz, Altenberge
Druck und Bindung: Beltz Grafische Betriebe, Bad Langensalza
Beltz Grafische Betriebe ist ein Unternehmen mit finanziellem Klimabeitrag (ID 15985-2104-1001).
Printed in Germany

Weitere Informationen zu unseren Autor_innen und Titeln finden Sie unter: www.beltz.de

Inhalt

Verzeichnis der Arbeits- und Informationsblätter

2 Gesprächseinstieg, Beziehungsaufbau und Psychoedukation

3 Psychoonkologische Diagnostik

4 Interventionen bei psychosozialen Belastungen

5 Ressourcenaktivierung und Resilienzförderung zur Krankheitsbewältigung

6 Interventionen nicht nur für das Lebensende

7 Interventionen mit Paaren

8 Minderjährige Kinder als Angehörige

9 Eltern krebskranker Kinder

10 Selbstreflexion der eigenen beruflichen Tätigkeit

Vorwort

Krebs gehört zu den häufigsten Erkrankungen bei Erwachsenen. Jedes Jahr erhalten ca. 500.000 Menschen in Deutschland die Diagnose Krebs. Auch wenn Krebs immer noch mit einer hohen Lebensbedrohung und invasiven medizinischen Behandlungen einhergeht, zeigt sich eine Verringerung der Sterberate und die Anzahl der Personen, die mit einer Krebserkrankung leben, wächst. Aktuell gibt es in Deutschland ca. 4 Millionen Krebsüberlebende, sog. »Cancer Survivors«. Allerdings kann die Erkrankung und medizinische Behandlung mit erheblichen körperlichen und psychosozialen Folgeproblemen einhergehen. Die psychosozialen Konsequenzen sind gut erforscht und zeigen im kurz-, aber auch im längerfristigen Verlauf ein erhebliches Belastungsausmaß der Betroffenen. Eine deutschlandweit durchgeführte repräsentative Untersuchung zeigte, dass 52 % aller Krebsbetroffenen subjektiv psychisch stark belastet sind und 32 % eine psychische Störung aufweisen (Mehnert et al., 2018). Laut Nationalem Krebsplan haben Krebserkrankte Anspruch auf eine umfassende und qualitätsgerechte psychosoziale Versorgung. Erfreulicherweise hat sich die Psychoonkologie international und auch in Deutschland zunehmend etabliert, welches auch zu einer veränderten Wahrnehmung von Krebserkrankungen in der Gesellschaft führt. Die Psychoonkologie bietet evidenzbasierte Interventionen für Erkrankte und ihre Angehörigen, die die psychische Belastung reduzieren und die Lebensqualität verbessern können. Um Krebsbetroffene und auch Angehörige optimal unterstützen und behandeln zu können, bietet dieses Buch ein breites Spektrum innovativer und evidenzbasierter Arbeitsmaterialien für die psychoonkologische Versorgung.

Aufbau des Buches

Das erste Kapitel bietet zunächst eine Einführung in die Psychoonkologie sowie einen kurzen medizinischen Hintergrund zu Krebserkrankungen. In Kapitel 2 stellen wir Informationen und hilfreiche Arbeitsblätter zum Gesprächseinstieg und therapeutischem Beziehungsaufbau mit onkologischen Patientinnen vor. Das diagnostische Vorgehen wird im dritten Kapitel thematisiert. Einen besonderen Fokus legen wir dabei zum einen auf die Belastungsdiagnostik, zum anderen aber auch auf die Ressourcendiagnostik. Kapitel 4 befasst sich mit Interventionsmöglichkeiten bei psychosozialen Belastungen. In Kapitel 5 werden Arbeitsblätter zur Ressourcenaktivierung und zur Krankheitsbewältigung vorgestellt. Kapitel 6 fokussiert auf hilfreiche Interventionsmöglichkeiten nicht nur für das Lebensende. Da eine Krebserkrankung in den meisten Fällen nicht nur die erkrankte Person betrifft, sondern auch ihr soziales Umfeld, stellen wir in Kapitel 7 Arbeitsblätter für die Arbeit mit Paaren vor. Kapitel 8 thematisiert den Umgang mit minderjährigen Kindern als Angehörige. In Kapitel 9 befassen wir uns mit Eltern als Angehörige krebskranker Kinder. Die Arbeit mit onkologischen Patienten kann auch für die Behandlerinnen belastend oder herausfordernd sein. Die Konfrontation mit der Endlichkeit des Lebens oder auch eigenen Ängsten sowie belastenden Behandlungsverläufen der Patientinnen können die eigenen Grenzen aufzeigen. In Kapitel 10 befassen wir uns daher mit hilfreichen Strategien zur Selbstreflexion.

Einführung in die Arbeitsblätter

Diese Materialsammlung enthält in jedem Kapitel verschiedene Arbeitsblätter mit einer Fülle von Anregungen, Impulsen oder Übungen. Zu den jeweiligen Arbeitsblättern werden in den Einleitungen der jeweiligen Kapitel Erklärungen u. a. auch zur Anwendung gegeben. Es gibt:

- Arbeitsblätter, die Interventionstechniken erklären und Handlungsanweisungen für den Therapeuten geben
- Arbeitsblätter, die Therapeutinnen mit Patienten gemeinsam bearbeiten können
- Arbeitsblätter zur Vermittlung bestimmter Themen (z. B. Psychoedukation)
- Arbeitsblätter zur Durchführung bestimmter Therapieinterventionen

In der Therapie können die Arbeitsblätter flexibel, kreativ und individuell verwendet werden.
Zur besseren Orientierung sind die Arbeitsblätter mit verschiedenen Icons gekennzeichnet:

T »Therapeut/Therapeutin«: Dieses Icon kennzeichnet Arbeits- und Informationsblätter, die nur für den Therapeuten gedacht sind.

P »Patient/Patientin«: Mit diesem Icon gekennzeichnete Arbeits- oder Informationsblätter werden Patientinnen zur Bearbeitung ausgehändigt.

A »Angehörige«: Diese Arbeits- oder Informationsblätter können an Angehörige ausgehändigt werden.

»Achtung«: Dieses Icon weist auf Besonderheiten hin, die eine spezielle Beachtung erfordern.

»Ran an den Stift«: Dieses Icon fordert dazu auf, einen Stift zur Hand zu nehmen und Antworten und Überlegungen direkt auf dem Arbeitsblatt zu notieren.

»Hier passiert was«: An dieser Stelle werden Handlungsanweisungen für Therapeutinnen oder Patienten gegeben.

»Input für's Köpfchen«: Hier werden Anregungen zum Weiter- und Ums-Eck-Denken gegeben – auf diese Weise markierte Abschnitte beinhalten Varianten oder Fortführungen der jeweiligen Übung oder weisen auf Hintergrundinformationen hin.

»Tipp«: Dieses Icon steht für einen besonderen Tipp, den Ihr Patient und Ihre Patientin in Ergänzung an das zuvor bearbeitete Arbeitsblatt erhält.

»Geschenk«: Schenken Sie sich Wertschätzung.

»Wie sag ich's?«: Texte oder Übungen, die der Therapeut dem Patienten vorliest.

1 Was ist Psychoonkologie?

»You can't stop the waves, but you can learn to surf.«
Jon Kabat Zinn

Krebs gehört nach wie vor zu den häufigsten körperlichen Erkrankungen mit einer Inzidenzrate von 500.000 Erkrankten pro Jahr in Deutschland. Obwohl eine Krebserkrankung immer noch mit einer hohen Lebensbedrohung und invasiven medizinischen Behandlungen assoziiert ist, zeigt sich eine deutliche Abnahme der Mortalität in den letzten Jahren. Dies bedeutet, dass immer mehr Menschen eine Krebserkrankung überleben, allerdings auch, dass diese sog. »Cancer Survivor« mit den physischen und psychischen Folgen der Erkrankung und Behandlung im weiteren Verlauf ihres Lebens umgehen müssen. Viele medizinische Therapien, die das Leben verlängern, beeinträchtigen aber auch die Lebensqualität oder gehen mit körperlichen und / oder psychosozialen Folgeproblemen einher. Patientinnen berichten häufig von Schmerzen, Funktionseinschränkungen, Ängsten, Depressivität, Sorgen oder Fatigue. Auch Einbußen der Selbstständigkeit im Alltag oder Teilhabe an der Arbeit können beeinträchtigt sein. Eine Krebserkrankung stellt somit für die Betroffenen einen massiven Einschnitt in das bisherige Leben mit Einfluss auf alle Lebensbereiche dar. Darüber hinaus sind nicht nur die Erkrankten von diesen Belastungen oder Einschnitten betroffen, sondern auch das soziale Umfeld, wie die Familie – insbesondere die Partner oder Kinder, aber auch Freunde, Bekannte, Arbeitskolleginnen etc. Der Umgang mit diesen psychosozialen Belastungen stellt für viele eine Herausforderung dar. Circa 32 % aller Krebserkrankten weisen im Behandlungsverlauf eine psychische Störung auf und jeder Zweite zeigt eine klinisch signifikante Belastung – den sog. psychischen Distress (Mehnert et al., 2018; Mehnert & Lehmann-Laue, 2018).

Die Psychoonkologie mit ihren internationalen Ursprüngen ab Mitte der 1970er-Jahre hat sich als noch junge, interdisziplinäre Fachrichtung gegründet, um Patienten und Angehörige im Umgang mit den psychosozialen Herausforderungen zu unterstützen. Erfreulicherweise hat sich die Psychoonkologie in den letzten Jahrzehnten sowohl international als auch in Deutschland zunehmend etabliert. Eine bedarfsgerechte und frühzeitige psychoonkologische Versorgung ist im Nationalen Krebsplan als integraler Bestandteil einer umfassenden Krebsbehandlung definiert (Herschbach & Mandel, 2011). Darüber hinaus haben die Zertifizierungsanforderungen an Organkrebszentren durch die Deutsche Krebsgesellschaft, die Förderung Onkologischer Spitzenzentren durch die Deutsche Krebshilfe, die Implementierung von Disease-Management-Programmen, die Entwicklung der S3-Leitlinie »Psychoonkologische Diagnostik, Beratung und Behandlung von erwachsenen Krebspatienten« (Leitlinienprogramm Onkologie, 2014) sowie die Nationale Dekade gegen Krebs die Sichtbarkeit und Versorgungsmöglichkeiten der Psychoonkologie gestärkt (Mehnert & Koranyi, 2018). Psychoonkologische Versorgung fokussiert dabei auf folgende Bereiche:

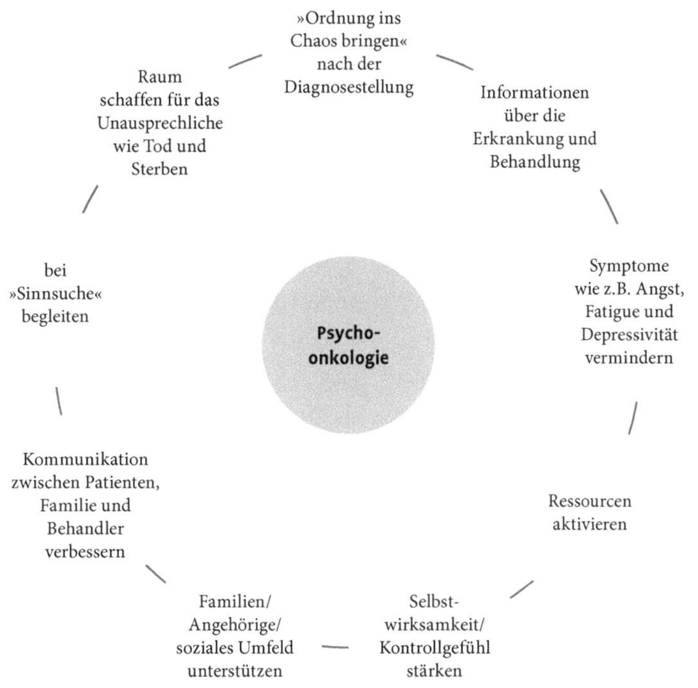

Abbildung 1.1 Bereiche der psychoonkologischen Versorgung

Psychoonkologische Versorgung

Die psychoonkologische Versorgung findet sowohl im stationären als auch im ambulanten Kontext statt. Sie ist vielseitig, breit und umfasst die psychoonkologische Akutversorgung im Krankenhaus bis hin zu einer psychotherapeutischen ambulanten Versorgung (Zwahlen, 2019).

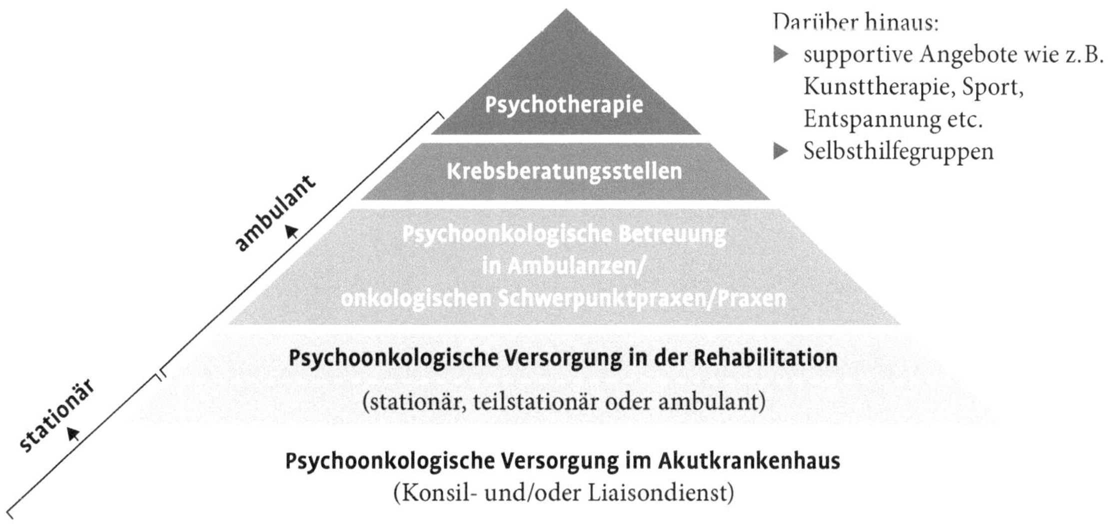

Abbildung 1.2 Mögliche psychoonkologische Versorgungsangebote für Krebserkrankte in Deutschland (stationär, teilstationär und ambulant)

Trotz der vielfältigen Versorgungsmöglichkeiten haben – insbesondere im ambulanten Bereich – viele Krebserkrankte Schwierigkeiten, eine psychoonkologische Unterstützung zu finden. Wie eine aktuelle bundesweite Bestandsaufnahme zur psychoonkologischen Versorgung in Deutschland zeigt, finden sich erhebliche regionale Unterschiede in der ambulanten psychoonkologischen Versorgungsdichte, mit mehr als der Hälfte der Regionen mit einer Versorgungsdichte von weniger als 50 % (Schulz et al., 2018). Wünschenswert wäre es, wenn insbesondere niedergelassene Psychotherapeutinnen mehr Krebserkrankte mit psychischen Belastungen / Störungen behandeln würden. Dennoch gibt es aufseiten der Psychotherapeuten eine Reihe von Barrieren, die die Behandlung onkologischer Patienten zu erschweren scheinen, wie bspw. Ängste, mit schweren körperlichen Erkrankungen, Entstellungen oder Tod konfrontiert zu werden, aber auch organisatorische Barrieren wie Terminabsagen oder mehr Kommunikation mit anderen Behandlern (z. B. Onkologinnen; Singer et al., 2017). Darüber hinaus können auch mangelnde Kompetenzen oder Wissen über onkologische Erkrankungen und deren psychoonkologische Behandlung Gründe für eine Ablehnung der Behandlung psychoonkologischer Patienten sein. Mit dieser Materialsammlung möchten wir insbesondere diesen letzten Punkt adressieren und Personen, die sowohl stationär, teilstationär als auch ambulant mit Krebserkrankten arbeiten, hilfreiche Arbeitsmaterialien an die Hand geben, in der Hoffnung, auch damit einen weiteren Schritt zur Verbesserung der Versorgung von Krebserkrankten zu gehen.

Medizinischer Hintergrund zum Thema Krebs

Der Fokus dieser Therapie-Tools liegt auf der Bereitstellung von hilfreichen Materialien, die uns für die *psychoonkologische Arbeit* wichtig erscheinen. Ein gewisses medizinisches Wissen über onkologische Erkrankungen ist in diesem Zusammenhang hilfreich, aber nicht zwingend erforderlich. Wir möchten daher im Folgenden nur einen kurzen Überblick über die medizinischen Aspekte geben, die aus unserer Sicht für die psychoonkologische Arbeit wichtig sind. Für weitergehende Informationen zu Krebserkrankungen verweisen wir auf medizinische Fachliteratur oder auf die »Blauen Ratgeber« der Deutschen Krebshilfe unter https://www.krebshilfe.de/informieren/ueber-krebs/infothek/ sowie die Webseite des Krebsinformationsdienstes (https://www.krebsinformationsdienst.de).

Definition von Krebs. Unter dem Begriff »Krebs« wird eine Vielzahl von Erkrankungen verstanden, die sehr unterschiedliche Symptome und Verläufe haben können. Im Allgemeinen ist Krebs eine Erkrankung körpereigener Zellen, die sich unkontrolliert vermehren und dabei gesundes Gewebe zerstören. Sie bilden eine Geschwulst im Gewebe, einen sog. Tumor. Tumore können gutartig (= benigne) oder bösartig (= maligne) sein. Unter Krebs werden die malignen Tumoren verstanden. Die Tumoren können auch Metastasen (= streuende Krebszellen) in anderen Körperregionen bilden. Neben den soliden Tumoren, wie z. B. Brustkrebs, gibt es auch Krebserkrankungen, wie z. B. die Leukämie, bei der sich Krebszellen im ganzen Körper verteilen.

Bösartige Tumore können eingeteilt werden nach dem Gewebe, aus dem sie entstehen:

- **Karzinome:** aus Gewebe, das innere oder äußere Oberflächen im Körper bedeckt, z. B. Bronchialkarzinom oder Mammakarzinom
- **Sarkome:** im Binde- oder Stützgewebe, betreffen Fettgewebe, Muskeln, Sehnen oder Knochen, z. B. Liposarkom
- **Blastome:** embryonale Tumore, die während der Gewebe- oder Organentwicklung entstehen, z. B. Glioblastom

Entstehung von Krebs. Auch wenn man inzwischen viel über Krebs und die Behandlung weiß, lässt sich oft bei Erkrankten nicht mehr feststellen, was die genaue Ursache für die Erkrankung war. Einige Risikofaktoren wie z. B. ungesunde Lebensweise, Rauchen, Übergewicht oder Bewegungsmangel können wie auch Umwelteinflüsse (z. B. UV-Strahlung, chemische Substanzen) oder Krankheitserreger die Entstehung von Krebs begünstigen. Trotzdem erkrankt nicht jeder, der diesen Faktoren ausgesetzt ist, automatisch an Krebs. Krebszellen entstehen durch Veränderungen der Gene, die nicht mehr vom körpereigenen Reparaturmechanismus repariert werden können. Je älter der Mensch wird, desto höher ist das Risiko, an Krebs zu erkranken, da das Reparatursystem nicht mehr so zuverlässig arbeitet. Somit liegt das mittlere Erkrankungsalter aktuell bei 69 Jahren – allerdings gibt es auch Krebserkrankungen, die häufig schon in jüngeren Jahren auftreten können, wie z. B. Leukämie oder Hodenkrebs.

Häufigste Krebserkrankungen. Die häufigsten Krebsneuerkrankungen der Frau betreffen die Brustdrüse (29,5 %), Darm (11,1 %) und Lunge (9,2 %). Bei den Männern erkrankten 2016 22,7 % neu an Prostatakrebs, gefolgt von Lungen- (13,9 %) und Darmkrebs (12,5 %; RKI, 2019). Für weitere Informationen zu Häufigkeit von Krebserkrankung in Deutschland möchten wir auf die Webseite des Robert Koch-Instituts verweisen (https://www.rki.de/DE/Content/Gesundheitsmonitoring/Krebsregisterdaten/krebs_node.html).

Familiäres Krebsrisiko. Ca. 5 bis 10 % der Krebserkrankungen beruhen auf angeborenen genetischen Veranlagungen. In diesen Familien treten Krebserkrankungen gehäuft und schon in jungen Jahren auf. Aber nicht alle Personen, die diese genetische Veranlagung haben, erkranken auch an Krebs. Betroffene Personen haben die Möglichkeit einer optimalen Beratung und Behandlung und können in bestimmten Zentren eine genetische Beratung in Anspruch nehmen. Weitere Informationen finden Sie z. B. beim BRCA-Netzwerk e. V. (https://www.brca-netzwerk.de).

Krebsfrüherkennung. Das Ziel der Krebsfrüherkennung liegt in der Entdeckung von Tumoren in einem frühen Stadium. In frühen Stadien lassen sich Tumore erfolgreicher und schonender behandeln als in fortgeschrittenen Stadien, bei denen das Risiko für Metastasen erhöht ist. Von den Krankenkassen werden folgende Früherkennungsuntersuchungen übernommen:

- **Haut:** Hautkrebsscreening alle zwei Jahre ab 35 Jahren
- **Darm:** 50 bis 54 Jahre einmal jährlich Bluttest im Stuhl; Koloskopie bei Frauen ab 55 Jahre und Männer ab 50 Jahre; zweite Koloskopie zehn Jahre später
- **Gebärmutterhals:** Frauen ab 20 Jahre jährlich PAP-Test
- **Brust:** Frauen ab 30 Jahren Tastuntersuchung, von 50 bis 69 Jahren alle zwei Jahre Mammografie

Diagnosemethoden. Zur Diagnose von Krebs sind bildgebende Verfahren sowie Analysen von Zell- und Gewebeproben wichtig. Dazu gehören Röntgenuntersuchungen (z. B. Mammografie oder Thoraxröntgen zur Suche von Metastasen), Magnetresonanztomografie (z. B. zur Bestimmung der Position oder Ausdehnung von Tumoren sowie Metastasen), Computertomografie, Positronen-Emissions-Tomografie (oft in Kombination mit einer Computertomografie), Szintigrafie (z. B. zur Untersuchung der Schilddrüse oder um Knochenmetastasen zu entdecken), Ultraschall (Sonografie), Endoskopie (Spiegelung, z. B. Darmspiegelung), Laboruntersuchungen (z. B. Tumormarker), Biopsie oder Punktion zur Entnahme und mikroskopischen Untersuchung von Gewebeproben. Anhand der Gewebeproben können u. a. Aussagen über die Gut- oder Bösartigkeit der Tumorzellen gemacht sowie das Grading (Differenzierung) des Tumors bestimmt werden.

Therapieformen. Die Behandlung der Krebserkrankung hängt von der Tumorart ab und kann ganz unterschiedlich verlaufen. Zu den Standardverfahren gehören die *Operation, Strahlentherapie und Chemotherapie*. Operation und Strahlentherapie wirken dabei lokal – also am Ort des Tumors, wohingegen bei der systemisch wirkenden Chemotherapie auch gestreute Krebszellen erfasst werden, allerdings auch gesundes Gewebe (insbesondere sich schnell teilende bzw. erneuernde Zellen, wie z. B. Haut-, Haar- oder Schleimhautzellen), was mit erheblichen Nebenwirkungen einhergehen kann. Bei Tumoren, deren Wachstum von körpereigenen Hormonen abhängig ist, kann auch eine *Anti-Hormontherapie* erfolgen, bei der die körpereigenen Hormone ausgeschaltet werden, um die Ausbreitung des Tumors zu hemmen. Neuere Ansätze in der Behandlung finden sich in der *Immuntherapie*, bei der Impfungen, Antikörper und sog. Checkpoint-Inhibitoren angewendet werden, um das körpereigene Immunsystem im Kampf gegen den Krebs zu nutzen. Bei *zielgerichteten Krebstherapien* (targeted therapy) erfolgt die Behandlung mit Medikamenten, die gezielt in Vorgänge eingreifen, die für das Wachstum des Tumors wichtig sind.

Aufgrund der Vielzahl der Tumorarten, aber auch der Nebenwirkungen der Krebstherapien ist eine individuelle Beratung durch behandelnde Ärztinnen erforderlich – auch die Möglichkeit einer Zweitmeinung sollten Betroffene in Anspruch nehmen.

Exkurs

Fertilitätserhalt

Möchte ich Kinder haben oder vielleicht auch noch weitere Kinder? Mit dieser Frage sollten sich alle Krebspatienten im zeugungsfähigen Alter unmittelbar nach der Diagnose auseinandersetzen. Denn die Krebsbehandlung beeinträchtigt in vielen Fällen die Fruchtbarkeit. Daher ist es wichtig, sich diese Fragen *vor Beginn* der Krebstherapie zu stellen und mit dem Arzt oder der Ärztin zu besprechen, wie sich die individuelle Krebsbehandlung auf die Fruchtbarkeit auswirkt und welche Möglichkeiten des Fertilitätserhalts gegeben sind.

Aber nicht alle Krebsbehandlungen wirken sich gleichermaßen auf die Fruchtbarkeit aus. Wenn Patienteninnen einen Kinderwunsch haben, kann dies gegebenenfalls bei der Wahl der entsprechenden Therapie berücksichtigt werden. Daher ist es sehr wichtig, vor Beginn der Behandlung, dieses Thema anzugehen. Falls es keine Wahlmöglichkeiten bei den Behandlungsoptionen gibt, sind dennoch Maßnahmen möglich, die nach Abschluss der Krebsbehandlung einen Kinderwunsch ermöglichen.

Beispiele sind das Einfrieren von Ei- oder Samenzellen sowie Hoden- oder Eierstockgewebe. Auch operativ gibt es Möglichkeiten, z. B. können die Eierstöcke »verlegt« werden, wenn eine Bestrahlung im Beckenbereich vorgesehen ist. Leider werden Krebserkrankte nicht immer nach Diagnosestellung über diese Möglichkeiten aufgeklärt. Insbesondere auch bei Kindern oder Jugendlichen, die an Krebs erkranken, findet eher selten eine Beratung zum Thema Fruchtbarkeit statt.

Die Webseite http://www.fertiprotekt.de ist eine Plattform, bei der Onkologinnen und Reproduktionsmediziner eng zusammenarbeiten, Behandlungsdaten kontinuierlich sammeln und auswerten – was letztlich ermöglicht, gezielt zu fruchtbarkeitserhaltenden Maßnahmen bei den einzelnen Krebsarten zu beraten und Behandlungen auf dem neuesten Stand durchzuführen. Im Mittelpunkt steht die Beratung über den Schutz der Fruchtbarkeit vor geplanten Krebsbehandlungen (wie Operation, Chemo- oder Strahlentherapie), die die Fruchtbarkeit einschränken könnten. Darüber hinaus finden sich Kliniken oder Einrichtungen, bei denen Patienten sich beraten lassen können. Auch zu den Kosten und deren Übernahmen durch die Krankenkassen finden sich hier aktuelle Informationen.

Nach einer abgeschlossenen Krebsbehandlung fragen sich Betroffene häufig, wann der richtige Zeitpunkt ist, um ein Kind zu bekommen. Wie lange braucht mein Körper, um sich zu erholen? Leider gibt es hierauf keine pauschale Antwort. Dies ist individuell sehr unterschiedlich und z. B. von Faktoren wie Alter, Art und Dosierung des Chemotherapeutikums, Ort und Dosis der Strahlentherapie abhängig. Auch hier sollten sich Patientinnen unbedingt beraten lassen. Vielleicht kommt Betroffenen auch die Frage in den Sinn, ob sie in dieser Situation überhaupt ein Kind bekommen sollten. Was passiert, wenn der Krebs zurückkommt? Wer sorgt dann für das Kind? Auch hier gibt es natürlich kein Richtig oder Falsch. Das Gespräch mit dem Partner oder der Partnerin ist sinnvoll – insbesondere in Bezug auf den Austausch über Sorgen, Ängste und Bedenken (s. Kap. 7).

Nebenwirkungen der medizinischen Behandlung sowie Spät- oder Langzeitfolgen. Auch wenn sich die Überlebensraten in den vergangenen Jahren deutlich verbessert haben, stellen die Nebenwirkungen der medizinischen Behandlung und auch mögliche Spät- oder Langzeitfolgen eine große Belastung für Betroffene dar. Einige Nebenwirkungen können durch supportive Therapien eingedämmt werden und gehen nach Abschluss der Therapie zügig zurück. Auch wenn das Nebenwirkungsprofil sehr individuell ist und sich auch durch die Verbesserungen der Behandlung verändern kann, finden sich doch eine Reihe von Nebenwirkungen, die bei vielen Betroffenen auftreten können. Dabei kann zwischen akuten Nebenwirkungen und Spät- oder Langzeitfolgen unterschieden werden. Darüber hinaus kann die Kombination von verschiedenen Therapien zu einem erhöhten Nebenwirkungsprofil führen (Schilling & Arnold, 2016).

Vertiefung

Akute Nebenwirkungen

Chemotherapien und zielgerichtete Behandlungen

- Chemotherapien wirken eher ungezielt und betreffen somit alle sich schnell teilenden Zellen im Körper (wie z. B. Zellen der Haut und Schleimhäute, des Knochenmarks oder der Haare).
- Nebenwirkungen können sich in verschiedenen Bereichen zeigen:
  - Haut / Schleimhäute, z. B. Mukositis, Hand-Fuß-Syndrom, Haarausfall, Durchfall
  - Stoffwechsel, z. B. Hyperglykämie
  - vaskulär, z. B. Hypertonie
  - Blutbildveränderungen
  - kardiopulmonal, z. B. Herzrhythmusstörungen
  - neurologisch, z. B. Polyneuropathie
  - sonstige, z. B. Fatigue, kognitive Funktionsstörungen
- Zielgerichtete Therapien führen im Allgemeinen zu weniger Nebenwirkungen als die klassischen Zytostatika und können daher häufig über einen längeren Zeitraum verabreicht werden. Dennoch verursachen sie Nebenwirkungen, die alle Organsysteme betreffen und auch zu neuen Nebenwirkungen führen können.

Radiotherapie

- Übelkeit und Erbrechen, Hautveränderungen, Schleimhautentzündungen, Blutbildbeeinträchtigungen

Zu den **Spät- und Langzeitfolgen** gehören bspw.:

- **Radiotherapie:** Funktionseinschränkungen der bestrahlten Organe, Risiko für die Entwicklung eines Zweittumors (insbesondere in Kombination mit Chemotherapie)
- **Chemotherapie:** dauerhafte Beeinträchtigungen der Organfunktionen mit Einschränkungen der Lebensqualität (z. B. Kardiomyopathie mit den Symptomen einer fortschreitenden Herzinsuffizienz, Infertilität, vorzeitige Menopause, Nierenschädigungen, Polyneuropathie, neurokognitive Störungen etc.)
- **zielgerichtete Substanzen:** bisher noch keine ausreichende Datenlage

! Patientinnen und Patienten sollten sich intensiv über zu erwartende Nebenwirkungen sowie Spät- oder Langzeitfolgen informieren – und auch nicht davor zurückscheuen, eine Zweitmeinung einzuholen. Die Entscheidung über die Durchführung einer Therapie sollte immer unter Abwägung des Nutzens (Symptomkontrolle, Verlängerung von progressionsfreiem und Gesamtüberleben) und den möglichen Nebenwirkungen mit Einbußen der Lebensqualität erfolgen.

2 Gesprächseinstieg, Beziehungsaufbau und Psychoedukation

Psychoonkologische Versorgung kann auf unterschiedlichen Ebenen, in unterschiedlichen Settings und zu unterschiedlichen Zeiten im Behandlungs- und Erkrankungsverlauf des Patienten erfolgen, was sich auch auf den Gesprächseinstieg und Beziehungsaufbau auswirken kann (s. Abb. 1.2). Im Folgenden reflektieren wir die Besonderheiten in der

- stationären Versorgung (Akutkrankenhaus, Rehabilitation) und
- ambulanten Versorgung (Rehabilitation, Beratung, ambulante Psychotherapie).

Besonderheiten der psychoonkologischen Versorgung im stationären Setting

Akutkrankenhaus

Etwa ein Drittel aller onkologischen Patientinnen im Akutkrankenhaus weisen eine psychische Störung auf. Darüber hinaus zeigt ca. die Hälfte der Betroffenen eine psychische Belastung und wünscht sich Unterstützung im Umgang mit den psychosozialen Belastungen. Analog zur S3-Leitlinie »Psychoonkologie« (Leitlinienprogramm Onkologie, 2014) ist eine psychoonkologische Betreuung indiziert, wenn eine erhöhte psychosoziale Belastung im Screening oder psychische Komorbidität im diagnostischen Gespräch erfasst wurde sowie der Wunsch des Patienten auf psychosoziale Unterstützung vorliegt.

Im Akutkrankenhaus erfolgt die psychoonkologische Versorgung in der Regel über Konsiliar- oder Liaisondienste. Auch integrierte Versorgungsmodelle, bei denen Psychoonkologinnen Mitarbeiterinnen der somatischen Abteilung und somit präsent und schnell erreichbar sind, finden sich. In der Regel werden im Akutkrankenhaus Patienten direkt nach Diagnosestellung psychoonkologisch betreut – aber auch Betroffene mit Rezidiven oder in palliativen Stadien sowie deren Angehörige gehören zum Klientel der Psychoonkologie.

Übersicht

Ziele und Aufgaben der psychoonkologischen Betreuung im Akutkrankenhaus

- Bedarfsabklärung psychosozialer Belastung durch u. a. Diagnostik, Anamnese, Fremdanamnese, Psychometrische Testung
- Prävention psychischer Störungen ausgelöst durch die Krebserkrankung
- Reduktion psychischer Belastungen wie Ängste oder Depressivität
- psychoonkologische Beratung (z. B. Psychoedukation, Krisenintervention, Entspannungsverfahren, Psychotherapie)
- Umgang mit Krankheits- und/oder Behandlungsfolgen
- Unterstützung bei der Krankheitsbewältigung
- Unterstützung bei der Kommunikation zwischen Patientin und Behandlungsteam oder Patientin und Angehörigen
- Kommunikation mit dem medizinischen Behandlungsteam
- Motivation, Information und ggf. Planung psychoonkologischer Weiterbehandlung

(nach Mehnert-Theuerkauf et al., 2020)

Beziehungsaufbau. Die psychoonkologische Betreuung muss sich in der Akutversorgung der medizinischen Behandlung unterordnen. Daher ist ein hohes Ausmaß an Flexibilität erforderlich. Psychoonkologinnen suchen Patienten in der Regel auf der Station auf. Die Gespräche werden somit von den räumlichen und stationären Abläufen bestimmt. Nicht selten werden Gespräche durch medizinische Behandlungen unterbrochen oder finden in Mehrbettzimmern statt. Die Möglichkeit, ein Gespräch ungestört und vertraulich zu führen, ist somit nicht immer gegeben. Auch zum Beziehungsaufbau steht nur wenig Zeit zur Verfügung und die Anzahl der psychoonkologischen Kontakte wird durch die oft kurze Verweildauer der Patienten im Krankenhaus begrenzt.

Es kann auch vorkommen, dass Patientinnen psychoonkologischen Gesprächen ablehnend gegenüberstehen. Nur ca. 20–40 % der psychisch hoch belasteten Krebserkrankten nimmt die psychosozialen Angebote in Anspruch (Dilworth et al., 2014). Gründe dafür sind häufig, dass Patienten

- psychosoziale Probleme verleugnen,
- Angst vor Stigmatisierung haben,
- »Es alleine schaffen wollen« oder »Stark sein müssen«,
- »Anderen – auch dem Behandlungsteam – nicht zur Last fallen wollen«,
- möglicherweise mit dem Begriff »psychoonkologische Unterstützung« nichts anfangen können,
- keine Informationen über das vorhandene Angebot haben,
- unklare Vorstellungen über deren Nutzen haben.

Nicht immer führt somit eine hohe psychische Belastung auch zur Inanspruchnahme von psychosozialen Unterstützungsangeboten. Betroffene, die ein hohes Ausmaß an Belastung zeigen, können auch über ausreichend Ressourcen verfügen, um mit der Situation umzugehen, oder aber ein gutes Unterstützungssystem im sozialen Umfeld haben. Allerdings können auch Ängste oder Fehlinformationen über Psychoonkologie zur Ablehnung führen, z. B. die Sorgen, stigmatisiert zu werden (z. B. »Ich habe Krebs und bin doch nicht verrückt«) oder Ängste davor, sich mit eigenen Belastungen auseinandersetzen zu müssen. Bei Ablehnung psychoonkologischer Unterstützung trotz hoher psychischer Belastung sind diese Gründe durch das psychoonkologische Team zu klären.

Störfaktoren. Psychoonkologische Gespräche im Akutkrankenhaus können somit durch vielfältige Faktoren gestört oder erschwert werden, zum einen durch organisatorische Aspekte wie z. B. Störungen während des Gesprächs, oder aber auch durch motivationale Aspekte aufseiten der Patienten durch gegebenenfalls Vorurteile gegenüber psychoonkologischer oder psychischer Unterstützung. Der Psychoonkologe muss somit flexibel sein und sich spontan auf die vorhandenen Gegebenheiten einstellen können. Oftmals kann der Gesprächseinstieg über »Umwege« hilfreich sein, indem man mit Patientinnen über ein Bild oder Buch, das auf dem Nachttisch liegt, ins Gespräch kommt. Wenn es die Möglichkeit gibt, kann das erste Gespräch auch eher kurz gehalten werden und der Psychoonkologe oder die Psychoonkologin kann sich und die Möglichkeiten der psychoonkologischen Unterstützung kurz vorstellen, um dann ggf. am Folgetag erneut den Patienten aufzusuchen. Die psychische Belastung kann im Behandlungsverlauf deutlich schwanken, was dazu führen kann, dass ein Patient an einem Tag keinen Bedarf für psychoonkologische Unterstützung aufweist, am folgenden Tag oder einige Tage später diese Situation sich jedoch ändern kann. Häufig sind Veränderungen oder neue Informationen im Erkrankungs- oder Behandlungsverlauf ursächlich.

Fazit

Entscheidend ist, dass der Fokus der psychoonkologischen Unterstützung im Akutkrankenhaus auf Kriseninterventionen sowie ersten Anregungen zur Krankheitsbewältigung liegt.

Eine positive Erfahrung mit psychoonkologischer Unterstützung im Akutkrankenhaus kann dazu führen, dass die Patientinnen auch im weiteren Verlauf ihrer Erkrankung oder Behandlung diesen Angeboten aufgeschlossen gegenüberstehen und diese eher in Anspruch nehmen.

Rehabilitation
Onkologische Patienten haben die Möglichkeit, Rehabilitationsmaßnahmen wahrzunehmen, um Unterstützung bei der Bewältigung der Krankheitsfolgen zu erhalten. Diese Rehabilitationsmaßnahmen können stationär, teilstationär oder ambulant erfolgen. Die Ziele der Rehabilitation richten sich auf die Wiederherstellung der körperlichen Gesundheit, die Stabilisierung der psychischen und sozialen Funktionsfähigkeit sowie auf die familiäre und berufliche Integration. Somit sind der Erhalt oder die Verbesserung der Lebensqualität sowie die Unterstützung bei der Krankheitsverarbeitung zentral. Dennoch liegt der Fokus der Rehabilitation vorwiegend auf den physischen Faktoren, so dass psychosoziale Aspekte eine eher untergeordnete Rolle einnehmen können.

Übersicht

Ziele und Aufgaben der psychoonkologischen Betreuung in der Rehabilitation

- Unterstützung bei der Krankheitsverarbeitung
- Wiederherstellung der psychischen und sozialen Funktionsfähigkeit
- Stabilisierung der persönlichen, familiären und beruflichen Situation
- Unterstützung bei der beruflichen Wiedereingliederung
- Informationen über Risikofaktoren und Veränderungen gesundheitsgefährdenden Verhaltens

(nach Mehnert, 2016)

Im Gegensatz zum Akutkrankenhaus besteht in der Rehabilitation die Möglichkeit für intensive Gespräche sowohl im Einzel- als auch im Gruppensetting. Das therapeutische Vorgehen kann somit dem Vorgehen in anderen stationären Einrichtungen wie zum Beispiel psychosomatischen Kliniken ähneln.

Besonderheiten der psychoonkologischen Versorgung im ambulanten Setting

Krebsberatungsstellen
Ambulante psychosoziale Krebsberatungsstellen spielen in der Versorgung von Krebspatientinnen eine wichtige Rolle. Insbesondere durch die oft kurze stationäre Verweildauer und die Zunahme teilstationärer oder ambulant durchgeführter medizinischer Behandlungen verschiebt sich der psychoonkologische Betreuungsbedarf deutlich in den ambulanten Bereich. Auch die verbesserten Überlebenschancen der Patienten führen dazu, dass auch Jahre nach Abschluss der Primärbehandlung Betroffene mit einer Vielzahl von psychosozialen Folgeproblemen konfrontiert sind. Ambulante Krebsberatungsstellen unterstützen Betroffene und ihre Angehörigen in allen Phasen der Erkrankung bei psychischen Belastungen sowie sozialen oder sozialrechtlichen Problemen.

Übersicht

Ziele und Aufgaben der psychoonkologischen Betreuung in der Krebsberatung

Das Leistungsspektrum ist sehr breit und umfasst u. a.:

- Informationen und Inanspruchnahme von Sozialleistungen
- psychosoziale Beratung
- Psychoedukation
- Kriseninterventionen
- psychologische und ggf. psychotherapeutische Interventionen

Die Angebote können sowohl im Einzelgespräch als auch als Paar- oder Familiengespräch oder im Gruppensetting stattfinden. Krebsberatungsstellen übernehmen auch eine Lotsenfunktion, indem sie regional an behandelnden Ärzte, niedergelassene Psychotherapeutinnen oder andere Fachinstitutionen vermitteln.

Vorteile. Die Vorteile liegen in einem multiprofessionellen Team sowie der Niedrigschwelligkeit des Leistungsangebots (zum Beispiel kurze Wartezeiten, kostenfreie Beratung).

Ambulante Psychotherapie

Nach der S3-Leitlinie »Psychoonkologie« (Leitlinienprogramm Onkologie, 2014) sollen »Psychotherapeutische Einzelinterventionen Menschen mit Krebserkrankungen und einer Anpassungsstörung oder einer subsyndromalen Belastung angeboten werden. Dabei sollen die im Rahmen der Diagnostik festgestellten somatischen und sozialen Faktoren und ihre Wechselwirkung berücksichtigt werden« (S. 62). Psychotherapeutische Einzelinterventionen zeigen mittelgroße, signifikante Effekte bei psychischer Belastung, gesundheitsbezogener Lebensqualität, Angst, Depressivität und körperlichen Beschwerden. Somit ist laut Leitlinie eine nachhaltige Wirksamkeit mit Level of Evidence 1a belegt (Leitlinienprogramm Onkologie, 2014). Grundsätzlich sollten Patienten mit diagnostizierten psychischen Störungen entsprechend den vorhandenen störungsspezifischen Leitlinien versorgt werden.

Fazit

Das therapeutische Vorgehen in der ambulanten Psychotherapie bei Krebspatienten unterscheidet sich also nicht wesentlich von dem bei Psychotherapiepatienten.

Besonderheiten der palliativen Versorgung

Laut der WHO-Definition ist die Palliativversorgung ein Ansatz, der die Lebensqualität von Patientinnen und deren Familien verbessert, die mit den Problemen im Zusammenhang einer lebensbedrohenden Erkrankung konfrontiert sind. Dies geschieht mittels Prävention, frühzeitiger Erkennung, Erfassung und Linderung von Leiden sowie durch die Behandlung von Schmerz und anderen Problemen auf körperlichen, psychischen, sozialen und spirituellen Ebenen.

Laut Statistischem Bundesamt (Destatis, 2020) verstarben in 2017 in Deutschland insgesamt 932.272 Menschen. Die häufigste Todesursache waren Herz-Kreislauf-Erkrankungen (344.524 Menschen, 37 % aller Todesfälle). Zweithäufigste Todesursache waren Krebserkrankungen (235.700 Menschen); das bedeutet, dass etwa jeder vierte Todesfall aufgrund einer Krebserkrankung erfolgte.

Die Palliativversorgung bietet eine gezielte, ganzheitliche Behandlung für Patienten mit einer fortschreitenden Erkrankung und einer begrenzten Lebenserwartung an. Die Erkrankung kann nicht mehr geheilt werden. Ziele sind u. a., die Lebensqualität von Betroffenen und deren Angehörigen zu verbessern oder möglichst lange zu erhalten, die Linderung von Schmerzen und anderen belastenden Krankheitsbeschwerden. Psychische, soziale und spirituelle Anliegen treten dabei in den Vordergrund.

Die aktualisierte S3-Leitlinie »Palliativmedizin« (Leitlinienprogramm Onkologie, 2019) beschreibt konkrete Handlungsempfehlungen auf der Grundlage der aktuellen Evidenz von wissenschaftlichen Studien und klinischer Erfahrung. Weitere Impulse bietet die Webseite www.dgpalliativmedizin.de.

Eine Orientierung für die Besonderheiten der palliativen Situation geben die Hauptphasen der Erkrankung bis zum Tod. Jede Phase eröffnet unterschiedliche Herangehensweisen auf den körperlichen, psychischen, sozialen und spirituellen Ebenen.

Vertiefung

Phasen in der palliativen Situation

Rehabilitative palliative Situation

- trotz fortgeschrittener Krankheit Eingliederung in normales Leben möglich
- Prognose: viele Monate bis Jahre

Das Ziel ist, die Selbstständigkeit der Patientinnen zu fördern.

Präterminale palliative Situation

- deutlich sichtbare Symptome
- Einschränkung des aktiven Lebens
- Prognose: mehrere Wochen bis Monate

Das Ziel ist, eine Versorgung optimal den Erfordernissen entsprechend zu ermöglichen.

Terminale palliative Situation

- Leben an der Grenze zum Tod
- Bettlägerigkeit
- Prognose: wenige Tage bzw. Wochen

Das Ziel ist, auf komfortable Rahmenbedingungen zu achten. Was hilft am besten?

Finale palliative Situation

- konkrete Sterbephase (3 bis 7 Tage)
- Tod in einigen Stunden zu erwarten

Das Ziel ist, den Sterbeprozess nicht aufzuhalten trotz der Ungewissheit, wann der Tod wirklich eintritt.

Als bewährtes Kommunikationsmodell für die Übermittlung von schwierigen Informationen im klinischen Alltag der Palliativversorgung hat sich das von Baile et al. (2000) vorgeschlagene SPIKES-Modell etabliert. Dabei sollen Gesprächsverläufe in sechs Schritte eingeteilt werden, die wesentliche Elemente eines patientenzentrierten Gesprächs berücksichtigen:

(1) **S**etting: geeigneten Gesprächsrahmen schaffen
(2) **P**erception: Kenntnisstand (Wahrnehmung) der Patientin ermitteln
(3) **I**nvitation: Informationsbedarf des Patienten kennenlernen
(4) **K**nowledge: Wissensvermittlung
(5) **E**xploration of Emotions: Emotionen wahrnehmen, ansprechen und mit Empathie reagieren
(6) **S**trategy and Summary: planen und zusammenfassen. Die spirituelle Ebene entspricht dem Selbstverständnis der Palliativmedizin und soll von allen, die an der Behandlung beteiligt sind, miteinbezogen werden.

Zusammenfassung

Schwerpunkte / Fokus von Psychoonkologinnen in der Palliativversorgung

- Krankheitsbewältigung und Coping-Prozesse thematisieren und anregen
- Psychoedukation / Normalisierung und Differenzialdiagnostik von Ängsten
- Krisenintervention durch achtsame, gezielte Perspektivenerweiterung
- Stärkung der Würde durch modellhafte Kommunikation
- Raum anbieten für Fragen der Sinnfindung und Lebensbilanz
- Offenheit für individuelle Bedürfnisse
- Unterstützung bei Entscheidungsprozessen
- Selbstwirksamkeit fördern und stärken

- Wertschätzung von Fähigkeiten aussprechen
- Unterstützung beim Umgang mit Konflikten
- für eine gute Burn-out-Prophylaxe und Resilienzstärkung bei sich selbst sorgen

Erstgespräch und Anamnese

Bereits beim Erstkontakt ist eine Haltung sinnvoll, die den Ausnahmezustand »Krebs« würdigt und dafür gewisse stabilisierende Impulse von Beginn an vermittelt. Der Fokus liegt gezielt auf der Ressourcenaktivierung (vgl. Psychoedukation und Krebs als Trauma). Zusätzlich können biografische Informationen (z. B. belastende Lebensereignisse, Verlusterfahrungen) darüber Aufschluss geben, ob eine erhöhte Vulnerabilität aufgrund der bisherigen Lebensgeschichte vorliegt (AB 3 und 4).

Die Frage aus der Würdezentrierten Therapie (INFO 21) »Was, glauben Sie, sollte ich von Ihnen wissen, damit ich Sie zum jetzigen Zeitpunkt gut behandeln kann?« entspricht einer solchen wertschätzenden und ressourcenorientierten Haltung.

Aus dem Neurolinguistischen Programmieren (O'Connor & Seymour, 2015) kommen die Begriffe Pacing (= Mitgehen) und Leading (= Führen). Diese können als Kommunikationstechnik zur Anwendung kommen, um Vertrauen aufzubauen und beziehen dabei beispielsweise folgende Ebenen mit ein:

- Körpersprache (Angleichen der Körperhaltung, der Gestik an das Gegenüber)
- Mimik (Anpassen des Gesichtsausdrucks)
- Stimme (Anpassen der Stimmlage und der Sprechgeschwindigkeit)
- Sprache (Verwendung ähnlicher Begriffe, Aufgreifen von Worten, Redewendungen)

Im psychoonkologischen Setting empfiehlt sich eher die Reihenfolge Leading und Pacing, da die Betroffenen oft aus einer Problem-Trance heraus noch im Überforderungsmodus der Diagnoseverarbeitung sind.

Beispiel

Grundsätzlich sollten Therapeuten in der Psychoonkologie eine *aktivere Rolle* einnehmen, die Perspektiven eröffnet und bereits von Beginn an Interventionen zur Krankheitsbewältigung und Ressourcenaktivierung nutzt.

Beispiel 1: »Für mich ist der Umgang mit den üblichen Behandlungsschritten nach einer Krebsdiagnose eher vertraut, als er für Sie ist. Daher schlage ich vor, wir nutzen die Zeit heute dazu, erste Informationen für den möglichen psychoonkologischen Weg auszutauschen und dann möchte ich Ihnen auch eine kurze Intervention / Übung anbieten, die Sie selbst auch unmittelbar nach unserem ersten Treffen anwenden können. Dies kann Sie darin unterstützen, den Umgang mit Ihrer Krebserkrankung angstfreier zu gestalten. Wie finden Sie das?«

Beispiel 2: »Bestimmt sind viele Einzelaspekte für Sie im Umgang mit der Diagnose Krebs wichtig – wir werden uns in den nächsten Sitzungen dafür Zeit nehmen, alles zu sortieren – heute soll es zunächst darum gehen, dass wir uns kennenlernen und Sie direkt etwas aus der Sitzung mitnehmen, was Sie zu Hause dann bereits anwenden können, um etwas tun zu können, was Ihnen guttut.«

Das psychoonkologische Erstgespräch

Grundsätzlich unterscheidet sich das psychoonkologische Erstgespräch im Wesentlichen nicht vom psychotherapeutischen Erstgespräch. Es kann allerdings möglich sein, dass Krebspatientinnen nicht mit einer explizit psychotherapeutischen Erwartungshaltung in die Behandlung kommen. Sie erleben sich überwiegend nicht als psychisch gestört, sondern häufig »überrollt« von der lebensbedrohlichen Erkrankung. Daher kann die initiale

Erwartung an die Therapie auch die Anerkennung des eigenen Leidens und zunächst nicht mit einem expliziten Behandlungswunsch oder -auftrag assoziiert sein (Schulz-Kindermann & Rosenberger, 2016).

AB 3 »Leitfaden für ein psychoonkologisches Erstgespräch« gibt einen Leitfaden über mögliche Themen für das psychoonkologische Erstgespräch. Neben der Erfassung des Anliegens des Patienten sowie der Basisvariablen ist insbesondere die Erfassung der medizinischen Daten von Bedeutung. Auch die Erfragung des Krankheitserlebens und -weges kann wichtige Hinweise auf die weitere Behandlung liefern. Beispielsweise können Vorerfahrungen mit Krebserkrankungen in der Familie die Erwartung an den Verlauf der eigenen Erkrankungen beeinflussen. Auch das Vorhandensein von subjektiven Krankheitstheorien und Mythen sollte unbedingt geprüft werden (s. INFO 5 »Krankheitsmythen«). Die Suche nach der Ursache für die Krebserkrankung kann schnell zu Schuldvorwürfen und zusätzlichen Belastungen führen. Daher ist es wichtig, auch diese Aspekte zu erfragen. Ebenso ist eine ausführliche Erhebung der medikamentösen Behandlung wichtig. Einige Medikamente, die zur Krebsbehandlung eingesetzt werden, können das psychische Erleben stark verändern. Somit können Krankheitssymptome oder Nebenwirkungen der pharmakologischen Behandlung wie z. B. Appetitlosigkeit, Müdigkeit, Schlafstörungen, Konzentrationsmangel oder Schmerzen, mit z. B. Depressionssymptomen verwechselt werden. Hier empfiehlt sich auch ein Gespräch mit dem behandelnden Onkologen.

Oftmals werden im psychoonkologischen Erstgespräch auch Unsicherheiten im Krankheitswissen bei den Patientinnen deutlich, sodass es sinnvoll sein kann, gemeinsam mit dem Patienten mögliche Frage für das nächste ärztliche Gespräch zu erarbeiten. Dies ist natürlich von der Krankheitsphase abhängig. Beispielsweise kann es sein, dass Unklarheit bzgl. der Diagnose und Behandlung eher zu Beginn der medizinischen Therapie aufkommen, wohingegen während der Behandlung eher die Fragen nach Nebenwirkungen oder Langzeitfolgen der Behandlungen eine Rolle spielen. Zum Ende der Behandlung beschäftigen sich Betroffene vermutlich eher mit der Frage nach der beruflichen Wiedereingliederung, der eigenen Leistungsfähigkeit oder den Auswirkungen auf die Familie und den bisherigen Lebensentwurf. Dennoch kann es hilfreich sein, gemeinsam mit den Patientinnen Fragen für das ärztliche Gespräch zu erarbeiten. In AB 6 finden Sie Beispielfragen, die Sie – je nach Situation, in der sich die Patienten befinden – erarbeiten können.

Therapeutische Grundhaltung in der Psychoonkologie

Die therapeutische Grundhaltung in der Psychoonkologie sollte geprägt sein von besonderem Respekt vor der Auseinandersetzung mit der Erkrankung und der Behandlung, der Berücksichtigung der individuellen Lebensgeschichte, v. a. im Hinblick auf krankheitsassoziierte Ressourcen und Krisenerfahrungen, sowie einer wertschätzenden, authentischen, achtsamen und empathischen Einstellung. Auf dieser Basis können Erkrankte mit therapeutischen Eindrücken des eigenen emotionalen Erlebens konfrontiert und in einen Reflexionsprozess genommen werden, in dem Ressourcen aktiviert und inneres Erleben einbezogen werden kann (Schulz-Kindermann & Rosenberger, 2016). Hinweise zur therapeutischen Grundhaltung in der Psychoonkologie finden sich in INFO 2 sowie zum aktiven Zuhören in INFO 3 und zu den Interventionsstrategien in INFO 4.

Psychoedukation

Psychoedukative Elemente sind wichtige Interventionsstrategien in der psychoonkologischen Behandlung. Zu den einzelnen Themen finden Sie jeweils in den einzelnen Kapiteln Hinweise zur Psychoedukation.

Übersicht

Grundsätzliche Inhalte von Psychoedukation

- Informationen über die Krebserkrankung (Kap. 1)
- soziale Unterstützung (Kap. 7)
- emotionale Unterstützung (Ausdruck von Emotionen, emotionale Entlastung; Kap. 5)

- Stressmanagement (Kap. 2 und 5)
- Problemlösetechniken (Selbstwirksamkeit, Kap. 4)
- Neuorientierung und Entwicklung von Perspektiven (Kap. 6)
- Erlernen von Selbstkontrollstrategien (Entspannung, Imagination; Kap. 5)

Psychoedukation soll neben psychischer Unterstützung Wissen und Kompetenzen bzgl. Krankheit, Behandlung, Gesundheitsverhalten und Lebensstil vermitteln.

Das **Ziel** von Psychoedukation liegt in der Optimierung der psychischen Bewältigungsfertigkeiten. (nach Weis et al., 2018)

In diesen Therapie-Tools finden Sie weitere, darüberhinausgehende Impulse und Ansätze zur Psychoedukation, z. B. auch die Bedeutung der Bilateralen Stimulation zur Ressourcenverankerung (s. INFO 7).

Krebs als Trauma

Die Diagnose einer Krebserkrankung kann sowohl für die Betroffenen als auch für die Angehörigen ein Trauma darstellen. Ein solches Trauma kann typische Symptome, sog. Posttraumatische Stress-Symptome hervorrufen. Das Besondere daran ist, dass diese Symptome nicht etwa nur bei psychisch besonders labilen Menschen auftreten, sondern jeder psychisch stabile Mensch, der mit einem traumatischen oder einem besonders belastenden Lebensereignis konfrontiert wird, derartige Stress-Reaktionen erleben kann.

Diese posttraumatischen Stress-Symptome sind natürliche Reaktionen, die in unserem biologischen System tief verankert sind und die nicht nur in Urzeiten unseren Vorfahren in Stress-Situationen das Leben retten konnten.

Den Charakter dieser Reaktionen kann man gut anhand der sehr vereinfachten Darstellung in Abbildung 2.1 veranschaulichen.

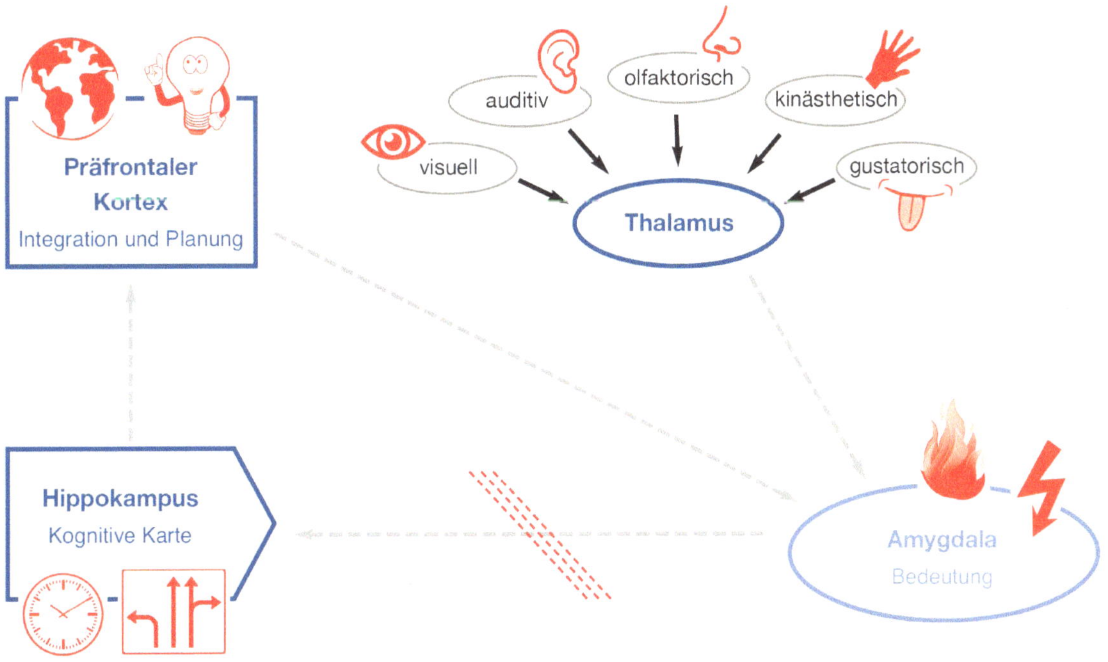

Abbildung 2.1 Stress- und angstbedingte Blockaden der Informationsverarbeitung (nach van der Kolk, 2014)

Was passiert im Gehirn? Das Folgende ist eine sehr vereinfachte, aber für die Erklärung traumatherapeutischer und psychoonkologischer Interventionen hilfreiche Erklärung:

Die in einer bestimmten Situation wahrgenommenen inneren und äußeren Reize, die Bilder, die Geräusche, die Gerüche, die Körperempfindungen werden zunächst auf der »primitiven« Ebene des Limbischen Systems im Gehirn, speziell der Amygdala gespeichert. Die Amygdala (Mandelkern) wird auch oft als das »Angstzentrum« oder der »Feuermelder« des Gehirns bezeichnet. Die Weiterverarbeitung der Informationen erfolgt normalerweise in den jeweils »höheren« Strukturen: dem Hippocampus (Seepferdchen), der eine Ordnungsfunktion hat, dem Geschehen also eine zeitlich-räumliche Zuordnung verleiht und schließlich auf der höchsten kognitiven Ebene, dem präfrontalen Kortex. Dieser beinhaltet auch unser gesamtes Welt- und Selbstwissen einschließlich früherer Erfahrungen und Lösungen etc.

Falls die Amygdala durch beängstigende Informationen stark erregt ist, kann der präfrontale Kortex rationale Bewältigungsstrategien und Lösungen entwickeln oder Zusammenhänge erkennen, durch die dann sozusagen die Amygdala wieder »heruntergefahren« oder »abgekühlt« wird und die vorher beängstigenden Informationen angemessen integriert werden können. Diese erfolgreiche Bewältigung stärkt dann wieder die Fähigkeit, späteren Herausforderungen zu begegnen.

Bei extremer Angst jedoch, z. B. in einer traumatischen Situation, kann dieser normale Informations- und Integrationsprozess *blockieren*: Durch die extreme Übererregung der Amygdala kann die Verbindung zum Hippocampus gestört oder unterbrochen werden. Dann werden die mit der traumatischen Situation verbundenen Reize, die Bilder, Geräusche, Gerüche oder Körpergefühle auf der primitiven Ebene der Amygdala gespeichert, sozusagen »eingefroren«.

Ähnliche, eigentlich nicht bedrohliche Alltagsreize können dann die Amygdala aktivieren und starke Angstreaktionen auslösen. Diese können nicht relativiert werden, z. B. durch die Einsicht, dass die Bedrohung »dort und damals« war, während im »Hier und Jetzt« keine akute Gefahr besteht. Die Betroffenen erleben oft unverhofft extreme Angst und Panik, die in der realen Situation nicht angemessen ist und meist auch von ihnen selbst und der Umgebung als befremdlich erlebt wird.

Durch diese quasi »natürlichen« Blockaden des Informationsverarbeitungssystems kann es zu *typischen posttraumatischen Stress-Symptomen* kommen. Viele Menschen, die schon einmal eine traumatische oder extrem beängstigende Situation erlebt haben, kennen einige dieser Reaktionen:

- **Albträume, Flashbacks, Intrusionen:** Dabei handelt es sich um meist unvermittelt, überfallartig auftretende Wahrnehmungen, Ängste, Bilder, Körpergefühle etc., die durch irgendeinen inneren oder äußeren Reiz (Trigger) ausgelöst werden. Den Betroffenen ist dabei der Zusammenhang mit der ursprünglichen Situation oft nicht bewusst, da die Reaktionen auf einer »primitiven« Ebene ablaufen (Aktivierung der Amygdala, Ausschaltung des Hippocampus). Beispielsweise wird einer Patientin regelmäßig übel, wenn sie ein rotes Getränk zu sich nehmen will. Sie kann sich dies nicht erklären. Schließlich stellt sich heraus, dass die Infusion bei ihrer Chemotherapie eine rote Farbe hatte. Eine andere Patientin erlebt immer starke Angst- und Panikgefühle, wenn sie bei bestimmten Ampeln die Straße überqueren will. Es stellt sich heraus, dass die Ampel ein bestimmtes, knatterndes Geräusch machte, das sehbehinderten Menschen die »Grünphase« anzeigt. Dieses Geräusch ähnelte dem Geräusch eines Geräts während ihrer Behandlung, das sie als besonders belastend erlebt hatte. Auch bestimmte Gerüche oder Körperwahrnehmungen können solche Trigger sein.
- Anhaltend **gesteigerte physiologische Erregung (Hyperarousal)** mit der Folge von Schlafstörungen, erhöhter Schreckhaftigkeit oder Konzentrationsstörungen. Beispielsweise berichtet ein Patient, dass er sich kaum noch auf das Lesen der Tageszeitung konzentrieren kann oder wenn er ein Buch liest, plötzlich den Inhalt der letzten Seiten wieder vergessen hat. Eine andere Patientin berichtet, dass sie sich nicht daran erinnern kann, was der Arzt ihr bei der Diagnosemitteilung gesagt hat. Sie kann sich lediglich erinnern, dass er eine gelbblaue Krawatte hatte und ein besorgtes Gesicht gemacht hat. Das zeigt, dass ihre Amygdala extrem übererregt und der Präfrontale Kortex »ausgeschaltet« war, besonders auch dessen linke, eher rationale Regionen einschließlich des Sprachzentrums.

- **Vermeidungsverhalten:** Dabei handelt es sich eher um einen Bewältigungsversuch, um nicht ständig von belastenden Emotionen »überfallen« zu werden. Eine Patientin betritt z. B. nicht mehr die Klinik, in der sie operiert wurde, selbst wenn sie lange nach ihrer Krebserkrankung dort nur eine Freundin besuchen will, die auf einer ganz anderen Station liegt.

In den meisten Fällen werden nicht alle dieser Symptome gleich stark erlebt, sondern viele Menschen leiden eher an einzelnen Symptomen aus den genannten drei Bereichen, deshalb kann die Diagnose einer Posttraumatischen Belastungsstörung dann *nicht* vergeben werden.

Dies ist auch ein Grund dafür, dass in vielen Untersuchungen der Anteil von Krebspatientinnen mit einer Posttraumatischen Belastungsstörung als relativ gering angegeben und stattdessen die Diagnose einer Anpassungsstörung vergeben wird.

Angst, Stress und Immunsystem

Selbstverständlich löst die Diagnose einer lebensbedrohlichen Erkrankung Angst aus. Starke Angst wiederum ist mit einer körperlichen Stressreaktion verbunden. Nun haben viele Menschen mit einer Krebserkrankung die Befürchtung, dass Stress den Krankheitsverlauf negativ beeinflusst, möglicherweise auch, dass die Krebserkrankung durch vermehrten Alltagsstress ausgelöst worden sei. Folglich versuchen sie, jeglichen Stress zu vermeiden. Allein dieser Versuch kann wiederum zu vermehrtem Stress führen und einen Teufelskreis in Gang setzen. Angst und Stress sind jedoch zunächst nicht negativ, sondern eine natürliche Reaktion zum Schutze unseres Organismus vor potenziellen Bedrohungen.

Vertiefung

Bei der Wahrnehmung einer Gefahrensituation reagiert unser Angst-/Stress-System zunächst in Bruchteilen von Sekunden: Noradrenalin / Adrenalin wird ausgestoßen, das Herz schlägt schneller, der Blutdruck steigt. Dadurch strömt u. a. mehr Blut in die Muskeln und der Körper wird mit mehr Energie auf Kampf oder Flucht vorbereitet. Diese Reaktion erfolgt unwillkürlich und meist viel schneller, als wir die mögliche Gefahr bewusst wahrgenommen haben. Diese durch das sympathische Nervensystem ausgelöste Angst-/Stressreaktion steigert insgesamt die körperliche und geistige Leistungsfähigkeit und hat insofern eine wichtige, eventuell auch lebenswichtige Funktion. Dabei werden auch Reaktionen des Immunsystems angestoßen, die in einer Gefahrensituation hilfreich sein können. Gegenspieler des Sympathikus ist der Parasympathikus, der eine Beruhigung des Systems bewirkt.

Parallel zu dieser raschen Sympathikus-Aktivierung wird in potenziell bedrohlichen Situationen ein zweites System aktiviert, das aber langsamer reagiert, die sog. HPA-Achse (Hypothalamus-Hypophysen-Nebennierenrinden-Achse) mit dem Resultat der Ausschüttung des »Stresshormons« Cortisol durch die Nebennierenrinde.

Das »Stresshormon« Cortisol wirkt im weiteren Verlauf aber auch als »Stressbremse« durch eine negative Rückkopplung auf die HPA-Achse, damit es nicht zu einer dauerhaft überschießenden Stressreaktion kommt. Andere Neurotransmitter und Hormone wie Serotonin, der »Belohnungs-Transmitter« Dopamin oder das »Bindungshormon« Oxytocin sind ebenfalls mit einer Beruhigung des Stress-Systems assoziiert.

Stress ist also grundsätzlich nicht negativ. Die »Stress-Systeme« haben eine wichtige Funktion. Sie sind in der Regel fein abgestimmt und führen letztlich zu einem dynamischen Gleichgewicht. Durch bestimmte äußere und innere Einflüsse kann es jedoch langfristig zu einer Störung dieses Gleichgewichts kommen.

Immunsystem. Dass Stress auch einen Einfluss auf das Immunsystem hat, ist bekannt. In besonders stressigen Zeiten oder kurz danach bekommt man z. B. leichter eine Grippe oder eine andere Erkrankung. Auch die Wundheilung ist in stressbelasteten Situationen beeinträchtigt. All dies ist inzwischen wissenschaftlich vielfach belegt (Marucha et al., 1998). Umso wichtiger ist es z. B., vor und nach Operationen psychischen Stress so gering wie möglich zu halten.

Ähnlich wie die Stressreaktionen sind auch die Immunreaktionen als *dynamische Prozesse* zu sehen. Eine wichtige Funktion haben dabei die natürlichen Killerzellen (NK-Zellen) und die zytotoxischen T-Zellen. Sie töten von äußeren Erregern befallene, aber auch entartete Zellen wie Krebszellen. Stress, besonders langanhaltender unentrinnbarer Stress, kann das Gleichgewicht dieser dynamischen Prozesse stören. Dies führt zu einer Schwächung sowohl der spezifischen als auch der unspezifischen Immunreaktion und u. a. zu einer Verringerung der NK-Zellen und der zytotoxischen T-Zellen und deren Funktionsfähigkeit (Isermann, 2016; Schubert, 2016, 2018). Stress kann »direkt über erhöhte Sympathikus- oder HPA-Achsen-Aktivität sowie über entzündliche Prozesse DNA schädigen, DNA-Reparaturmechanismen beeinträchtigen, Telomere verkürzen, Apoptose verringern und Metastasierung fördern« (Schubert, 2018, S. 89). Die Erforschung dieser hochkomplexen Prozesse im Rahmen der Psychoneuroimmunologie erbringt aktuell eine Fülle neuer Ergebnisse. Ebenso interessant sind aktuelle Forschungsergebnisse der Systembiologie (Werner et al., 2014). All dies wird wohl zukünftig auch in der Psychoonkologie eine größere Beachtung erfahren.

Die Wirkung des Stress-Systems auf das Immunsystem ist nicht einseitig: Auch Botenstoffe des Immunsystems wirken ihrerseits wieder auf das Gehirn und auf das psychische Befinden. Ein Beispiel ist das bekannte »Sickness Behavior«, das Krankheitsverhalten als Reaktion auf eine Infektion bzw. Entzündung im Körper. Man fühlt sich krank, kraftlos, depressiv, hat wenig Appetit und neigt dazu, sich zurückzuziehen (Schubert, 2018).

Der Einfluss von Stress auf das Immunsystem ist vielfach belegt. Wie weit sind diese Faktoren jedoch *ursächlich* für die Entstehung und den Verlauf einer Krebserkrankung? Die Krebsgenese ist immer ein multifaktorielles Geschehen und es gibt bisher keine sicheren Belege dafür, dass Stress hier einen entscheidenden Anteil hat. Bei der Frage nach dem Einfluss auf den *Verlauf* von Krebserkrankungen ist die Datenlage zwar noch inkonsistent, aber es gibt inzwischen einige Studien, die zumindest interessante Hinweise liefern. Beispielsweise zeigten Levy et al. (1991) bereits, dass Brustkrebs-Patientinnen, die zum Zeitpunkt der Diagnosestellung eine geringere NK-Zellen-Aktivität aufwiesen, nach fünf Jahren eine höhere Rezidivrate hatten, wobei die psychosozialen Faktoren (Distress und soziale Unterstützung) die Progression vorhersagten. Einen Überblick zum Thema geben z. B. Moreno-Smith et al. (2010) sowie eine neuere Metaanalyse von Wang et al. (2019) zum Einfluss von Depressivität und Angst auf Krebsinzidenz und -mortalität. Dennoch sind es hauptsächlich biologische Faktoren wie Tumoreigenschaften und Behandlungsmaßnahmen, die den Verlauf einer Krebserkrankung beeinflussen.

Fazit

Forschungsergebnisse weisen insgesamt auf einen negativen Einfluss von langanhaltendem, als unentrinnbar erlebtem Stress auf das Immunsystem und die Gesundheit hin. Die Abläufe der psychoneuroimmunologischen Prozesse sind jedoch teilweise noch nicht im Detail erforscht. Man kann aber sagen, dass es inzwischen einige Hinweise zum Einfluss von Stress auf den Krankheitsverlauf von Krebserkrankungen gibt (Gonzalez et al., 2018; Kruk et al., 2019).

Die Befürchtung vieler Menschen mit einer Krebserkrankung, dass »normaler« Alltagsstress den Krankheitsverlauf negativ beeinflusst, ist aber im Allgemeinen nicht gerechtfertigt.

Das Stress-System hat grundsätzlich eine wichtige biologische Funktion. Nur wenn dieses System durch chronischen, unentrinnbaren Stress »entgleist«, kann das zu den o. g. Prozessen führen. Daraus folgt, dass durch psychoonkologische Interventionen eine solche »Entgleisung« durch überschießende, langanhaltende Stress-Reaktionen verhindert werden soll.

Dazu dienen die meisten in diesen Therapie-Tools enthaltenen Interventionen und Übungen, besonders in Kapitel 4 und 5. Die Beruhigung des Stress-Systems (bildlich gesprochen die »Abkühlung der Amygdala«) kann auf unterschiedlichen Wegen erfolgen, bspw.

- durch Körper-, Atem- und Achtsamkeitsübungen,
- durch den Einfluss auf die kognitive Bewertung der belastenden Erfahrung (Herausforderung statt Hilflosigkeit und Ausgeliefertsein),
- durch die Aktivierung individueller Ressourcen,
- generell durch die Stärkung der psychischen Widerstandskraft (Resilienz).

Warum Ressourcenaktivierung und Imaginationsübungen?

Viele Menschen können sich nur schwer vorstellen, wozu Imaginationsübungen, Ressourcenaktivierung und andere in diesem Buch vorgestellte Interventionen hilfreich sein sollen.

Aus der Forschung ist bekannt: Wenn man sich eine Situation nur vorstellt, löst das die gleichen körperlichen und emotionalen Reaktionen aus wie die reale Situation.

Wenn wir z. B. miterleben, wie einem anderen Menschen Schmerzen zugefügt werden, reagiert unser eigenes Gehirn in denselben Schmerzzentren, als wenn uns selbst Schmerz zugefügt wird (allerdings meist in etwas geringerer Intensität; Rüegg, 2007). Die bekannten Untersuchungen zu den sog. Spiegelneuronen gehören ebenfalls in dieses Themenfeld (Rüegg, 2007).

Fazit

Wir sollten uns darüber klar sein, dass alles, was wir mit unseren Sinnen aufnehmen, womit wir unser Gehirn sozusagen »füttern«, einen unmittelbaren Einfluss auf unser Erleben hat, also: Achtung beim sonntäglichen »Tatort«!

Zur Veranschaulichung dieses Prinzips eignet sich AB 12 »Zitronenimagination«. Die Arbeitsblätter 13, 14, 15 und 16 sowie 44 dienen der unmittelbaren Stressreduktion und Ressourcenaktivierung. INFO 12 gibt Hinweise auf Mind-Body-Medizin und Achtsamkeit.

trustKarten

Die trustKarten repräsentieren auf 50 Wortkarten unterschiedliche Themen. Hier in den Therapie-Tools gibt es das komplette Set (AB 16) und auch die mehrsprachigen Instruktionskarten und zusätzlich eine weitere Karte, quasi als Joker-Karte mit dem Symbol eines Geschenks. Die zufällig gezogenen Karten können einen Impuls geben, sich mit dem auf den Karten dargestellten Thema zu beschäftigen. Sie können die trustKarten in allen Lebenslagen zur Anregung innerer Prozesse nutzen. Es geht darum, durch spontane Assoziationen neue Perspektiven erlebbar zu machen, was oftmals erstaunliche innere Prozesse in Gang setzt. Für viele Menschen ist es inzwischen zu einem inspirierenden Ritual geworden, eine trustKarte für den Tag oder für bestimmte Situationen zu ziehen (www.trustandgo.de). Sie können die trustKarten ausdrucken und ggf. laminieren, ausschneiden und dann in kreativer Weise als resilienzförderndes Tool nutzen.

Arbeits- und Informationsmaterialien

AB 1 Selbstfürsorge mit SPIKES-TS in der palliativen Situation

Dieses Arbeitsblatt gibt Therapeutinnen Gelegenheit, sich mit den Dimensionen des SPIKES-Modells aus der Perspektive der eigenen Psychohygiene und Selbstfürsorge zu beschäftigen. Die klare Struktur des SPIKES-Modells soll dazu anregen, zunächst einen selbstfürsorglichen Rahmen für sich selbst zu schaffen, der für die gelingende Kommunikation mit Menschen in der palliativen Situation unerlässlich ist.

AB 2 SPIKES-TS in der palliativen Situation

Dieses Arbeitsblatt soll Therapeuten und Angehörige sensibilisieren und dazu ermutigen, die palliative Situation auch als kostbare Lebenszeit zu gestalten.

AB 3 Leitfaden für ein psychoonkologisches Erstgespräch

Dieses Arbeitsblatt gibt Therapeutinnen einen Leitfaden zu möglichen Inhalten für ein psychoonkologisches oder psychotherapeutisches Erstgespräch mit Krebserkrankten.

INFO 1 Biografie-Diagramm

Das Biografie-Diagramm ermöglicht einen spontanen ungewohnten Blick auf das bisherige Leben. Wichtige angenehme und belastende Lebenserfahrungen werden in der Diagrammstruktur dargestellt und können als Gesprächsgrundlage zur Vertiefung genutzt werden.

AB 4 Mein Biografie-Diagramm

Dieses Arbeitsblatt soll für einen umfassenderen Blick auf das bisherige Leben sensibilisieren. Oft entstehen spontan neue Einsichten und Erkenntnisse durch das gezielte Fragen nach belastenden und angenehmen Lebenserfahrungen.

INFO 2 Therapeutische Grundhaltung in der Psychoonkologie

In diesem Infoblatt wird die Haltung einer Psychoonkologin in der psychoonkologischen oder psychotherapeutischen Arbeit charakterisiert.

INFO 3 Aktives Zuhören im onkologischen Setting

Dieses Infoblatt gibt Hinweise auf die Kommunikationsfertigkeit »Aktives Zuhören« für den Psychoonkologen.

INFO 4 Interventionsstrategien in der psychoonkologischen Arbeit

In diesem Infoblatt finden Therapeutinnen Hinweise auf nützliche Interventionsstrategien im Umgang mit Krebserkrankten.

INFO 5 Krankheitsmythen

Dieses Infoblatt beschreibt häufig vorkommende subjektive Krankheitstheorien bei onkologisch Erkrankten.

AB 5 Leitfaden für ein Gespräch mit behandelnden Ärztinnen

Dieses Arbeitsblatt kann als Leitfaden mit Patientinnen besprochen werden zur Vorbereitung von Arztgesprächen.

AB 6 Posttraumatische Stress-Symptome

Mit diesem Arbeitsblatt können Therapeuten zusammen mit den Patienten typische posttraumatische Stress-Symptome identifizieren und normalisieren.

AB 7 Posttraumatische Stress-Symptome: Selbsteinschätzung

Mit diesem Arbeitsblatt soll der Patient seine posttraumatischen Stress-Symptome selbst einschätzen.

INFO 6 Implikationen der Posttraumatischen Stress-Symptome

Dieses Infoblatt gibt Hinweise auf die Bedeutung von posttraumatischen Stress-Symptomen im onkologischen Setting.

AB 8 Wohlfühl-ABC

Die Arbeit mit dieser Übung kann als niederschwelliges Angebot zur Ressourcenaktivierung und zur effektiven spontanen Stressregulation eingesetzt werden.

INFO 7 Bilaterale Stimulation (BLS) zur Ressourcenverankerung

Interventionen aus der Traumatherapie haben sich auch in der psychoonkologischen Arbeit seit Jahrzehnten bewährt. Die Bilaterale Stimulation (BLS) ist ein Element aus der Traumatherapie mit Eye Movement Desensitization and Reprocessing (EMDR = Desensibilisierung und Verarbeitung mit Augenbewegungen; Shapiro, 2012). Im Rahmen psychoonkologischer Interventionen wird die BLS meist zur Verankerung von Ressourcen und positiven Erfahrungen eingesetzt.

AB 9 Bilaterale Stimulation mit »Schmetterlingsumarmung« zur Ressourcenverankerung

Das Arbeitsblatt veranschaulicht die Anwendung der Bilateralen Stimulation zur Ressourcenverankerung.

AB 10 Reorientierung in der Gegenwart

Dieses Arbeitsblatt stellt eine bewährte Technik aus der Traumatherapie vor. Patientinnen lernen, diese Technik immer dann anzuwenden, wenn starke Angst oder das Gefühl von Kontrollverlust auftauchen.

AB 11 Lieblingsübungen bei Angst und Stress

Auf diesem Arbeitsblatt können Patientinnen ihre Lieblingsübungen bei Angst und Stress auflisten. Es können individuelle Stichworte zu den Erfahrungen mit einzelnen Übungen gesammelt werden. Dieses Arbeitsblatt kann als Checkliste für Krisensituationen eingesetzt werden.

AB 12 Zitronenimagination

Diese kurze Intervention zur Psychoedukation hat weitreichende Konsequenzen. Die Kraft von Imaginationen kann schnell und plausibel anhand des Zusammenhangs von Gedanken und Körperreaktionen vermittelt werden. Diese Reaktionen des Körpers auf das Wachrufen von inneren Bildern können sehr anschaulich dazu ermutigen, durch die bewusste Lenkung der Gedanken Einfluss auf körperliche und psychische Reaktionen zu nehmen.

AB 13 Entspannungsübung: Einatmen, Ausatmen und Lächeln

Diese ganz einfach anwendbare kurze Entspannungsübung lenkt die Aufmerksamkeit zusätzlich auf alltägliche Ressourcen und stärkt damit gleichzeitig noch die Ressourcenwahrnehmung.

AB 14 Imaginationsübung: Wohlfühlort zum Auftanken

In Krisenzeiten helfen Imaginationsübungen dabei, innere Welten wachzurufen, die guttun. Der Wohlfühlort zum Auftanken kann über die Vorstellungskraft den Kontakt zu stärkenden Gefühlen ermöglichen, besonders auch dann, wenn es bspw. während der medizinischen Behandlung in der Realität nicht möglich ist, bestimmte reale Orte aufzusuchen.

AB 15 trustKarten: Den Blick wieder weiten

Das Erleben von Angst, Hilflosigkeit und Ohnmacht engt die Wahrnehmung für naheliegende neue Erfahrungen schnell ein. Die Beschäftigung mit den 50 trustKarten + der Bonuskarte »Geschenk« eröffnet spontan Assoziationen, die oftmals ungewohnte und unerwartete neue Sichtweisen anregen. Durch die Ressourcenaktivierung entstehen spontan neue Erfahrungsmuster, die dazu beitragen, gewohnte Denk-Schemata zu verändern. Gleichzeitig wird im Sinne der *Broaden-and-build-theory of positive emotions* (Fredrickson, 2001) die Ressourcenperspektive nachhaltig gestärkt.

AB 16 trustKarten

Dieses Arbeitsblatt enthält alle 50 trustKarten mit Begriffen in fünf Sprachen (Deutsch, Englisch, Italienisch, Spanisch, Türkisch) und zusätzlich eine Bonuskarte »Geschenk«. Mithilfe des Kartensets können Sie kreative Impulse zu unterschiedlichen Themen wie bspw. Mut, Zärtlichkeit, Entspannung, Vertrauen anregen. Die spontanen Assoziationen können Sie im Gespräch reflektieren. Sie können die Karten auch dazu nutzen, um miteinander über aktuelle Erfahrungen und Wünsche im Zusammenleben ins Gespräch zu kommen. Oder Sie regen dazu an, eine spontan gezogene Karte als Lesezeichen zu benutzen oder diese ins Portemonnaie zu stecken, quasi als Hinweisreiz für neue Perspektiven. Sie können die Seiten ausdrucken und einzeln ausschneiden und dann als Karten-Set nutzen. Empfehlenswert ist es, zum Ausdrucken stärkeres Papier zu verwenden und/oder die ausgedruckten Karten zu laminieren.

AB 1 Selbstfürsorge mit SPIKES-TS in der palliativen Situation

T

Dieses Arbeitsblatt gibt Ihnen Gelegenheit, sich mit den Dimensionen des SPIKES-Modells aus der Perspektive der eigenen Psychohygiene und Selbstfürsorge zu beschäftigen. Zusätzlich haben wir die Elemente des Modells um zwei Dimensionen erweitert, die explizit auf die Perspektive der Selbstfürsorge von Professionellen und von Angehörigen in der palliativen Situation fokussieren.
Notieren Sie in Stichworten, was Ihnen spontan dazu einfällt.

Setting: Schaffen Sie sich einen passenden Rahmen zur Selbstfürsorge.

....

Perception: Nehmen Sie Ihre eigenen Bedürfnisse und Grenzen achtsam wahr.

....

Invitation: Inspirieren Sie sich und laden Sie sich selbst zu neuen Erfahrungen ein.

....

Knowledge: Wissensvermittlung – Besuchen Sie Fortbildungen und nutzen Sie das interdisziplinäre Wissen des Teams, informieren Sie sich mithilfe von Medien oder tauschen Sie sich im Freundeskreis aus, lernen Sie auch von Ihren Patientinnen / Angehörigen.

....

Exploration of Emotions: Emotionen bei sich selbst wahrnehmen und würdigen.

....

Strategy and Summary: Planen Sie konkrete Strategien für Ihre individuelle Selbstfürsorge. Was können Sie tun, um sich abzulenken, um Kraft zu tanken, um neue Perspektiven zu finden?

....

Trust: Welche Ressourcen können Sie zur eigenen Selbstfürsorge nutzen: Aktivieren Sie gezielt »Tricks« zur Affektregulation, z. B. welchen Rat geben Ihnen Ihre inneren Helfer oder nutzen Sie das Wohlfühl-ABC (AB 8). Strukturieren Sie Ihren Tagesablauf, achten Sie auf einen ausgewogenen Wechsel von Leistungsphasen und Pausen.

....

Spirituality and Self-Efficacy: Nehmen Sie sich Zeit für Ihre eigene spirituelle Heimat und seien Sie offen für die stärkenden Impulse, die Sie in der psychoonkologischen Arbeit erleben.

....

AB 2 SPIKES-TS in der palliativen Situation

T

Auf diesem Arbeitsblatt können Sie Ziele und Zeiten für die einzelnen Dimensionen eintragen und auch individuelle Prioritäten setzen.

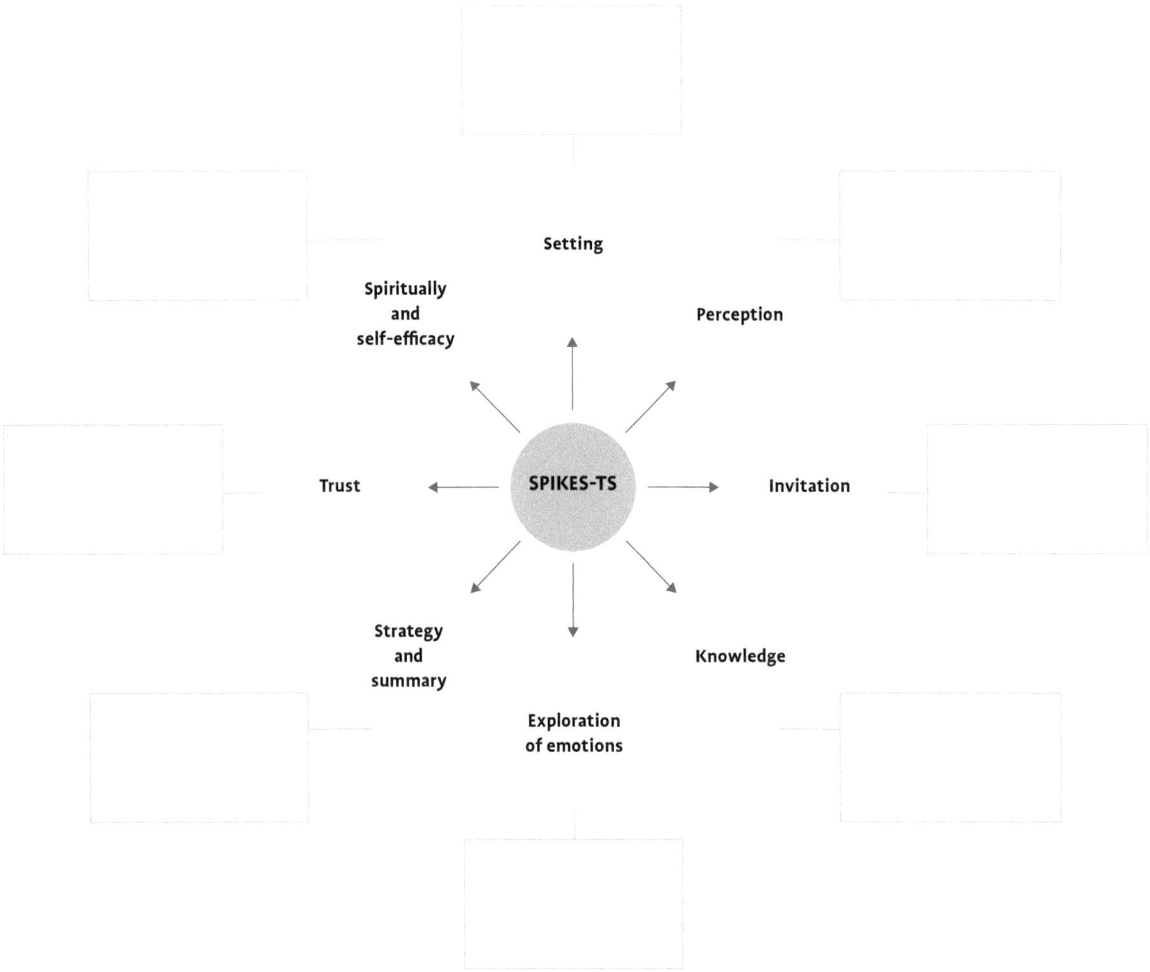

Planen Sie Zeit für Achtsamkeit und Abschied zum Erhalt der eigenen Selbstwirksamkeit und Lebensfreude ein. Suchen Sie Orte auf, die Ihnen guttun, und spüren Sie, womit Sie Ihren Akku wieder laden können.

Anliegen des Patienten / der Patientin

....

....

Erfassung der Basisvariablen

Alter: ....

Beruf: ....

Familienstand: ....

Kinder: ....

Bildungsstand: ....

Aktuelle Arbeitssituation: ....

Erfassung der medizinischen Daten

Onkologische Diagnose

☐ Erstdiagnose: ....

☐ Rezidiv: ....

Zeitpunkt der Diagnosestellung: ....

Medizinische Behandlung(en)

in der Vergangenheit:

....

....

aktuell:

....

....

Klinikaufenthalte

....

....

Medikamente

....

....

Weitere körperliche Erkrankungen

....

....

Krankheitserleben und -weg

Körperwahrnehmung (z. B. Probleme mit dem Körperbild, der veränderten Körperfunktion etc.)

....

....

Subjektive Krankheitstheorien (Krankheitsursachen)

....

....

Krankheitsverlauf

....

....

Kommunikation mit dem medizinischen Team

....

....

Krebs in der Familie / Freundeskreis

....

....

Psychische Vorgeschichte

Psychische Störungen
in der Vergangenheit:

....

aktuell:

....

Selbstgefährdung/Suizidalität

....

Fremdgefährdung

....

Suchtanamnese

....

Psychotherapeutische / psychiatrische Vorbehandlungen

....

Ressourcenanalyse

Bewältigungsstrategien

....

....

Soziale Unterstützung (z. B. durch Freunde, Kolleginnen)

....

....

Sexualanamnese

Gegenwärtig sexuell aktiv

....

Sexuelle Probleme aktuell

....

Sexuelle Probleme in der Vergangenheit (vor der Krebserkrankung)

....

Paaranamnese (wenn Patient in Partnerschaft)

Beziehungsdauer

....

Beziehungszufriedenheit

....

Veränderungen durch die Krebserkrankung

....

Unterstützung durch Partner / Partnerin

....

....

Auswirkungen der Krebserkrankung auf die Beziehung

....

....

Erwartungen an diese Psychotherapie

Erwartungen

....

....

Therapieziele

....

....

INFO 1 **Biografie-Diagramm** T

Ganz praxisnah ist die Darstellung der wichtigen Lebenserfahrungen in Form eines Biografie-/Anamnesediagramms. Im oberen Bereich sammeln Sie mit dem Patienten in Zehn-Jahres-Schritten, welche Erinnerungen an stärkende Erfahrungen auftauchen. Einfache Fragen können beispielsweise folgende sein:

- Welche wichtigen Erlebnisse erinnern Sie aus Ihrer Kindheit?
- Welche stärkenden und auch belastenden Lebensereignisse erinnern Sie spontan, wenn Sie Ihr bisheriges Leben einmal in Zehn-Jahres-Abschnitten betrachten?

Bitten Sie Ihre Patientin, ähnlich wie hier in dem Beispiel-Diagramm, das eigene Biografie-Diagramm aufzumalen und einzutragen, was ihr spontan einfällt. Es soll nicht wie ein Lebenslauf sein, sondern es können auch subjektiv wichtige Lebensmomente, wie z. B. das erste Fahrrad oder auch der Verlust eines Haustiers o. Ä. sein.

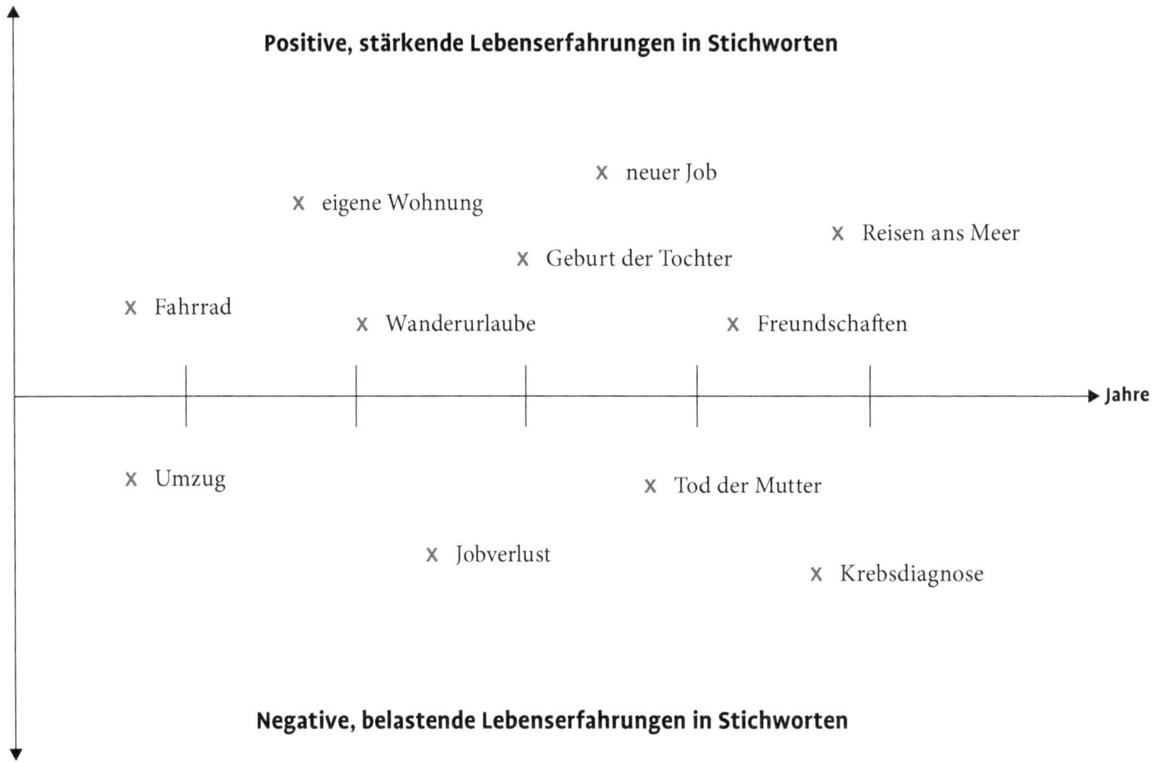

Die Diagrammstruktur der erfragten individuellen Biografie gibt einen raschen Überblick über wichtige angenehme und belastende Lebenserfahrungen und ermöglicht einen Blick aus einer anderen Perspektive auf das Leben. So können Sie als Professionelle im Bereich Psychoonkologie auch bereits bei Kurzkontakten einschätzen, inwieweit frühere Erfahrungen bestimmte Muster des Erlebens bedingt haben könnten.

Lassen Sie möglichst die Linien im Arbeitsblatt 4 »Mein Biografie-Diagramm« durch die Patienten selbst aufzeichnen, dann entsteht dadurch gleich ein Gefühl für die eigenen Lebensjahrzehnte.

Mein Biografie-Diagramm

P

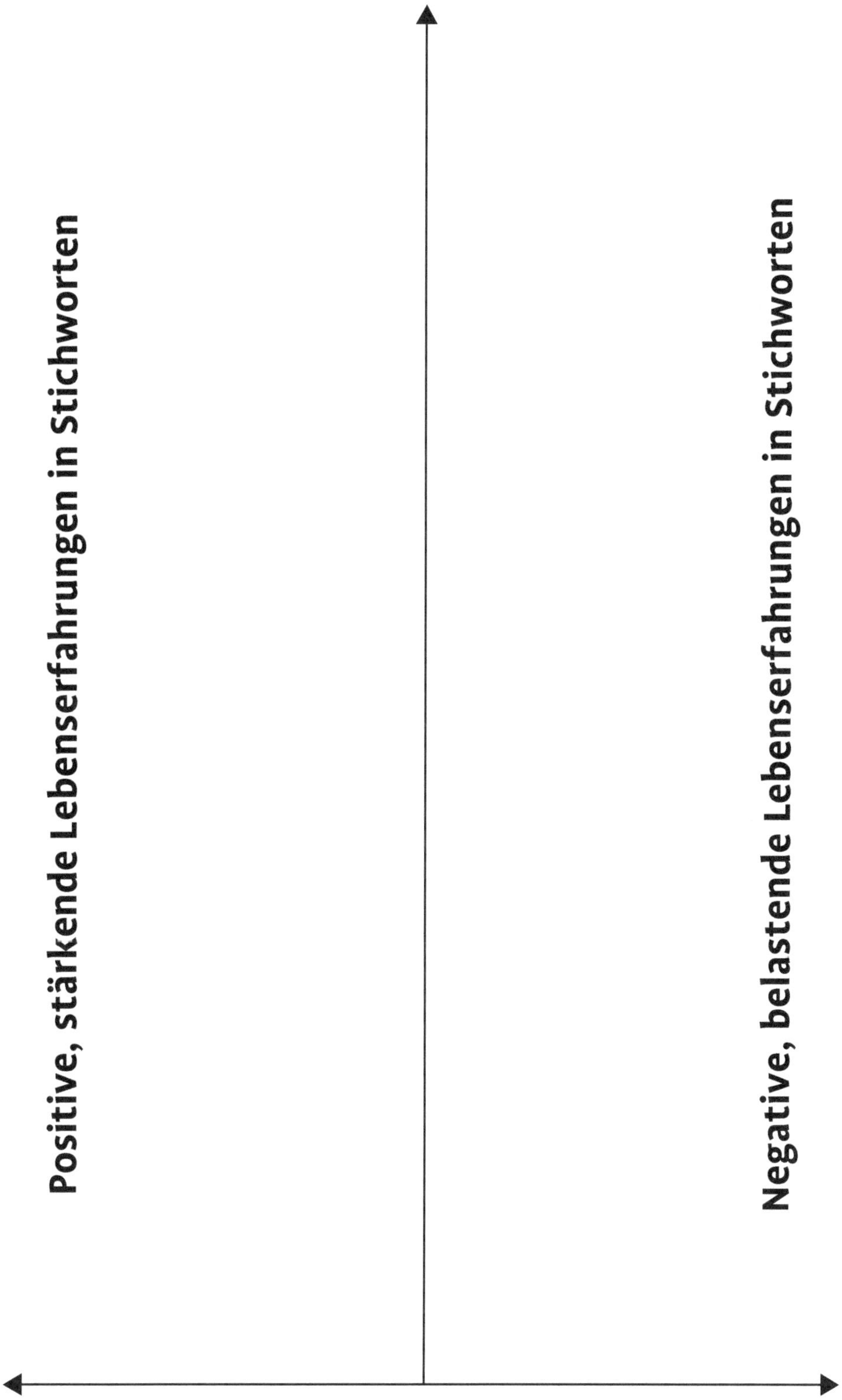

INFO 2 Therapeutische Grundhaltung in der Psychoonkologie

T

Medizinisches Grundwissen der jeweiligen Erkrankung
- Kenntnisse über Fachausdrücke und medizinische Verläufe
- Wissen über Auswirkungen von körperlichen Veränderungen auf die Psyche
- Wissen über Auswirkungen der Medikation auf das psychische Erleben

Transparenz über therapeutische Interventionen gegenüber Patientin
- auch Austausch zwischen Therapeutin und medizinischem Team

Höhere Flexibilität
- z.B. auch Haus-/Krankenhausbesuche
- kurzfristige Terminabsagen oder -vergaben
- Kriseninterventionen

Explizite Ressourcenorientierung
- von Beginn an stärkende Interventionen und aktive Haltung

Respekt vor den Entscheidungen und Überlegungen der Patientinnen
- auch wenn sie nicht im Einklang mit eigenen Vorstellungen sind
- auch wenn sie Verleugnung beinhalten

Eigene Angst aushalten und nutzen
- Konfrontation mit schweren körperlichen Erkrankungen, Entstellungen, Endlichkeit des Lebens etc.
- Selbstfürsorge beachten

Was hilft Betroffenen?

- das Gefühl, das Leiden wird von einer anderen Person gesehen und verstanden
  → entlastend für Erkrankte
- Zuhören ist der wichtigste Faktor

Weitere wichtige Eigenschaften:

- Zeit und Interesse
- Präsenz, Verständnis und Bindung (commitment)
- Wissen, Kreativität und Mut (in schwierigen Zeiten)

INFO 3 Aktives Zuhören im onkologischen Setting

T

Aktives Zuhören des Therapeuten bedeutet:

- offene empathische Grundhaltung einnehmen
- im Auftreten authentisch und kongruent sein
- den anderen positiv beachten und akzeptieren
- oft genügen kurze bestätigende Äußerungen oder Nachfragen, ohne Überflüssiges zu sagen (»Mehr zuhören, weniger reden«)
- Gefühle des Gegenübers benennen und Raum dazu geben
- nonverbale Kommunikation: zugewandte Körperhaltung, passende Mimik, Gestik, Blickkontakt, Nicken
- Geduld, d. h. das Gegenüber nicht unterbrechen, sondern ausreden lassen
- Ratschläge vermeiden
- nutzen von »Umwegen« über ablenkende oder vermeintlich belanglose Themen (z. B. Urlaube, Musik, Familie, Hobbys, Sport etc.), um zu »schwierigeren« Themen zu gelangen

INFO 4 Interventionsstrategien in der psychoonkologischen Arbeit

T

In der psychoonkologischen Arbeit werden folgende Interventionsstrategien verfolgt:

- Identifikation und Herausforderung krankheitsbezogener, subjektiver Überzeugungen (*Achtung: Psychologisierung!*)
- Äußerungen der Verzweiflung annehmen und teilen im Sinne von Aushalten (z. B. »Holding«, »Containing«)
- Wertschätzung, Respekt und Wertneutralität
- Ziel: Erkrankte akzeptieren die Erkrankung emotional und kognitiv und erkennen sie als medizinischen Zustand an und nicht als persönliche Schwäche oder Verfehlung
- Fokussierung auf die Anteile der Person, die gesund sind
  - Ressourcenorientierung → Je mehr Ressourcen, desto eher kann die Person in eine Balance mit den Anforderungen durch die Erkrankung gelangen.
- Reprioritisierung durch kurz-, mittel- und langfristige Ziele
- Hilfe bei der Identifikation von »Vorteilen« durch die Erkrankung
  - Was ist das »Gute« an dem ganzen »Schlechten«? (s. INFO 24 »Sinnfindung und posttraumatisches Wachstum«)

(analog zu Zimmermann & Heinrichs, 2015)

Eine Krebserkrankung trifft die meisten Menschen unerwartet und unvorbereitet. In der Regel wollen Menschen Erklärungen für Ereignisse, die sie unvorhergesehen treffen und belasten. Belastende Lebensereignisse in ihrem Kontext zu verstehen, erleichtert die Bewältigung. Menschen, die in einer belastenden Lebenssituation ein Kohärenzgefühl entwickeln, scheinen diese besser zu bewältigen. Das *Kohärenzgefühl* beinhaltet die Verstehbarkeit der Situation, die Handhabbarkeit der Situation und das Entwickeln von Sinnhaftigkeit.

Die Frage nach dem Warum. Diese Frage drängt sich somit auch bei vielen onkologisch Erkrankten auf. Zu verstehen, warum man erkrankt ist, und was man eventuell tun kann, damit die Erkrankung nicht erneut auftritt, beschäftigt viele Betroffene. Häufig kommt es in diesem Zusammenhang auch zu Schuldvorwürfen, z. B. »Hätte ich doch mehr auf mich geachtet«, »Hätte ich doch mehr für meine Gesundheit getan« oder »Hätte ich nicht immer alles in mich hineingefressen« sind typische Erklärungen nach dem Warum. Es kann auch vorkommen, dass die Ursache bei anderen gesucht wird, z. B. beim Partner oder der Arbeit oder dass Betroffene von ihrem Umfeld Vorwürfe bekommen.

Kausalattributionen der Betroffenen

Häufig finden sich dann Kausalattributionen, die

- internal (Person sieht die Ursachen der Krankheit bei sich) oder external (Person sieht die Ursachen der Krankheit bei äußeren Faktoren, z. B. Umwelteinflüssen),
- variabel oder stabil,
- kontrollierbar oder unkontrollierbar sein können.

Eine Vielzahl von Literatur befasst sich mit dem Thema »Krebs und Psyche« oder der sog. Psychologisierung.

! Aus wissenschaftlicher Sicht gibt es keine Evidenz für eine direkte Abhängigkeit von Krebsentstehung oder Krankheitsverlauf und psychischen Faktoren.

Auch die sog. Krebspersönlichkeit »Typus Carcinomatosus« (damit werden Personen beschrieben, die eher nachgiebig, überangepasst, unterwürfig, abhängig, eher depressiv, harmoniebedürftig, gefühlsisoliert und trennungssensibel sind) und andere Formen der Psychologisierung sind wissenschaftlich absolut haltlos (Schwarz, 2004). Auch Stress als direkte Ursache für Krebs ist ein weit verbreiteter Mythos (Goerling, 2014).

Dennoch vermuten viele Erkrankte als Hintergrund ihrer Erkrankung psychische Ursachen. Dieser Wunsch der Betroffenen, die Krebserkrankung psychologisch erklären zu können, ist nachvollziehbar, denn wenn es eine Erklärung gäbe, würde das mit einem höheren Kontrollgefühl und mehr Einflussnahme verbunden sein. Natürlich kann es sein, dass anhaltender Stress oder länger dauernde Depressionen Risikofaktoren wie Rauchen, ungesunde Ernährung und Bewegungsmangel begünstigen.

Allerdings wird der Einfluss psychischer Faktoren von Betroffenen häufig überschätzt und als primär und überwiegend für die Krebsentstehung verantwortlich gemacht.

Wenn die Erkrankten Ursachen für die Krebserkrankung in ihrem eigenen Verhalten oder dem anderer suchen, ist es wichtig, diesen Themen im psychoonkologischen Gespräch Raum zu geben. Es kann sein, dass bei ausschließlich psychoätiologischen Erklärungsmodellen wirksame medizinische Behandlungsmaßnahmen vermieden werden oder beim Auftreten von Rezidiven oder Metastasen die Betroffenen sich selbst (oder der Psychoonkologin) die Schuld am »Scheitern« geben.

!

Psychoonkologisch Tätige sollten Patientinnen in dieser einseitigen Sichtweise, die ausschließlich psychische Faktoren als ursächlich betrachtet, nicht unreflektiert unterstützen, sondern eher diese einseitige Sichtweise vorsichtig und schrittweise infrage stellen.
Folgende Fragen oder Formulierungen können hilfreich sein:

- Sie sagen, weil Sie nie auf sich geachtet haben, sind Sie jetzt an Krebs erkrankt. Was bedeutet das für Sie? Für die weitere Behandlung? Für den weiteren Verlauf der Erkrankung?
- Gibt es – aus Ihrer Sicht – noch weitere Ursachen für die Entstehung von Krebs?
- Was weiß man aus der Wissenschaft?
- Warum erkranken Kinder an Krebs? Haben Kinder auch schon »etwas falsch« gemacht?

Das Ziel liegt darin, dass diese einseitige Sichtweise und die Überschätzung der psychischen Ursachen für Krebs »aufgeweicht« wird und noch andere Erklärungsmöglichkeiten bedacht werden.

Dennoch kann es sein, dass Patienten bei ihren subjektiven Krankheitstheorien bleiben. Auch hier sollten Sie als Therapeutin die Patientinnen weiter begleiten. Erfahrungsgemäß können sich solche Einstellungen im weiteren psychoonkologischen Verlauf verändern. Eine gewisse Gelassenheit ist hier sinnvoll.

Fazit

Der Patient oder die Patientin sollte erkennen, dass Krebs ein medizinischer Zustand ist, in den er oder sie geraten ist, und keine Bestrafung für eine Verfehlung, Schwäche oder Sonstiges.

Leitfaden für ein Gespräch mit behandelnden Ärztinnen

Das Gespräch mit den behandelnden Ärzten kann häufig belastend sein. Daher finden Sie hier einige Hinweise, wie Sie sich auf ein solches Gespräch vorbereiten können. Je nachdem in welcher Behandlungsphase (Diagnosefindung, Behandlung, Nachsorge etc.) Sie sich befinden, können Sie die entsprechenden Fragen für das ärztliche Gespräch verwenden.

Fragen zur Diagnose

- Wie lautet die genaue Diagnose?
- Wie schätzen Sie meine Situation ein?
- Wie weit hat sich der Krebs in meinem Körper ausgebreitet?
- Welches Stadium hat die Erkrankung, wie fortgeschritten ist sie? Wie groß ist der Tumor? Sind die Lymphknoten befallen? Haben sich bereits Metastasen gebildet?
- Wie wird diese Erkrankung mein Leben, meine Arbeit, meine Familie beeinflussen?
- Auf welche Veränderungen sollte ich mich einstellen?
- Sollte ich aktiv in meinem Alltag Veränderungen vornehmen?

Fragen zur Behandlung

- Wie ist das weitere Vorgehen? Gibt es mehrere Behandlungsoptionen?
- Welche Behandlungsmöglichkeiten werden empfohlen und warum?
- Welche der Behandlungsmöglichkeiten ist mit dem geringsten Rückfallrisiko verbunden?
- Wie viel Zeit werden die Therapien in Anspruch nehmen? Erfolgt die Behandlung stationär oder ambulant?
- Wie lange werde ich im Krankenhaus sein oder arbeitsunfähig?
- Wie schnell muss ich eine Entscheidung für die vorgeschlagene Behandlung treffen?
- Wie läuft die Behandlung genau ab und in welchem Umfang?
- Wie heißen die Medikamente, die ich erhalten werde? Wofür sind sie und was bewirken sie?
- Wie wirkt sich die Behandlung auf den Körper und den Verlauf der Krankheit aus?
- Auf welche Nebenwirkungen muss ich mich einstellen?
- Gibt es Unterschiede hinsichtlich der Langzeitfolgen?
- Was ist das Behandlungsziel? Ist die Krankheit grundsätzlich heilbar oder wird versucht, das Fortschreiten der Erkrankung einzudämmen und eine möglichst lange Lebensdauer bei guter Lebensqualität zu erreichen?
- Was ist der Unterschied zwischen einer kurativen, adjuvanten und einer palliativen Behandlung?
- Welche Möglichkeiten bleiben, wenn es nach der Therapie doch zu einem Rückfall kommt oder sich Rezidive oder Metastasen gebildet haben?
- Gibt es aktuelle Forschungsergebnisse oder klinische Studien, von denen ich wissen sollte?
- Wie geht es nach der Behandlung weiter? Wo erhalte ich Informationen bezüglich onkologischer Rehabilitation und Nachsorge?
- An wen kann ich mich wenden, wenn ich noch weitere Fragen habe?
- *Für Betroffene im gebär- oder zeugungsfähigen Alter:* Wird die Behandlung meine Fruchtbarkeit beeinträchtigen? Falls ja, welche Möglichkeiten zum Erhalt der Fruchtbarkeit gibt es?

Fragen zu aktuellen Beschwerden / Nebenwirkungen

- Welche Beschwerden und Symptome habe ich aktuell? Wie haben sich diese in den letzten Wochen / Monaten verändert?
- Sind meine Beschwerden durch die Behandlung erklärbar?
- Welche Symptome oder Probleme sollte ich sofort bei meinem Arzttermin besprechen?
- Welche Möglichkeiten der psychologischen / psychoonkologischen Unterstützung gibt es?
- Gibt es weitere Unterstützungsmöglichkeiten (z. B. Selbsthilfegruppen)?
- Gibt es auch Unterstützungsmöglichkeiten für meine Familie?

Fragen nach Abschluss der medizinischen Behandlung

- Wie oft muss ich zur Nachuntersuchung?
- Welche weiteren Untersuchungen werden durchgeführt?
- Bei welchen Symptomen muss ich sofort den Arzt oder die Ärztin aufsuchen?
- Wie kann ich meine Heilung unterstützen?
- Welche Behandlungsmöglichkeiten habe ich, wenn der Krebs wiederkommt?
- Welche psychoonkologischen Unterstützungsmöglichkeiten habe ich, wenn meine Ängste zunehmen und meine Lebensqualität beeinträchtigen? Wo erhalte ich psychoonkologische Unterstützung? Welche anderen Angebote gibt es?

Fragen bei einem Rückfall

- In welcher Form ist der Krebs zurückgekehrt? Haben sich Metastasen gebildet? Habe ich einen neuen Tumor?
- Welche Behandlungsoptionen gibt es in meiner Situation?
- Ist eine Heilung noch möglich?
- Mit welchen Nebenwirkungen muss ich rechnen?
- Mit welchen Langzeitfolgen muss ich rechnen?
- Gibt es noch weitere Behandlungsmöglichkeiten, wenn die Therapie nicht anschlägt oder es zu einem weiteren Rückfall kommt?
- Gibt es die Möglichkeit, in eine klinische Studie eingebunden zu werden, um neue Medikamente zu erhalten?
- Wie kann ich psychoonkologische Unterstützung erhalten, um mit dieser Situation zurechtzukommen?

Grundsätzliches

- Sollten Sie Zweifel an dem beschriebenen Vorgehen haben oder Unsicherheiten verspüren, können Sie jederzeit auch eine *Zweitmeinung* einholen.
- Sie haben auch ein Recht darauf, eine Zweitmeinung bei einem anderen Pathologen einzuholen, wenn Sie unsicher sind, ob die Diagnose zutrifft.
- Sie haben freie Arztwahl.
- Wenn wichtige Therapieentscheidungen anstehen, sollten Sie um ein paar Tage *Bedenkzeit* bitten. Dies wird Ihre Heilungschancen nicht verschlechtern, denn in den allerwenigsten Situationen ist ein sofortiges Handeln notwendig.
- Wenn Sie zwischen verschiedenen Behandlungsoptionen wählen müssen, sollten Sie sich umfassend informieren und sich für die Entscheidung die notwendige Zeit nehmen.
- Damit Sie während des Gespräches nichts vergessen, notieren Sie sich vorab Ihre Fragen und schreiben Sie sich auch während des Gesprächs Dinge auf.
- Bitten Sie eine vertraute Person, Sie zum Arzttermin zu begleiten.
- Scheuen Sie nicht davor nachzufragen, wenn Sie etwas nicht sofort verstanden haben, und auch mehrfach nachzufragen – so lange, bis Sie es verstanden haben. Seien Sie mutig und fragen Sie nach. Jede Frage ist erlaubt – auch mehrfach!
- Versuchen Sie, wichtige Inhalte des Gesprächs in eigenen Worten zusammenzufassen. So können Missverständnisse vermieden werden.
- Informieren Sie Ihren Arzt über alle wichtigen krankheitsbezogenen Aspekte (z. B. aktuelle Medikamente, auch rezeptfreie Arzneimittel, naturheilkundliche Arzneien oder Nahrungsergänzungsmittel).
- Gibt es weitere Erkrankungen (z. B. Diabetes, Herzprobleme)?
- Bitten Sie den Arzt oder die Ärztin darum, sich etwas Zeit zu nehmen, denn für Sie ist meistens alles Neuland und für den Arzt / die Ärztin sind die Themen und Abläufe eher vertraut.
- Sie haben das Recht, Einsicht in Ihre medizinische Akte zu nehmen.
- Nutzen Sie die Informationen aus den Patientenleitlinien unter www.krebshilfe.de/informieren/ueberkrebs/infothek/infomaterialkategorie/patientenleitlinien/

Posttraumatische Stress-Symptome

P

Kennen Sie folgende Symptome, die im Verlauf Ihrer Krebserkrankung auftraten oder noch auftreten? Wenn ja, notieren Sie diese:

Intrusionen, d. h. unwillkürlich wiederkehrende, belastende Erinnerungen in Form von sich aufdrängenden Bildern, Körperempfindungen, Wahrnehmungen, Gedanken, Gefühlen, Albträumen oder »Flashbacks«:

....

....

....

....

....

Physiologische Übererregung: Nervosität, Schreckhaftigkeit, Reizbarkeit, übermäßige Wachsamkeit und Geräuschempfindlichkeit, Schlafstörungen, Konzentrations- und Gedächtnisstörungen:

....

....

....

....

....

Vermeidungsverhalten: Vermeidung von Informationen, Orten, Situationen oder von äußeren oder inneren Hinweisreizen, die mit der Erkrankung in Verbindung stehen, auch Rückzug aus sozialen Kontakten oder Gefühlsvermeidung (emotionale Taubheit: Numbing):

....

....

....

....

....

Posttraumatische Stress-Symptome: Selbsteinschätzung

P

Was erlebten Sie in der letzten Woche?

	nie							immer
Auch ohne es zu beabsichtigen, musste ich an meine Krebserkrankung denken.	☐ 0	☐ 1	☐ 2	☐ 3	☐ 4	☐ 5	☐ 6	☐ 7
Ich war leicht reizbar und schreckhaft.	☐ 0	☐ 1	☐ 2	☐ 3	☐ 4	☐ 5	☐ 6	☐ 7
Ich versuchte, Erinnerungen an meine Krebserkrankung aus dem Weg zu gehen.	☐ 0	☐ 1	☐ 2	☐ 3	☐ 4	☐ 5	☐ 6	☐ 7

Auswertung
Addieren Sie Ihre Punkte: Zählen Sie die Werte der drei Fragen zusammen.
Werte über 12 weisen auf erhöhte posttraumatische Stress-Symptome hin und sollte Sie ermutigen, mehr achtsamkeitsbasierte Zeiten einzuplanen, um Ihr Stress-System beeinflussen und »runterfahren« zu können.

INFO 6 Implikationen der Posttraumatischen Stress-Symptome

T

Viele der in diesem Buch beschriebenen Interventionen sind hilfreich bei der Verringerung oder Vermeidung dieser Stress-Symptome.

Die Symptome zu erkennen, zu erklären und damit zu *normalisieren*, ist für die Betroffenen oft eine große Hilfe. Sie befürchten z. B. Hirnmetastasen zu haben, wenn sie etwas vergessen oder sich nicht konzentrieren können, oder »verrückt« zu werden, wenn sie in völlig harmlosen Situationen plötzlich von extremer Angst oder anderen Gefühlen »überfallen« werden.

Die Symptome können auch einen negativen Einfluss auf die Behandlung haben, besonders, weil sie vielen Körpermedizinerinnen oder auch dem Pflegepersonal nicht bekannt sind. Sie können bei diesen ärgerliche Reaktionen hervorrufen, wenn z. B. eine als intelligent wahrgenommene Patientin Erklärungen zu ihrer Behandlung nicht verstanden hat und immer wieder nachfragt oder behauptet, man habe ihr nichts erklärt. Auch Selbsthilfegruppen, andere Unterstützungsangebote und alles, was mit der Erkrankung verbunden ist, werden von Betroffenen in vielen Fällen vermieden. Ebenso kann ein ständig erhöhtes physiologisches Erregungsniveau auch direkt negative Auswirkungen auf den Krankheitsverlauf haben.

Hier jedoch die gute Nachricht: Wie auch in der Traumatherapie kann man häufig erleben, dass Menschen nach dem Schock der Krebsdiagnose langfristig so etwas wie eine posttraumatische Reifung, das sog. »posttraumatische Wachstum« (posttraumatic growth) erleben.

Die therapeutischen Interventionen zielen neben der Psychoedukation zunächst darauf, das Stress-System herunterzufahren, gewissermaßen die Amygdala »abzukühlen«, um den präfrontalen Kortex wieder »einzuschalten«. Dadurch wird es möglich, den Blick wieder zu weiten und sich für individuelle Lösungen zu öffnen.

Das »Wohlfühl-ABC« (AB 8) ist eine sehr einfache, aber wirkungsvolle Intervention, um das Angst-/Stress-System »herunterzufahren«. Diese Übung können Patienten auch gut selbst anwenden, beispielsweise, wenn sie von Angst überflutet werden oder durch das negative »Gedanken-Karussell« am Einschlafen gehindert werden.

Wohlfühl-ABC

Hintergrund

Das menschliche Gehirn ist nicht in der Lage, ein hohes Angst- und Stressniveau aufrechtzuerhalten, während es kognitive Suchprozesse ausführt. Wenn wir das Gehirn zwingen, solche Suchprozesse durchzuführen, können wir damit unmittelbar Einfluss auf unser momentanes Angst-/Stress-System nehmen.

Instruktion

- Wählen Sie spontan einen Buchstaben aus dem Alphabet aus, z. B. den Anfangsbuchstaben Ihres Vornamens.
- Suchen Sie zu diesem Buchstaben 3 bis 5 Begriffe, Dinge, Tätigkeiten, Erlebnisse etc., die für Sie mit Wohlbefinden verbunden sind, z. B. zu A: Apfelkuchen, Andalusien, Alpenveilchen, Angeln …
- Fahren Sie so mit einem weiteren, zufällig gewählten Buchstaben fort.

Sie werden merken, dass dies nicht einfach ist. Sie müssen Ihr Gehirn dabei schon anstrengen, aber das genau ist der Zweck. Im übertragenen Sinn: Sie aktivieren bewusst den präfrontalen Kortex und wirken so beruhigend auf die Amygdala ein. Spätestens beim dritten oder vierten Buchstaben erleben Sie, dass Ihr momentaner Angst-/Stresspegel gesunken ist.

Variationen

- Sie können auch Flüsse, Pflanzen, Automarken, Länder, etc. mit einem jeweils zufällig gewählten Buchstaben aufzählen.
- Oder Sie können z. B. in 7er-Schritten von 100 rückwärts zählen.

All dies hat einen ähnlichen Effekt, nur ist damit nicht die »eingebaute« Ressourcenaktivierung wie in dem ersten Beispiel verbunden.

INFO 7 Bilaterale Stimulation (BLS) zur Ressourcenverankerung

T P

Interventionen aus der Traumatherapie haben sich auch in der psychoonkologischen Arbeit seit Jahrzehnten bewährt. Die Bilaterale Stimulation (BLS) ist ein Element aus der Traumatherapie mit Eye Movement Desensitization and Reprocessing (EMDR = Desensibilisierung und Verarbeitung mit Augenbewegungen; Shapiro, 2012). Im Rahmen psychoonkologischer Interventionen wird die BLS meist zur Verankerung von Ressourcen und positiven Erfahrungen eingesetzt.

Beim EMDR erfolgt die BLS ursprünglich in Form von horizontalen Augenbewegungen. Dabei folgt der Patient mit den Augen den sich horizontal bewegenden Fingern der Therapeutin. Man geht davon aus, dass dabei ähnliche Prozesse angestoßen werden wie im Traumschlaf (REM-Schlaf: Rapid Eye Movement): Wenn wir träumen, bewegen sich unter den geschlossenen Lidern die Augen schnell hin und her. Im Traum erleben wir eine rasche Folge von Assoziationen: Szenen, Emotionen, Körpergefühle etc., wobei innerhalb von Sekunden oder Minuten ganze »Filme« ablaufen. Träume helfen bei der Integration, sozusagen der »Verdauung«, auch belastender Erfahrungen.

Man nimmt an, dass es durch die Rechts-Links-Bewegungen der Augen zu einer abwechselnden Stimulation der rechten und linken Hirnhälfte kommt und damit zu einer Integration rechts- und linkshemisphärischer Prozesse. Die rechte Hemisphäre ist möglicherweise eher für emotionale Prozesse zuständig, die linke eher für rationale Prozesse, wobei die Evidenz dafür sehr eingeschränkt ist.

Im EMDR-Prozess bewirkt die BLS in der Regel eine rasche Folge von Assoziationen, die sowohl kognitive als auch emotionale und körperbezogene Elemente beinhalten, was schließlich zu einer stimmigen, gefühlten Lösung führt.

Inzwischen wird die BLS nicht nur in Form von Augenbewegungen ausgeführt, sondern auch durch auditive oder taktile Stimulation: Die **auditive Stimulation** kann durch Kopfhörer erfolgen, wobei abwechselnd auf dem linken und rechten Ohr ein Ton ertönt. Die **taktile BLS** erfolgt durch abwechselndes Berühren (»tappen«, Klopfen) der Knie oder der Oberarme mit gekreuzten Armen, den sog. Butterfly-Hugs (Schmetterlings-Umarmungen, AB 9), oder auch durch spezielle Geräte, die einen taktilen Rechts-Links-Impuls geben.

Die BLS wird im EMDR aber nicht nur zur Traumakonfrontation eingesetzt, sondern auch zur Ressourcen-Verankerung (Ressource Installation). Wenn eine Patientin individuelle Ressourcen aktiviert hat, sich sozusagen im Ressourcen-State befindet, können durch Hinzufügen der BLS diese Ressourcen noch tiefer verankert werden. Das heißt, die aktivierten »Ressourcen-Ego-States« verankern sich dann in vielfältigen neuronalen Netzwerken, sowohl kognitiv als auch emotional und körperlich, wodurch diese Erfahrung meist noch tiefer und individuell stimmiger erlebt wird.

Bilaterale Stimulation mit »Schmetterlingsumarmung« zur Ressourcenverankerung

T

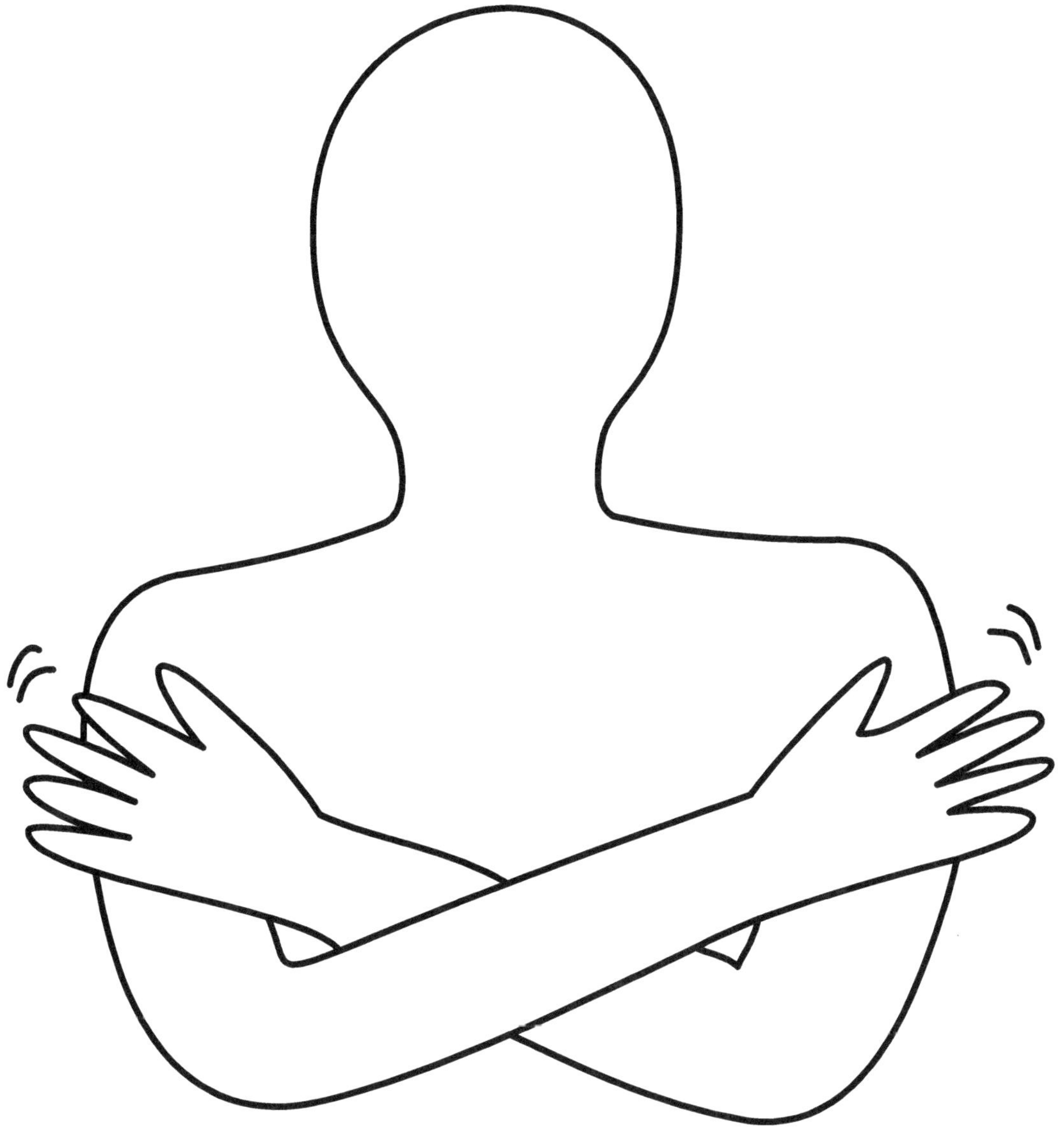

Schmetterlings-Umarmung

»Lehnen Sie sich bequem zurück, schließen Sie die Augen und stellen Sie sich eine Situation vor, in der Sie sich rundum wohl und zufrieden fühlen. Das kann eine Alltags- oder Urlaubssituation sein oder auch eine Fantasiesituation. Spüren Sie diese Situation mit allen Sinnen, was sehen, hören, riechen Sie, welche Tages-oder Jahreszeit ist es, welche Körperempfindungen sind damit verbunden …

Wenn Sie dies intensiv spüren, kreuzen Sie die Arme und beginnen, abwechselnd rechts – links auf Ihre Oberarme zu klopfen. Genießen Sie dabei, wie sich das angenehme Gefühl verstärkt und in Ihrem Körper ausbreitet. Nach kurzer Zeit öffnen Sie wieder die Augen und berichten Sie mir, wie Sie das erlebt haben.«

Merke: Bitte führen Sie die BLS zur Ressourcenverankerung jeweils nur so lange durch, wie es sich positiv anfühlt bzw. sich noch verstärkt. Sollten negative Assoziationen oder negative Gefühle auftauchen, unterbrechen Sie die Übung.

Reorientierung in der Gegenwart

In Belastungssituationen ist es oft unvermeidlich, ungewollt von Ängsten und katastrophisierenden Vorstellungen und dergleichen »überfallen« zu werden. Um dem nicht hilflos ausgeliefert zu sein, kann die folgende Übung helfen:

Bei dieser Übung geht es um die Modifikation einer Technik aus der Traumatherapie (CIPOS: *Constant Installation of Present Orientation and Safety*), die sich als Übergang von der sog. Stabilisierungsphase zur Bearbeitung des Traumas bewährt hat (Rost, 2008). Patienten können so lernen, die Kontrolle zu behalten, wenn sie bewusst in Kontakt mit dem Trauma gehen.

Es geht dabei darum, die Augen zu schließen und nur kurze Sequenzen (zwischen drei und zehn Sekunden) an die Belastung (die Angst / das Trauma / die Befürchtung) zu denken:

Fragen Sie die Patientin, wie viele Sekunden (von 3 bis 10) sie an die Belastung denken möchte.

- Bitten Sie die Patientin, die Augen zu schließen, die Belastung (»Denken Sie jetzt an die bevorstehende Operation«) zu benennen, und sprechen Sie dann die vereinbarten Sekunden aus (z. B. wenn vier Sekunden vereinbart wurden: eins … zwei … drei … vier).
- Bitten Sie die Patientin, die Augen wieder zu öffnen.
- Im nächsten Schritt wird die Reorientierung in der Gegenwart initiiert, indem Sie sagen »Bitte nennen Sie mir jetzt drei Gegenstände im Raum, die Sie sehen« (z. B. die Lampe, den Fußboden, die Tasche).
- Dabei wird die Wahrnehmung der Gegenwart mit kurzer Bilateraler Stimulation (BLS) verstärkt, indem die Patientin selbst beim Aussprechen dessen, was sie wahrnimmt abwechselnd rechts – links auf die Knie oder Oberarme tappt.
- Danach fragen Sie erneut, wie viele Sekunden die Patientin jetzt an die Belastung (diese wird wieder benannt) denken möchte usw.

Dieser Wechsel von Sekunden-Konfrontation und Reorientierung in der Gegenwart erfolgt 3x hintereinander.

Zum Abschluss wird darauf hingewiesen, dass Patientinnen diese Technik immer dann anwenden können, wenn starke Angst oder das Gefühl von Kontrollverlust auftauchen.

AB 11 Lieblingsübungen bei Angst und Stress

P

Fertigen Sie eine Liste an mit den Übungen oder Verhaltensweisen, die Ihnen am schnellsten oder am nachhaltigsten bei akuten Angst- oder Stressreaktionen helfen:

(1) ....

(2) ....

(3) ....

(4) ....

(5) ....

(6) ....

(7) ....

(8) ....

(9) ....

(10) ....

Markieren Sie, wann welche der Übungen besonders hilfreich ist:

Situation / Zeitpunkt: Übung Nr.:

....

....

....

....

....

....

....

....

....

....

AB 12 **Zitronenimagination** T P

Die Zitronenimagination verdeutlicht, wie sehr wir allein durch Vorstellungen Einfluss auf unser körperliches und psychisches Befinden nehmen können:

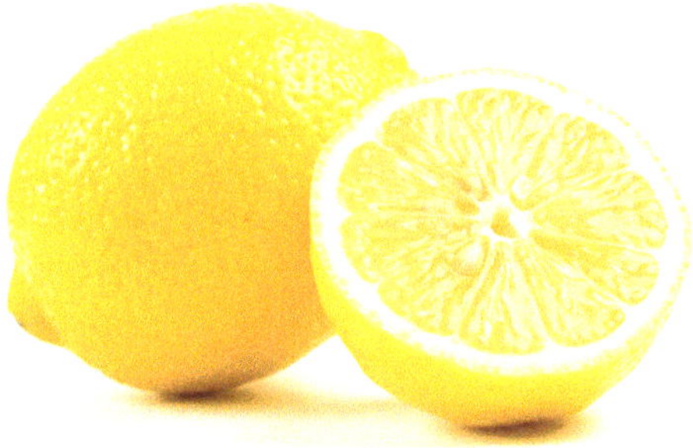

Anleitung

Stellen Sie sich eine schöne, gelbe Zitrone vor,
schneiden Sie sie in Gedanken auf,
lecken Sie in Gedanken daran.

Was geschieht?
Sofort reagiert Ihr Körper mit vermehrtem Speichelfluss, obwohl real gar keine Zitrone vorhanden ist.

Entspannungsübung: Einatmen, Ausatmen und Lächeln

T P

»Machen Sie es sich so bequem wie möglich, schließen Sie, wenn es geht, Ihre Augen und genießen Sie es, dass Sie jetzt Zeit haben, sich zu entspannen. Dann lenken Sie Ihre Aufmerksamkeit auf Ihren Atem … Spüren Sie, wie sich beim Einatmen Ihre Bauchdecke hebt und beim Ausatmen wieder senkt, achten Sie einfach einige Male auf diesen Wechsel von Einatmen und Ausatmen. Sie können sich beim Einatmen einfach das kleine Wort … ›ein‹ … vorstellen und beim Ausatmen das Wort … ›aus‹ denken. Machen Sie das einige Male und genießen Sie es, so wie es im Moment ist … einfach beim Einatmen … ›ein‹ denken und beim Ausatmen … ›aus‹ denken …

Dann versuchen Sie einmal sich zu erinnern, worüber Sie sich heute schon gefreut haben … Das kann irgendeine Kleinigkeit sein, vielleicht die zufällige Beobachtung einer Wolke oder die Freude am Frühstück, vielleicht ein bestimmter Duft oder irgendetwas anderes … und wenn Sie daran denken, dann lassen Sie damit beim Ausatmen das kleinstmögliche Lächeln auf Ihren Lippen entstehen … Genießen Sie das einige Momente … und spüren Sie, wie angenehm sich das anfühlt … und dann

[*entweder hier eine weitere Imaginationsübung (z. B. Wohlfühlort) einleiten oder zum Abschluss hinführen*]

… stellen Sie sich darauf ein, dass Sie die Übung beenden, und kommen Sie mit einem kleinen Lächeln auf den Lippen mit Ihrer Aufmerksamkeit wieder zurück in diesen Raum … Öffnen Sie die Augen und dann sind Sie wieder ganz da.«

AB 14 **Imaginationsübung: Wohlfühlort zum Auftanken** T P

»Machen Sie es sich so bequem wie möglich, schließen Sie die Augen, spüren Sie, wie Ihr Körper die Unterlage berührt, auf der Sie sitzen oder liegen, und nehmen Sie sich einfach etwas Zeit zu entspannen ... Dabei nehmen Sie wahr, wie Ihr Atem ganz natürlich ein- und ausströmt, mit jedem Ausatmen entspannen Sie sich noch mehr ...

Dann lassen Sie jetzt bitte eine Situation auftauchen, in der Sie sich vollkommen wohl und entspannt fühlen .... Das kann eine Situation aus dem Alltag sein oder eine Urlaubssituation oder es kann auch etwas ganz anderes sein ... Lassen Sie ein inneres Bild entstehen, in dem alles nur angenehm ist ... und das muss auch nichts Realistisches sein ... Sie dürfen sich alles so vorstellen, wie es im Moment angenehm und stärkend für Sie ist ...

Spüren Sie mit allen Sinnen, was Sie brauchen, um sich vollkommen wohl zu fühlen, was Sie zum Auftanken gut gebrauchen können, achten Sie einmal darauf, welche Sinneserfahrungen Ihnen dabei wichtig sind, vielleicht sind es bestimmte Farben oder ... Düfte, vielleicht ein bestimmter Geschmack, bestimmte Geräusche ... oder Klänge oder eine bestimmte Jahreszeit oder Temperatur ... Spüren Sie, was Sie brauchen, um sich jetzt gerade wohlzufühlen ... Sie können sich alles so ausmalen, wie es für Sie angenehm ist ... Genießen Sie diesen Zustand von Wohlbefinden und spüren Sie, wie sich dieses Wohlgefühl in Ihrem Körper ausbreitet ... Genießen Sie diesen Zustand vollkommenen Wohlbefindens, wenn Sie möchten, lächeln Sie dabei ...

Spüren Sie, in welchen Bereichen Ihres Körpers es sich besonders gut anfühlt. Wenn Sie möchten, geben Sie diesem Zustand des Wohlbefindens und Auftankens einen Namen oder ein Motto ... Genießen Sie diese sich ausbreitende Entspannung ... und achten Sie auf möglichst viele Details, die Ihnen dabei guttun ...

Dann suchen Sie sich im Bild, in Ihrer Vorstellung einen Platz aus, von dem aus Sie sich von der Übung verabschieden können ... Wenn Sie möchten, können Sie sich zum Abschluss der Übung noch einmal für Ihre Erfahrungen von Entspannung und Wohlbefinden bedanken ...

Stellen Sie sich jetzt darauf ein, ganz allmählich wieder mit Ihrer Aufmerksamkeit zurück in diesen Raum zu kommen, nehmen Sie die Entspannung zurück, indem Sie sich räkeln und strecken und dann wieder die Augen öffnen und wieder ganz hier sind.«

AB 15 trustKarten: Den Blick wieder weiten

T P

In vielen Situationen sind wir so auf die belastenden Themen eingeengt, dass durch diesen »Tunnelblick« der Weg zu möglichen Lösungswegen oder zu umfassenderen Sichtweisen versperrt ist. Hier kann die Arbeit mit den trustKarten helfen, den Blick wieder zu weiten, dem Gehirn neue Impulse anzubieten, um aus diesem Teufelskreis herauszukommen.

Ziehen Sie in der folgenden Woche jeden Tag (zufällig) eine trustKarte von Arbeitsblatt 16 und notieren Sie spontan und ohne nachzudenken oder zu bewerten, was Ihnen zu diesem Begriff im Zusammenhang mit Ihrer momentanen Situation helfen kann.

Montag	Situation (Stichwort):	Karte:
	Gedanken / Assoziationen:	
Dienstag	Situation (Stichwort):	Karte:
	Gedanken / Assoziationen:	
Mittwoch	Situation (Stichwort):	Karte:
	Gedanken / Assoziationen:	
Donnerstag	Situation (Stichwort):	Karte:
	Gedanken / Assoziationen:	
Freitag	Situation (Stichwort):	Karte:
	Gedanken / Assoziationen:	
Samstag	Situation (Stichwort):	Karte:
	Gedanken / Assoziationen:	
Sonntag	Situation (Stichwort):	Karte:
	Gedanken / Assoziationen:	

Mindfulness Attenzione **Achtsamkeit** Atención Farkındalık	Grace Leggiadria **Anmut** Gracia Zarafet
Encounter Incontro **Begegnung** Encuentro Karşılaşma	Movement Movimento **Bewegung** Movimiento Hareket
Awareness Consapevolezza **Bewusstheit** Consciencia Bilinç	Gratitude Gratitudine **Dankbarkeit** Agradecimiento Minnettarlık
Genuineness Autenticità **Echtheit** Autenticidad Gerçeklik	Honesty Onestà **Ehrlichkeit** Honradez Dürüstlük

Energy Energia Energie Energía Enerji	Relaxation Rilassamento Entspannung Relajación Rahatlık
Delight Incantamento Entzücken Encanto Zevk	Fulfillment Soddisfazione Erfüllung Satisfacción Gerçekleşme
Freedom Libertà Freiheit Libertad Özgürlük	Joy Gioia Freude Alegría Sevinç
Peace Pace Frieden Paz Barış	Security Protezione Geborgenheit Seguridad Emniyet

Patience Pazienza **Geduld** Paciencia Sabır	Composure Serenità **Gelassenheit** Serenidad Sakinlik
Enjoyment Delizia **Genuss** Disfrute Tat alma	Belief Fede **Glaube** Creencia İnanç
Equilibrium Equilibrio **Gleichgewicht** Equilibrio Denge	Happiness Fortuna **Glück** Suerte Mutluluk
Harmony Armonia **Harmonie** Armonía Uyum	Healing Guarigione **Heilung** Curación Şifa

Hope Speranza Hoffnung Esperanza Umut	Clarity Chiarezza Klarheit Claridad Açıklık
Strength Forza Kraft Fuerza Kuvvet	Creativity Creatività Kreativität Creatividad Yaratıcılık
Life Vita Leben Vida Yaşam	Liveliness Vivacità Lebendigkeit Vitalidad Canlılık
Passion Passione Leidenschaft Pasión Tutku	Love Amore Liebe Amor Aşk

Letting-go Lasciare andare **Loslassen** Soltar Bırakmak	Desire Lussuria **Lust** Deseo Arzu
Courage Coraggio **Mut** Ánimo Cesaret	Nature Natura **Natur** Naturaleza Doğa
Reorientation Nuovo orientamento **Neuorientierung** Reorientación Yeniden odaklanma	Openness Franchezza **Offenheit** Franqueza İçtenlik
Spontaneity Spontaneità **Spontaneität** Espontaneidad Kendiliğinden	Light-heartedness Spensieratezza **Unbeschwertheit** Despreocupación Tasasızlık

Change Cambiamento Veränderung Cambio Değişim	Responsibility Responsabilità Verantwortung Responsabilidad Sorumluluk
Solidarity Unione Verbundenheit Afecto Bağlılık	Trust Affidarsi Vertrauen Confianza Güven
Diversity Molteplicità Vielfalt Diversidad Çeşitlilik	Warmth Calore Wärme Calidez Samimiyet
Resilience Resistenza Widerstandskraft Resistencia Direnme gücü	Dignity Dignità Würde Dignidad Onur

Tenderness

Tenerezza

Zärtlichkeit

Cariño

Şefkat

Confidence

Fiducia

Zuversicht

Optimismo

Umut

Sie können die trust-Karten praktisch in allen Lebenslagen zur Anregung innerer Prozesse nutzen. Ziehen Sie eine Karte für den heutigen Tag, für eine Situation oder zu einer bestimmten Frage. Ihre Gedanken und Gefühle bekommen dadurch einen Impuls von außen.
Das kann spielerisch dazu beitragen, eingefahrene Denk- und Erlebensweisen zu verändern und Zugang zu persönlichen Ressourcen zu finden.
Nehmen Sie sich etwas Zeit und lassen Sie sich inspirieren….

Unter www.trustandgo.de finden Sie fortlaufend Neuigkeiten zu den trust-Karten.

Christa Diegelmann
ID Institut für Innovative Gesundheitskonzepte

cartoline trust: 50 carte forniscono stimoli su argomenti diversi. Le associazioni indotte attivano reti di risorse individuali e contribuiscono a modificare gli schemi di pensiero abituali.

Le trustcard riprendono una tradizione antica: la stimolazione di processi interni attraverso mazzi di carte che forniscono impulsi particolari.
Ciascuna delle 50 trustcard rappresenta un argomento che potrebbe assumere un'importanza particolare in una determinata situazione della vita. Estratte a caso, le carte stimolano a confrontarsi con il rispettivo argomento. Le associazioni indotte aiutano ad attivare reti di risorse individuali e a modificare gli schemi di pensiero abituali.

www.trustandgo.de

Las tarjetas trust: 50 tarjetas que provocan reacciones ante distintos temas. Las asociaciones que las tarjetas desencadenan, activan redes de recursos individuales y contribuyen a cambiar esquemas mentales habituales.
Las tarjetas trust retoman una antigua tradición: el estímulo de un proceso interior a través de una serie de tarjetas que origina determinadas reacciones.
Cada una de las 50 tarjetas trust representa un tema, que en ciertas situaciones de la vida puede tener un significado especial. Las tarjetas elegidas al azar pueden incitar a adentrarse en ese tema. Las asociaciones que las tarjetas desencadenan ayudan a activar redes de recursos individuales y a cambiar esquemas mentales habituales.

www.trustandgo.de

trust kartları: Farklı konulara yeni bir soluk getirecek 50 kart. Uyarılan çağrışımlar, bireysel kaynak ağlarını etkinleştirir ve alışılagelmiş düşünce kalıplarının dışına çıkılmasında katkı sağlar.

Güven kartları eski bir geleneği yeniden ele alıyor: Kart takımları ile belirli içtepi sağlayacak içsel işlemleri uyarma durumu.
50 güven kartının her biri, bazı şartlar altında özel bir anlama sahip olabilecek bir konuyu temsil eder. Rastgele çekilmiş kartlar bu konuyla ilgilenmek açısından bir esin kaynağı olabilir. Uyarılan çağrışımlar, bireysel kaynaklar ve ağları etkinleştirmede ve alışılmış düşünce kalıplarının dışına çıkılmasında yardımcı olur.

www.trustandgo.de

The trustcards: 50 cards provide stimuli on various topics. The stimulated associations activate individual resource networks and contribute to modifying accustomed thought schemata.

The trustcards are based on an old tradition: the stimulation of inner processes through sets of cards that provide particular stimuli. Each of the 50 trustcards represents a topic that can have a special meaning in a particular situation. The randomly drawn cards can provide a stimulus to engage with this topic. The stimulated associations help to activate individual resource networks and to modify accustomed thought schemata.

www.trustandgo.de

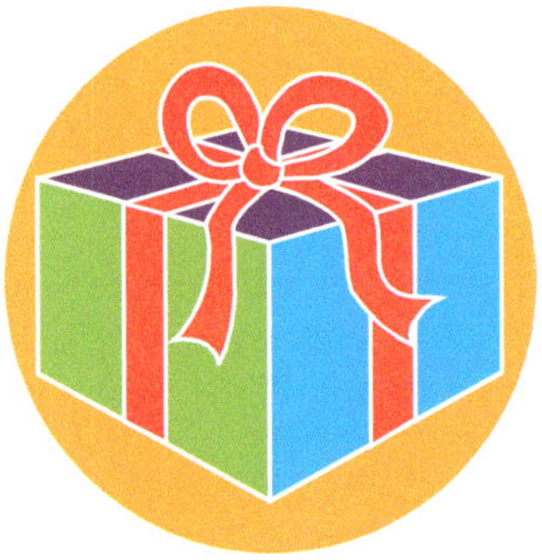

3 Psychoonkologische Diagnostik

Die Erfassung und Diagnostik psychosozialer Belastungen sowie psychischer Störungen bei onkologischen Patientinnen nimmt in der Psychoonkologie eine bedeutsame Rolle ein. Aktuelle Studien zeigen, dass ein Drittel der Betroffenen im Behandlungsverlauf eine psychische Störung aufweist. Darüber hinaus äußert jeder Dritte den Wunsch nach professioneller psychoonkologischer Unterstützung (Mehnert & Lehmann-Laue, 2018). Ungefähr die Hälfte der Patientinnen zeigen eine subsyndromale psychische Belastung (Mehnert et al., 2018). Dieser erhöhte Distress geht häufig auch mit einer geringeren Adhärenz und Lebensqualität einher.

Definition

In der S3-Leitlinie »Psychoonkologische Diagnostik, Beratung und Behandlung von erwachsenen Krebspatienten« (2014, S. 49–50) wird **Distress** definiert als »ein breites Spektrum von unangenehmen emotionalen Erfahrungen psychischer, sozialer oder spiritueller Art, die von normalen Gefühlen der Verletzlichkeit, Traurigkeit und Angst bis hin zu stark einschränkenden Problemen wie Depression, Angststörungen, Panik, sozialer Isolation und spirituellen Krisen reichen kann«.

Kontinuum. Dies bedeutet auch, dass die Belastung wie auf einem Kontinuum variieren kann. Abhängig vom Zeitpunkt der Erkrankung, dem Behandlungsverlauf oder Veränderungen im Krankheitsverlauf kann die psychische Belastung auf diesem Kontinuum variieren. So kann es vorkommen, dass z. B. vor dem nächsten Nachsorgetermin die psychische Belastung deutlich ansteigt.

Abbildung 3.1 Belastungskontinuum

Angehörige. Auch Angehörige von Krebserkrankten zeigen hohe Distresswerte und weisen Depressivität und Ängstlichkeit auf, sodass sich der diagnostische Prozess nicht nur auf die erkrankte Person, sondern auch auf die Angehörigen beziehen sollte.

Inanspruchnahme von Unterstützung. Allerdings führt eine hohe psychische Belastung nicht unmittelbar zur Inanspruchnahme psychoonkologischer Unterstützungsangebote. Die Gründe für eine Ablehnung sind vielschichtig:
- ggf. generelle negative Haltung gegenüber psychologischer Unterstützung
- ausreichende Ressourcen, um die Situationen zu bewältigen
- ausreichende soziale Unterstützung

Im diagnostischen Prozess sollten aber falsche Vorstellungen oder Ängste als Grund für die Ablehnung ausgeschlossen werden. Darüber hinaus kann die Belastung über den Behandlungs- und Krankheitsverlauf variieren, sodass eine wiederholte Erfassung der psychosozialen Belastung sinnvoll ist (Zwahlen, 2019).

Ziel. Das Ziel psychoonkologischer Diagnostik liegt in der frühzeitigen Erkennung psychischer, familiärer und sozialer Belastungen sowie psychischer Störungen. Hierbei wird neben der Art der Belastung auch der Schweregrad und zeitliche Verlauf erhoben und es erfolgt eine Einordnung zu den diagnostischen Kriterien eines Klassifikationssystems. Neben der Erfassung der Belastungen sollten allerdings auch individuelle und soziale Ressourcen erhoben werden sowie die Lebensqualität, das subjektive Behandlungsbedürfnis und die -motivation.

Störungs-diagnostik
- kategoriale Diagnostik nach ICD/DSM
- zur Identifikation von Belastungen, die dem Vollbild einer psychischen Störung entsprechen und psychotherapeutischer Behandlung bedürfen

Belastungs-diagnostik
- dimensionale Diagnostik
- zur Identifikation von Problemlagen und -intensitäten, um individualisierte Informations- und Unterstützungsangebote anpassen zu können
- beschreibt auch Belastungen bei psychisch Gesunden

Ressourcen-diagnostik
- individuelle und soziale Ressourcen
- Copingstrategien, Resilienz, posttraumatisches Wachstum

Abbildung 3.2 Diagnostischer Prozess auf drei Ebenen

Übersicht

Analog zur S3-Leitlinie »Psychoonkologie« sollten in der Diagnostik folgende Informationen erhoben werden:
- Erfassung der Beschwerden und Symptome
- Befund und klassifikatorische Diagnostik
- Eigenschaftsdiagnostik (z. B. Traits)
- Analyse der Lebensbedingungen
- Planung und Erläuterung der Interventionsangebote
- Patienteninformation
- ggf. Klärung der Veränderungsmotivation
- Erfassung von Ressourcen und Copingstrategien

Im Folgenden geben wir einige Hinweise zu den Besonderheiten in der psychoonkologischen Diagnostik, stellen Screeningverfahren der psychoonkologischen Diagnostik sowie ergänzende Fragebögen vor. Darüber hinaus fokussieren wir neben der Belastungsdiagnostik auch auf die Ressourcendiagnostik.

Besonderheiten in der psychoonkologischen Diagnostik

Prognose. Eine umfassende Diagnostik kann grundsätzlich sinnvoll sein, sollte sich aber immer am Krankheitsstadium, der Prognose und dem körperlichen Gesundheitszustand der Patientin sowie den zur Verfügung stehenden Ressourcen und Versorgungs- und Behandlungsmöglichkeiten orientieren. Obwohl z. B. klinisch-diagnostische Interviews zur Erfassung von psychischen Störungen eine sehr valide Methode sind, sind sie häufig im klinischen Alltag – insbesondere im Akutsetting – nicht durchführbar. Das bedeutet, dass gängige psychodiagnostische Verfahren häufig zu aufwendig, an der Normalbevölkerung oder psychisch Kranken normiert sind, für Krebserkrankte eher irrelevante Symptome erfassen und relevante Symptome nicht berücksichtigen. Die S3-Leitlinie »Psychoonkologie« (2014) empfiehlt daher – insbesondere für die klinische Versorgung im Akutkrankenhaus – den Einsatz von Screeninginstrumenten zur Erfassung der psychosozialen Belastung.

Setting. Abhängig vom Setting (stationär vs. ambulant) und dem Behandlungsverlauf der onkologischen Erkrankung (direkt nach Diagnosestellung, während der medizinischen Behandlung, nach Abschluss der medizinischen Behandlung, im Langzeitverlauf, im palliativen Setting) sind die folgenden Leitfragen unterschiedlich zu beantworten.

Übersicht

Leitfragen psychoonkologischer Diagnostik

- Besteht Beratungs- bzw. Behandlungsbedarf?
- Welche spezifischen Methoden sind indiziert?
- Informationsgewinnung für formale Zwecke (z. B. Therapieantrag)?
- Wer ist die »Diagnostikerin«?

Überlappung der Symptome. Eine weitere Besonderheit in der Diagnostik bei onkologischen Patienten stellt die Überlappung von körperlichen Symptomen psychischer Störungen mit Symptomen der Krebserkrankung oder -behandlung dar. Dies erfordert eine sorgfältige Differenzialdiagnostik. Somit ist nicht immer eindeutig klar, ob ein bestimmtes Symptom wie z. B. Antriebsmangel als Symptom einer Depression oder eine Behandlungsfolge z. B. nach einer Chemotherapie oder spezifischen Medikation ist. Darüber hinaus kann die Interpretation psychischer Symptome wie z. B. Angst schwierig sein, wenn Personen in fortgeschrittenen Stadien erkrankt sind. Hinzukommen – bedingt durch die steigende Inzidenz von Krebserkrankungen mit steigendem Lebensalter – weitere körperliche Erkrankungen oder Funktionseinschränkungen. Die Prävalenz und der Schwergrad psychischer Symptome sowie deren Behandlungsbedürftigkeit werden häufig eher unterschätzt durch die Dominanz körperlicher Symptome, mangelnde Kenntnisse der Symptomatik psychischer Störungen und deren Behandlungsmöglichkeiten (Mehnert, 2016) sowie grundsätzlich ein Mangel an psychodiagnostischer Erfahrung in der Medizin. Hier empfiehlt sich eine interdisziplinäre Zusammenarbeit und ein intensiver Austausch mit den Onkologinnen. Die Diagnostik in der Psychoonkologie sollte daher bio-psycho-sozial erfolgen.

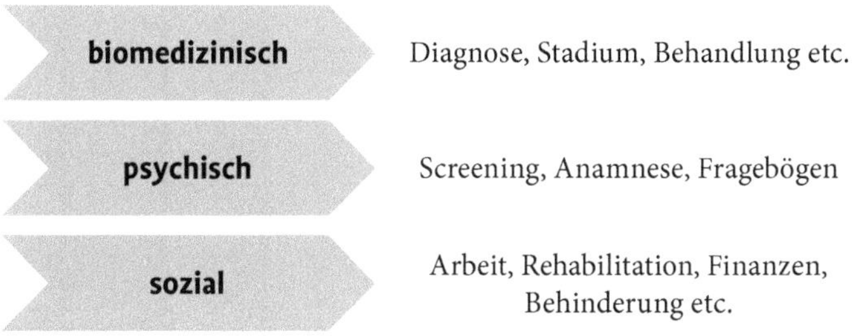

Abbildung 3.3 Bio-psycho-soziale Diagnostik in der Psychoonkologie

Risikofaktoren für psychische Störungen in der Psychoonkologie

- Krankheits- und behandlungsbedingte Risikofaktoren
  - Schmerzen
  - fortgeschrittenes Stadium, ungünstige Prognose
  - geringe körperliche Funktionsfähigkeit
- Individuelle und soziale Faktoren
  - jüngeres Alter
  - weibliches Geschlecht
  - schwere Beeinträchtigung von Körper- und Selbstbild
  - Beeinträchtigung kommunikativer Funktion
  - fehlende individuelle und soziale Ressourcen

Screeningverfahren zur psychoonkologischen Diagnostik

Ein Screening auf psychosoziale Belastung oder psychische Störungen ist in der Regel ein Test oder ein Fragebogen, der mit einer bestimmten Wahrscheinlichkeit auf das Vorhandensein bzw. das Fehlen einer Belastung oder psychischen Störung hinweist. Screenings können dabei krebsspezifisch sein, d. h., sie sind auf einen Problem- oder Belastungsbereich von Krebserkrankten zugeschnitten, oder krankheitsübergreifend.

Tabelle 3.1 Screenings unterscheiden sich je nach Länge des Fragebogens (Mehnert, 2016)

Screening	Items	Bearbeitungszeit	Beispiel
Ultra-Kurz-Screenings	1–4	< 2 Minuten	Distress-Thermometer (DT; Mehnert et al., 2006)
Kurz-Screenings	5–14	2–5 Minuten	Gesundheitsfragebogen für Patienten – Depressionsmodul (PHQ-9; Kroenke et al., 2001)
Standard-Screenings	≥ 15	≥ 5 Minuten	Fragebogen zur Belastung von Krebspatienten (FBK-R23 und FBK-10; Herschbach et al., 2003)

Die S3-Leitlinie »Psychoonkologie« (2014) empfiehlt die Erfassung der psychosozialen Belastung und der individuellen Behandlungsbedürftigkeit so früh wie möglich und wiederholt im Krankheitsverlauf. Dabei sollen neben dem Screeninginstrument auch Screeningfragen, der Wunsch der Patientin nach Unterstützung (Bedürfnis) und der klinische Eindruck des Behandlungsteams berücksichtigt werden.

Typische Screeningfragen sind:

- Wie belastet haben Sie sich in der vergangenen Woche gefühlt?
- Wie stark fühlten Sie sich durch Nervosität, Ängstlichkeit oder Anspannung beeinträchtigt?
- Wie stark fühlten Sie sich durch Niedergeschlagenheit und / oder Depressivität beeinträchtigt?

In der Routineversorgung sind besonders die Screeninginstrumente sinnvoll, die kurz, verständlich, leicht auszuwerten, leicht zu interpretieren sind und den psychometrischen Gütekriterien entsprechen.

Vorteile von Screeninginstrumenten

- frühzeitige Identifikation belasteter Patienten
- Lenkung der Kommunikation auf relevante Bereiche
- Förderung der ganzheitlichen Wahrnehmung
- »Normalisierung« der erlebten Symptome
- erhöhte Behandlungszufriedenheit und Lebensqualität der Patientinnen

Nachteile von Screeninginstrumenten

- eingeschränkte Validität bei Kurz- und Ultra-Kurz-Screenings
- unklare Zuständigkeit für die Durchführung und Auswertung
- Identifikation von psychosozialer Belastung stellt nicht zwangsläufig eine psychoonkologische Versorgung oder deren Inanspruchnahme sicher

Eine Übersicht über von der Arbeitsgruppe Psychoonkologie in der Deutschen Krebsgesellschaft empfohlene Screeninginstrumente findet sich unter folgender Internetadresse: https://pso-ag.org/share/Satzung/pso_broschuere2.pdf.

Die beste Evidenz und psychometrischen Gütekriterien liegen laut S3-Leitlinie »Psychoonkologie« für die *HADS-D* (Herrmann-Lingen et al., 2011) und das *Distress-Thermometer* (Mehnert et al., 2006a) vor. Empfehlenswert ist das Distress-Thermometer, da es einfach anzuwenden und auch für die Verlaufsdiagnostik gut geeignet ist.

Ressourcendiagnostik: Was sind Ressourcen?

Ressourcen sind letztlich alles, was von einer bestimmten Person in einer bestimmten Situation wertgeschätzt wird oder als hilfreich erlebt wird. Diese Definition von Ressourcen kann man auch auf pathologische Ressourcen, wie z. B. auf selbstverletzendes Verhalten anwenden.

Im Bereich Psychoonkologie sollten Ressourcen unter dem Gesichtspunkt von Wohlbefinden, positiven Emotionen und Resilienz im Kontext von Belastungsbewältigung und Störungstoleranz gefördert werden.

Nach der »Broaden-and-build-theory of positive emotions« erweitert die gezielte Anwendung von positiven Emotionen das »Thought-action repertoire« eines Menschen (Fredrickson, 2001, 2004; Tugade & Fredrickson, 2004) – es entsteht so eine Aufwärtsspirale in Richtung zunehmenden Wohlbefindens und Stärkung in mehreren Dimensionen:

- intellektuelle Ressourcen (z. B. bessere Problembewältigung, neues Lernen)
- physiologische Ressourcen (z. B. kardiovaskuläre Gesundheit, Koordination)
- soziale Ressourcen (z. B. neue Kontakte)
- psychologische Ressourcen (z. B. Zunahme von Optimismus und Resilienz, Zielorientierung)

Nach Willutzki (2008) sollte die Diagnostik von Ressourcen kein Alternativprogramm sein, sondern eine Ergänzung zur störungs- oder problembezogenen Analyse darstellen.

Leitend für einen integrativen, über die Ressourcendiagnostik hinausweisenden Ansatz können die folgenden vier Blickrichtungen sein:

- Identifikation von beeinträchtigenden bzw. problemverschärfenden Charakteristika der Person
- Identifikation von persönlichen Stärken und Möglichkeiten
- Identifikation von Mängeln und destruktiven Faktoren in der Umwelt
- Identifikation von Ressourcen und Möglichkeiten in der Umwelt

Allerdings sind wir von den von Wright und Lopez (2002) geforderten »equal space and equal time« für die positive gegenüber der negativen Seite noch weit entfernt« (Willutzki, 2008, S. 140). INFO 9 »Resilienz« und AB 27 »TRUST-Resilienz-Fragebogen« geben Gelegenheit, den Blick auf die Ressourcen zu schärfen.

Tabelle 3.2 In der S3-Leitlinie »Psychoonkologische Diagnostik, Beratung und Behandlung von erwachsenen Krebspatienten« geprüfte und durch die Deutsche Krebsgesellschaft empfohlene (Herschbach & Weis, 2010) Screeningverfahren

Screening	Items	Dauer	Anwendungsbereich	Beschreibung	Auswertung	Interpretation
Distress-Thermometer (DT; Mehnert et al., 2006)	1 + Problemliste (36 Items)	2–3 Minuten	Ultra-Kurz-Screening für Patientinnen aller Tumordiagnosegruppen, -stadien und Behandlungsarten (stationär, ambulant, adjuvant, palliativ, Rehabilitation)	Selbstrating; visuelle Analogskala in Form eines Thermometers von 0 = gar nicht belastet bis 10 = extrem belastet und Problemliste mit 36 Items aus 5 Bereichen (praktisch, familiär, emotional, spirituell, körperlich), die dichotom (»Ja«, »Nein«) beantwortet werden	Auswertung der visuellen Analogskala von 5 oder höher als Signal für klinisch signifikante Belastung; Problemliste: Items geben Hinweise auf Ursachen der Belastung und fachliche Zuständigkeit	0–4: unauffällig 5–10: auffällig (behandlungsbedürftige Belastung)
Hospital Anxiety and Depression Scale (HADS-D; Herrmann-Lingen et al., 2011)	14	5–10 Minuten	Für Patienten mit primär somatischen Erkrankungen	Selbstrating; 2 Skalen, je 7 Items auf den Subskalen »Angst« und »Depression«; 4-stufige Antwortkategorie: 0–3 Antwortbereich 0–21 je Skala, 0–42 Gesamtwert	Addition der Items Angst-Skala: Items 1, 3, 5, 7, 9, 11, 13 Depressions-Skala: Items 2, 4, 6, 8, 10, 12, 14	0–7: unauffällig 8–10: grenzwertig 11–21: auffällig

Screening	Items	Dauer	Anwendungsbereich	Beschreibung	Auswertung	Interpretation
Hornheider Screening-Instrument (HSI; Strittmatter et al., 2003)	7	5 Minuten	zur Identifizierung betreuungsbedürftiger onkologischer Patientinnen	2 Versionen: HSI-Interview (Fremdrating) und HSI-Fragebogen (Selbstrating); Antwortkategorien für Items 1, 2, 7: 0 = eher gut; 1 = mittel; 2 = eher schlecht Items 3, 5: 2 = ja; 0 = nein Items 4, 6: 0 = ja; 2 = nein Summenscore von 0 bis 14	Addition der Items	≥ 4 betreuungsbedürftig
Fragebogen zur Belastung von Krebspatienten (FBK-R23 und FBK-R10; Herschbach et al., 2003)	23 vs. 10	FBK-R23: 10 Minuten; FBK-R10: 3 Minuten	Erfassung von Art und Umfang psychosozialer Belastungen von Tumorpatient*innen aller Diagnosen, Stadien und Behandlungsarten	Selbstrating; FBK-R23: 23 Items (5 Skalen: psychosomatische Beschwerden, Angst, Informationsdefizite, Alltagseinschränkungen, Soziale Belastungen); Kurzversion: FBK-R10 2-fache Beantwortung: (1) trifft das Problem zu, (2) falls es zutrifft, wie stark ist das Ausmaß der Belastung Antwortkategorien: 0 = trifft nicht zu, 1 = trifft zu und belastet mich kaum bis 5 = trifft zu und belastet mich sehr stark	Addition der Items	FBK-R23: mind. 2 x 5 oder mind. 1 x 5 plus mind. 4 x 4 oder mind. 5 x 4 oder mind. 1 x 5 plus mind. 3 x 4 plus Item 22 ≥ 1 ODER Summenwert > 34 FBK-R10: mind. 1 x 5 oder mind. 3 x 4 ODER Summenwert > 14

Screening	Items	Dauer	Anwendungsbereich	Beschreibung	Auswertung	Interpretation
Fragebogen zur Belastung von Partner*innen von Krebserkrankten (FBK-P; Version für Angehörige; Zimmermann et al., under review)	23	10 Minuten	Erfassung psychosozialer Belastung bei Angehörigen von Krebserkrankten	Selbstrating; 23 Items (3 Skalen: »allgemeiner psychischer Distress«, »Progredienzangst« und »partnerschaftlicher Distress«) 2-fache Beantwortung: (1) trifft das Problem zu, (2) falls es zutrifft, wie stark ist das Ausmaß der Belastung Antwortkategorien: 0 = trifft nicht zu, 1 = trifft zu und belastet mich kaum bis 5 = trifft zu und belastet mich sehr stark	Addition der Items	Summenwert > 68,5
Gesundheitsfragebogen für Patienten – Depressionsmodul (PHQ-9; Kroenke et al., 2001)	9	3–5 Minuten	Erfassung Major Depressiver Symptome	Selbstrating; Antwortkategorien: 0 = überhaupt nicht 1 = an einzelnen Tagen 2 = an mehr als der Hälfte der Tage 3 = beinahe jeden Tag	Addition der Items Summenscore von 0–27	0–4: unauffällig 5–9: leichte 10–14: moderate 15–27: schwere Ausprägung
Gesundheitsfragebogen für Patienten – Modul Generalisierte Angststörung (GAD-7; Spitzer et al., 2006)	7	3–5 Minuten	Erfassung der Generalisierten Angststörung	Selbstrating; Antwortkategorien: 0 = nie 1 = an manchen Tagen 2 = an mehr als der Hälfte der Tage 3 = beinahe jeden Tag	Addition der Items Summenscore von 0–21	0–4: unauffällig 5–9: leichte 10–14: moderate 15–21: schwere Ausprägung

Screening	Items	Dauer	Anwendungsbereich	Beschreibung	Auswertung	Interpretation
Breast Cancer Psychosocial Assessment Screening Scale (BC-Pass; Isermann et al., 2006)	8	3–5 Minuten	Erfassung der subjektiven Befindlichkeit von Brustkrebspatientinnen auf drei Dimensionen ▶ körperliches Befinden ▶ Lebensgefühl ▶ emotionale Stressreaktion in verschiedenen Sprachen vorhanden: Deutsch, Englisch, Italienisch, Spanisch und Niederländisch. Download: www.idinstitut.de	Selbstrating; Antwortkategorien: 1 = nie bis 7 = immer	Addition der Items Skalenbildung möglich	Auffällige Werte: Skala A ≥ 9 Skala B und C jeweils ≥ 13

Arbeits- und Informationsmaterialien

INFO 8 Fragebögen zur Erfassung der individuellen und dyadischen Beeinträchtigung
In diesen Infoblatt finden Sie eine Auflistung über Fragebögen zur Erfassung der individuellen und partnerschaftlichen Beeinträchtigung, die Sie bei Patienten oder auch bei Angehörigen anwenden können.

AB 17 Fragebogen zur Belastung von Krebspatienten (FBK-R23)
Mit diesem Fragebogen kann die psychosoziale Belastung des Erkrankten durch die Krebserkrankung gemessen werden.

AB 18 Fragebogen zur Belastung von Krebspatienten – Kurzversion (FBK-R10)
Hierbei handelt es sich um eine Kurzversion des FBK-R23 zur Messung der psychosozialen Belastung des Erkrankten durch die Krebserkrankung.

AB 19 Fragebogen zur Belastung von Partner*innen von Krebserkrankten (FBK-P)
Mit diesem Fragebogen kann analog zum FBK-R23 oder FBK-R10 die psychosoziale Belastung gemessen werden – allerdings bei Angehörigen von Krebserkrankten.

AB 20 BC-PASS
Dieser Kurzfragebogen ist ein leicht anwendbares und auszuwertendes Instrument zur Erfassung der subjektiven Befindlichkeit von Brustkrebspatientinnen mit drei Dimensionen: körperliches Befinden, Lebensgefühl und emotionale Stressreaktion.

AB 21 Progredienzangst-Fragebogen (PA-F)
Dieser Fragebogen erfasst spezifisch die Progredienzangst bei Krebserkrankten.

AB 22 Progredienzangst-Fragebogen – Kurzform (PA-F-KF)
Hierbei handelt es sich um die Kurzform des PA-F mit zwölf Items zur Messung der Progredienzangst bei Krebserkrankten.

AB 23 Progredienzangst-Fragebogen für Partner (PA-F-P-KF)
Dieser Fragebogen erfasst spezifisch die Progredienzangst bei Angehörigen von Krebserkrankten.

AB 24 Progredienzangst-Fragebogen PA-F-KF
Dieser Fragebogen erfasst spezifisch die Progredienzangst bei Eltern krebskranker Kinder.

AB 25 Self-Image Scale – Deutsche Version (SIS-D)
Mit diesem Fragebogen kann die Zufriedenheit mit der körperlichen Erscheinung bei Krebserkrankten gemessen werden.

AB 26 Quality of Marriage Index – Deutsche Version (QMI-D)
Dieser Fragebogen misst mit sechs Items die Zufriedenheit in der Partnerschaft.

INFO 9 Resilienz
Dieses Infoblatt zeigt eine aktuelle Definition zur psychischen Widerstandskraft und geht auf die Bedeutung von Resilienz für an Krebs erkrankte Menschen und deren Angehörigen ein. Es werden außerdem verschiedene Fragebögen zur Erfassung von Resilienz vorgestellt.

AB 27 TRUST-Resilienz-Fragebogen (RF-15)
In diesem Fragebogen geht es darum, die Aufmerksamkeit auf resilienzfördernde Aspekte im Alltag zu lenken.

Fragebögen zur Erfassung der individuellen und dyadischen Beeinträchtigung

Neben den beschriebenen Screeningverfahren eigenen sich folgende Messinstrumente zur Erfassung der individuellen und dyadischen Beeinträchtigung. Für einige Fragebögen existieren auch spezielle Versionen für Angehörige (Partnerinnen, Eltern etc.).

Progredienzangst

Fragebogen zur Progredienzangst (PA-F; Herschbach et al., 2005)

- misst mit 43 Items Progredienzangst bei Patientinnen mit Krebserkrankungen, Diabetes mellitus und entzündlich-rheumatischen Erkrankungen
- Auswertung: Addition der Items (1 = nie bis 5 = sehr oft), 5 Skalen: Affektive Reaktionen, Partnerschaft / Familie, Beruf, Autonomieverlust und Angstbewältigung
- Interpretation: Höhere Werte gehen mit mehr Progredienzangst einher.

Kurzform (PA-F-KF; Mehnert et al., 2006)

- misst mit 12 Items Progredienzangst bei Patienten
- Auswertung: Addition der Items (1 = nie bis 5 = sehr oft), Summenwert 12–60
- Interpretation: Höhere Werte gehen mit mehr Progredienzangst einher.

Partnerversion (PA-F-P-KF; Zimmermann et al., 2011)

- misst mit 12 Items Progredienzangst bei gesunden Lebenspartnern*innen chronisch Kranker
- Auswertung: Addition der Items (1 = nie bis 5 = sehr oft), Summenwert 12–60
- Interpretation: Höhere Werte gehen mit mehr Progredienzangst einher; Cut-off von 34 indiziert dysfunktionale PA.

Elternversion (Schepper et al., 2015)

- misst mit 21 Items Progredienzangst bei Eltern krebskranker Kinder
- Auswertung: Addition der Items (1 = nie bis 5 = sehr oft), Summenwert 21–105
- Interpretation: Höhere Werte gehen mit mehr Progredienzangst einher; Cut-off von 46 indiziert dysfunktionale PA.

Psychische Belastung

Neben den Fragebögen, die bereits als Screeningfragebögen zur Erfassung der psychischen Belastung empfohlen wurden, können noch folgende Instrumente eingesetzt werden:

Impact of Event Scale-revised (IES-R; Maercker & Schützwohl, 1998)

- 22 Items auf einer Skala von 0 = gar nicht, 1 = selten, 3 = manchmal, 5 = sehr stark, 3 Subskalen (Intrusion, Vermeidung, Übererregung), kein Gesamtwert
- Bearbeitungszeit 7–15 Minuten
- verfügbar unter https://psydix.org/psychologische-testverfahren/ies-r/

Depressions-Angst-Stress-Skalen (DASS; Lovibond & Lovibond, 1995; Nilges & Essau, 2015)
- Items zur Messung von Depression, Angst und Stress, aber auch Anwendung in der Schmerzforschung und -behandlung
- Langfassung mit 42 Items; Kurzfassung mit 21 Items (je 7 Items pro Skala)
- verfügbar unter http://www2.psy.unsw.edu.au/dass/German/DASS21%20Nilges%20&%20Essau/Nilges%20Essau%20DASS%20Schmerz%202015.pdf

Lebensqualität

European Organization of Research and Treatment of Cancer
- Fragebögen zur Erfassung der Lebensqualität sind in vielen Sprachen verfügbar unter https://www.eortc.org/tools/

European Quality of Life Questionnaire (EQ-5D; Moock, 2008):
- misst gesundheitsbezogene LQ; 5 Items auf den 5 Dimensionen (Beweglichkeit / Mobilität, Allgemeine Tätigkeiten, Schmerzen / körperliche Beschwerden, Angst / Niedergeschlagenheit)
- verfügbar unter https://euroqol.org

Fragebogen zum Gesundheitszustand in verschiedenen Versionen (SF-12; Ware et al., 1996; SF-36; Ware, 2000; SF-8; Ware et al., 2001)
- *SF-36* (dt. Version; Morfeld et al., 2011): krankheitsübergreifender Fragebogen zur Erfassung der gesundheitsbezogenen Lebensqualität mit 36 Items auf 8 Dimensionen (Körperliche Funktionsfähigkeit, Körperliche Rollenfunktion, Körperliche Schmerzen, Allgemeine Gesundheitswahrnehmung, Vitalität, Soziale Funktionsfähigkeit, Emotionale Rollenfunktion und Psychisches Wohlbefinden, die sich den Skalen Körperliche und Psychische Gesundheit zuordnen lassen); Bearbeitungsdauer 10 Minuten
- *SF-12* (dt. Version; Morfeld et al., 2011): ökonomische Kurzform des SF-36 mit 12 Items, die die beiden Hauptdimensionen Körperliche und Psychische Gesundheit erfasst, Bearbeitungsdauer 2 Minuten
- *SF-8* (dt. Version; Beierlein et al., 2012): Kurzform des SF-36 mit 8 Items, wobei jedes Item eine der acht Skalen des SF-36 abbildet und die beiden Hauptdimensionen misst; Bearbeitungszeit 1–2 Minuten

Coping

Freiburger Fragebogen zur Krankheitsverarbeitung (FKV; Muthny, 1989)
- erfasst ein breites Spektrum an Krankheitsverarbeitungsmodi auf den Ebenen Kognition, Emotion und Verhalten; 102 Items und 12 Skalen sowie zwei Kurzformen zur Selbst- und Fremdeinschätzung (FKV-LIS-FE und -SE) mit je 35 Items und 5 Skalen; Bearbeitungszeit Kurzformen: 5–15 Minuten; Langform: 10–30 Minuten

Fragebogen zur Krankheitswahrnehmung (Brief-Illness Perception Questionnaire; B-IPQ; Broadbent et al., 2006)
- misst mit 9 Items das kognitive und emotionale Krankheitsverständnis von Patienten
- aus den ersten 8 Items (0 = wenig bis 10 = sehr) wird eine Skala zur Abschätzung der allgemeinen Krankheitswahrnehmung gebildet; das letzte Item wird individuell beantwortet und fordert die Patientin auf, die ersten drei Gründe zu nennen, die für die Erkrankung verantwortlich gemacht werden
- höhere Werte stehen für mehr Auffälligkeiten
- verfügbar unter http://ipq.h.uib.no//pdf/B-IPQ-German.pdf

Unterstützungs- und Informationsbedarf

Supportive Care Needs Survey (Boyes et al., 2009); deutsche Version: Short-Form Supportive Care Needs Survey (Lehmann et al., 2012)

- misst mit 34 Items Unterstützungsbedürfnisse von Patienten mit unterschiedlichen Tumorentitäten

Angehörigenversion: Supportive Care Needs Survey for Partners and Caregivers (Sklenarova et al., 2015)

- misst mit 45 Items den Unterstützungsbedarf bei Angehörigen oder pflegenden Personen von Krebserkrankten
- verfügbar unter https://www.klinikum.uni-heidelberg.de/zentrum-fuer-innere-medizin-medizin-klinik/klinik-fuer-allgemeine-innere-medizin-und-psychosomatik/forschung/scns-fragebogen

Soziale Unterstützung

Fragebogen zur sozialen Unterstützung (Fydrich et al., 2007)

- misst soziale Unterstützung
- Langform: 54 Items mit den Skalen »Emotionale Unterstützung«, »Praktische Unterstützung«, »Soziale Integration« und »Belastung aus dem sozialen Netzwerk« sowie »Reziprozität«, »Verfügbarkeit einer Vertrauensperson« und »Zufriedenheit mit sozialer Unterstützung«
- zwei Kurzformen mit 22 (K-22) bzw. 14 Items (K-14)
- Bearbeitungszeit Kurzformen: 5 Minuten; Langform: 15–20 Minuten

Skalen zur Sozialen Unterstützung bei Krankheit (SSUK; Müller et al., 2004; Ramm & Hasenbring, 2003)

- erfassen mit 26 Items auf 2 Subskalen (Positive Unterstützung und Belastende Interaktion) das Ausmaß sozialer Unterstützung bei onkologisch Erkrankten

Reifungsprozesse

Posttraumatische Reifung (PPR; Maercker & Langner, 2001)

- 21 Items auf 5 Subskalen (Neue Möglichkeiten, Beziehung zu Anderen, Wertschätzung des Lebens, Persönliche Stärken, Religiöse Veränderungen) sowie einen Gesamtwert

Körperbild

Self-Image Scale (SIS; Scott et al., 2004; dt. Version: Brederecke et al., 2020)

- misst mit 11 Items das Körperbild bei onkologisch Erkrankten auf 2 Skalen (Selbstakzeptanz und Partnerakzeptanz) mit 1 = stimme überhaupt nicht zu bis 5 = stimme absolut zu
- Höhere Werte stehen für höhere Zufriedenheit.

Partnerschaft und Sexualität

Fragebogen zur Partnerschaftsdiagnostik (FPD; Hahlweg, 2016), bestehend aus 3 Fragebögen:

- Partnerschaftsfragebogen (PFB)
  - 31 Items zur Bestimmung der partnerschaftlichen Qualität
  - 3 Skalen: Zärtlichkeit, Gemeinsamkeit / Kommunikation, Streitverhalten
  - 4-stufige Bewertung in Hinblick auf die eigene Partnerschaft
  - Auswertung auf Skalenebene sowie Gesamtwertberechnung möglich
  - *Kurzform:* Partnerschaftsfragebogen Kurzform PFB-K (Kliem et al., 2012), 9 Aussagen zu drei Bereichen: Zärtlichkeit, Gemeinsamkeit / Kommunikation, Streitverhalten sowie ein Item zur allgemeinen Zufriedenheit; Gesamtwertberechnung möglich sowie individuelle Betrachtung der drei Bereiche; Cut-Off: < 13 Hinweis auf unbefriedigende Partnerschaft
- Fragen zur Lebensgeschichte und Partnerschaft (FLP)
  - zur Anamneseerhebung
- Problemliste I (PL; für einen Partner*in) und II (für beide Partner)
  - zur Erfassung der wesentlichen Konfliktbereiche und Änderungswünsche in der Partnerschaft

Quality of Marriage Index – Deutsche Version (QMI-D; Zimmermann et al., 2015, 2019)

- 6 Items, von denen 5 auf einer 7-stufigen Likert-Skala (1 = sehr starke Ablehnung bis 7 = sehr starke Zustimmung) und 1 Item auf einer 10-stufigen Likert-Skala (1 = sehr unglücklich bis 10 = perfekt glücklich) beurteilt werden; Bearbeitungszeit 2–3 Minuten
- Auswertung durch Addition der Items, wobei der Wertebereich zwischen 6 und 45 liegt
- Interpretation: Höhere Werte weisen auf eine höhere Partnerschaftsqualität hin; Cut-Off bei 34 zur Bestimmung einer geringen vs. einer hohen Partnerschaftsqualität

Dyadisches Coping Inventar (Bodenmann, 2008)

- erfasst mit 37 Items die Qualität der Stressbewältigung in der Partnerschaft
- Dyadisches Coping beschreibt, wie Personen in einer Partnerschaft gemeinsam mit Stress umgehen, indem sie sich wechselseitig unterstützen (supportives dyadisches Coping), Stress gemeinsam bewältigen (gemeinsames dyadisches Coping) oder Stress aneinander delegieren können (delegiertes dyadisches Coping).
- Als Ergebnis können sowohl ein Gesamtwert als auch neun Subskalenwerte berechnet werden.
- Bearbeitungszeit 10–15 Minuten

Fragebogen zur Sexualität (Muller, 2007)

- erfasst mit 11 Items (Männer) bzw. 10 Items (Frauen) Sexualität im Zeitraum der letzten drei bis Monate

Derogatis Interview for Sexual Functioning (Derogatis, 1996)

- Interview (25 Items) und / oder Selbstbeurteilungsfragebogen (26 Items) zur Erfassung der individuellen sexuellen Funktionsfähigkeit

Fragebogen zur Belastung von Krebspatienten (FBK-R23)

Sie finden im Folgenden eine Liste mit Belastungssituationen, wie sie in Ihrem Leben vorkommen könnten. Bitte entscheiden Sie für jede Situation, ob sie auf Sie zutrifft oder nicht. Wenn ja, kreuzen Sie an, wie stark Sie sich dadurch belastet fühlen (auf Skala von »kaum« bis »sehr stark«), wenn nein, machen Sie bitte ein Kreuz bei »trifft nicht zu«.

Item	Trifft nicht zu	Trifft zu und belastet mich				
		kaum				sehr stark
(1) Ich fühle mich häufig schlapp und kraftlos.	☐ 0	☐ 1	☐ 2	☐ 3	☐ 4	☐ 5
(2) Ich leide unter Wund-/Narbenschmerzen (Operation).	☐ 0	☐ 1	☐ 2	☐ 3	☐ 4	☐ 5
(3) Ich bin unsicherer im Umgang mit anderen Menschen.	☐ 0	☐ 1	☐ 2	☐ 3	☐ 4	☐ 5
(4) Ich leide unter ungeklärten körperlichen Beschwerden (z. B. Bauchschmerzen, Kopfschmerzen, Rückenschmerzen).	☐ 0	☐ 1	☐ 2	☐ 3	☐ 4	☐ 5
(5) Ich habe Angst vor einer Ausweitung / Fortschreiten der Erkrankung.	☐ 0	☐ 1	☐ 2	☐ 3	☐ 4	☐ 5
(6) Andere Menschen reagieren mir gegenüber oft verständnislos / rücksichtslos.	☐ 0	☐ 1	☐ 2	☐ 3	☐ 4	☐ 5
(7) Die Körperpflege fällt mir seit der Erkrankung schwer.	☐ 0	☐ 1	☐ 2	☐ 3	☐ 4	☐ 5
(8) Ich habe Angst davor, Schmerzen bekommen zu können.	☐ 0	☐ 1	☐ 2	☐ 3	☐ 4	☐ 5
(9) Ich habe den Eindruck, für andere Menschen weniger wertvoll zu sein.	☐ 0	☐ 1	☐ 2	☐ 3	☐ 4	☐ 5
(10) Ich habe Angst davor, noch einmal in ein Krankenhaus zu müssen.	☐ 0	☐ 1	☐ 2	☐ 3	☐ 4	☐ 5
(11) Ich fühle mich körperlich unvollkommen.	☐ 0	☐ 1	☐ 2	☐ 3	☐ 4	☐ 5
(12) Ich kann meinen Hobbys (u. a. Sport) jetzt weniger nachgehen als vor der Erkrankung.	☐ 0	☐ 1	☐ 2	☐ 3	☐ 4	☐ 5
(13) Ich leide häufiger unter Schlafstörungen.	☐ 0	☐ 1	☐ 2	☐ 3	☐ 4	☐ 5
(14) Ich habe Angst davor, nicht mehr arbeiten zu können.	☐ 0	☐ 1	☐ 2	☐ 3	☐ 4	☐ 5
(15) Ich fühle mich nicht gut über meine Erkrankung / Behandlung informiert.	☐ 0	☐ 1	☐ 2	☐ 3	☐ 4	☐ 5
(16) Ich bin oft angespannt bzw. nervös.	☐ 0	☐ 1	☐ 2	☐ 3	☐ 4	☐ 5
(17) Seit der Erkrankung habe ich weniger sexuellen Verkehr.	☐ 0	☐ 1	☐ 2	☐ 3	☐ 4	☐ 5
(18) Ich fühle mich nicht hinreichend über soziale / finanzielle Unterstützungsmöglichkeiten informiert.	☐ 0	☐ 1	☐ 2	☐ 3	☐ 4	☐ 5

Fragebogen zur Belastung von Krebspatienten (FBK-R23)

Item	Trifft nicht zu	kaum	Trifft zu und belastet mich			sehr stark
(19) Es ist schwierig, in meiner Familie offen über meine Situation zu sprechen.	☐ 0	☐ 1	☐ 2	☐ 3	☐ 4	☐ 5
(20) Ich unternehme seit der Erkrankung weniger als vorher (Kino, Restaurant, Freunde besuchen usw.).	☐ 0	☐ 1	☐ 2	☐ 3	☐ 4	☐ 5
(21) Verschiedene Ärzte haben sich unterschiedlich über meine Erkrankung geäußert.	☐ 0	☐ 1	☐ 2	☐ 3	☐ 4	☐ 5
(22) Ich habe zu wenige Möglichkeiten, mit einer Fachperson über seelische Belastungen zu sprechen.	☐ 0	☐ 1	☐ 2	☐ 3	☐ 4	☐ 5
(23) Es ist für meinen Partner / meine Partnerin schwierig, sich in meine Situation einzufühlen.	☐ 0	☐ 1	☐ 2	☐ 3	☐ 4	☐ 5

(aus: Herschbach et al., 2003; Abdruck mit freundlicher Genehmigung des Autors)

Fragebogen zur Belastung von Krebspatienten – Kurzversion (FBK-R10)

P

Sie finden im Folgenden eine Liste mit Belastungssituationen, wie sie in Ihrem Leben vorkommen könnten. Bitte entscheiden Sie für jede Situation, ob sie auf Sie zutrifft oder nicht. Wenn ja, kreuzen Sie an, wie stark Sie sich dadurch belastet fühlen (auf der fünfstufigen Skala von »kaum« bis »sehr stark«), wenn nein, machen Sie bitte ein Kreuz bei »trifft nicht zu«.

Item	Trifft nicht zu	Trifft zu und belastet mich				
		kaum				sehr stark
(1) Ich fühle mich schlapp und kraftlos.	☐ 0	☐ 1	☐ 2	☐ 3	☐ 4	☐ 5
(2) Ich habe Schmerzen.	☐ 0	☐ 1	☐ 2	☐ 3	☐ 4	☐ 5
(3) Ich fühle mich körperlich unvollkommen	☐ 0	☐ 1	☐ 2	☐ 3	☐ 4	☐ 5
(4) Ich habe zu wenige Möglichkeiten, mit einer Fachperson über seelische Belastungen zu sprechen.	☐ 0	☐ 1	☐ 2	☐ 3	☐ 4	☐ 5
(5) Ich habe Angst vor einer Ausweitung / Fortschreiten der Erkrankung.	☐ 0	☐ 1	☐ 2	☐ 3	☐ 4	☐ 5
(6) Es ist für meinen Partner / meine Partnerin schwierig, sich in meine Situation einzufühlen.	☐ 0	☐ 1	☐ 2	☐ 3	☐ 4	☐ 5
(7) Ich habe Schlafstörungen.	☐ 0	☐ 1	☐ 2	☐ 3	☐ 4	☐ 5
(8) Ich kann meinen Hobbys (u. a. Sport) jetzt weniger nachgehen als vor der Erkrankung.	☐ 0	☐ 1	☐ 2	☐ 3	☐ 4	☐ 5
(9) Ich fühle mich nicht gut über meine Erkrankung / Behandlung informiert.	☐ 0	☐ 1	☐ 2	☐ 3	☐ 4	☐ 5
(10) Ich bin angespannt bzw. nervös.	☐ 0	☐ 1	☐ 2	☐ 3	☐ 4	☐ 5

(aus: Herschbach et al., 2003; Abdruck mit freundlicher Genehmigung des Autors)

Fragebogen zur Belastung von Partner*innen von Krebserkrankten (FBK-P)

Sie finden im Folgenden eine Liste mit **Belastungssituationen**, wie sie in Ihrem Leben vorkommen könnten. Bitte entscheiden Sie für jede Situation, ob sie auf Sie zutrifft oder nicht. Wenn ja, kreuzen Sie an, wie stark Sie sich dadurch belastet fühlen (auf einer fünfstufigen Skala von »kaum« bis »sehr«).

Durch die / seit der Erkrankung meines Partners / meiner Partnerin ...	**Trifft nicht zu**	**Trifft zu und belastet mich** kaum				**sehr stark**
(1) fühle mich häufig schlapp und kraftlos.	☐ 0	☐ 1	☐ 2	☐ 3	☐ 4	☐ 5
(2) ist unsere Beziehung problematischer geworden.	☐ 0	☐ 1	☐ 2	☐ 3	☐ 4	☐ 5
(3) fühle ich mich erschöpft.	☐ 0	☐ 1	☐ 2	☐ 3	☐ 4	☐ 5
(4) leide ich unter ungeklärten körperlichen Beschwerden (z. B. Bauch-, Kopf- oder Rückenschmerzen).	☐ 0	☐ 1	☐ 2	☐ 3	☐ 4	☐ 5
(5) kann ich mich schwer zu Tätigkeiten aufraffen.	☐ 0	☐ 1	☐ 2	☐ 3	☐ 4	☐ 5
(6) weine ich viel.	☐ 0	☐ 1	☐ 2	☐ 3	☐ 4	☐ 5
(7) habe ich starke Stimmungsschwankungen.	☐ 0	☐ 1	☐ 2	☐ 3	☐ 4	☐ 5
(8) verspüre ich starke Angst und Panik, wenn ich an die Erkrankung denke.	☐ 0	☐ 1	☐ 2	☐ 3	☐ 4	☐ 5
(9) fühle ich mich überfordert.	☐ 0	☐ 1	☐ 2	☐ 3	☐ 4	☐ 5
(10) leide ich häufiger unter Schlafstörungen.	☐ 0	☐ 1	☐ 2	☐ 3	☐ 4	☐ 5
(11) tauschen wir weniger körperliche Zärtlichkeit aus.	☐ 0	☐ 1	☐ 2	☐ 3	☐ 4	☐ 5
(12) bin ich häufig niedergeschlagen.	☐ 0	☐ 1	☐ 2	☐ 3	☐ 4	☐ 5
(13) verschließt sich mein Partner / meine Partnerin von mir.	☐ 0	☐ 1	☐ 2	☐ 3	☐ 4	☐ 5
(14) ist unsere Beziehung weniger belastbar.	☐ 0	☐ 1	☐ 2	☐ 3	☐ 4	☐ 5
(15) Ich habe Angst, dass mein Partner / meine Partnerin durch die Erkrankung stirbt.	☐ 0	☐ 1	☐ 2	☐ 3	☐ 4	☐ 5
(16) Die Wartezeiten zwischen der medizinischen Untersuchung und dem Ergebnis sind / waren zermürbend.	☐ 0	☐ 1	☐ 2	☐ 3	☐ 4	☐ 5
(17) Ich habe Angst vor einer Ausweitung / dem Fortschreiten der Erkrankung meines Partners.	☐ 0	☐ 1	☐ 2	☐ 3	☐ 4	☐ 5
(18) Die Nebenwirkungen und Folgeerscheinung der Behandlung sind / waren erschreckend.	☐ 0	☐ 1	☐ 2	☐ 3	☐ 4	☐ 5
(19) Die Tatsache anzuerkennen, dass meine Partnerin / mein Partner erkrankt ist, ist / war sehr schwer.	☐ 0	☐ 1	☐ 2	☐ 3	☐ 4	☐ 5

Durch die / seit der Erkrankung meines Partners / meiner Partnerin ...	**Trifft nicht zu**	**Trifft zu und belastet mich** **kaum**				**sehr stark**
(20) Ich habe Angst, dass mein Partner / meine Partnerin durch die Erkrankung Schmerzen bekommen könnte.	☐ 0	☐ 1	☐ 2	☐ 3	☐ 4	☐ 5
(21) Die Ungewissheit über den weiteren Verlauf der Erkrankung ist / war schwer zu ertragen.	☐ 0	☐ 1	☐ 2	☐ 3	☐ 4	☐ 5
(22) Mit meinen Ängsten in Bezug auf die Erkrankung will ich meine Partnerin / meinen Partner nicht belasten.	☐ 0	☐ 1	☐ 2	☐ 3	☐ 4	☐ 5
(23) In Bezug auf die Erkrankung habe ich Angst vor dem, was die Zukunft bringt.	☐ 0	☐ 1	☐ 2	☐ 3	☐ 4	☐ 5

(Quelle: Zimmermann et al., under review)

Institution: .... Code: ....

Sehr geehrte Frau .... Datum: ....

Beantworten Sie bitte die nachfolgenden Fragen möglichst spontan und ohne lange nachzudenken. Beantworten Sie bitte unbedingt alle Fragen. Falls eine Frage nicht ganz auf Sie zutrifft, kreuzen Sie bitte diejenige Zahl an, die noch am ehesten zutrifft.
Bitte machen Sie bei den folgenden 6 Fragen *ein Kreuz auf derjenigen Zahl*, die am ehesten wiedergibt, wie es Ihnen in der letzten Woche ging.

			1	2	3	4	5	6	7	
(1)	Ich fühlte mich durch meine Brustkrebs-Erkrankung oder die Behandlung in meinem körperlichen Befinden beeinträchtigt.	**gar nicht**	☐	☐	☐	☐	☐	☐	☐	**sehr stark**
(2)	Mein körperlicher Gesundheitszustand war insgesamt:	**sehr gut**	☐	☐	☐	☐	☐	☐	☐	**sehr schlecht**
(3)	Ich fühlte mich traurig und niedergeschlagen.	**nie**	☐	☐	☐	☐	☐	☐	☐	**immer**
(4)	Ich war leicht reizbar und schreckhaft.	**nie**	☐	☐	☐	☐	☐	☐	☐	**immer**
(5)	Ich versuchte, Erinnerungen an meine Brustkrebs-Erkrankung und an die Behandlung aus dem Weg zu gehen.	**nie**	☐	☐	☐	☐	☐	☐	☐	**immer**
(6)	Auch ohne es zu beabsichtigen, musste ich daran denken.	**nie**	☐	☐	☐	☐	☐	☐	☐	**immer**

Jetzt noch zwei allgemeine Fragen, die Sie ebenfalls aus der Sicht der letzten Woche beurteilen sollen:

			1	2	3	4	5	6	7	
(7)	Ich fühle mich allgemein in meinem Leben in schwierigen Situationen oft völlig ausgeliefert.	**nie**	☐	☐	☐	☐	☐	☐	☐	**immer**
(8)	Wie zufrieden sind Sie zurzeit mit Ihrem Leben allgemein?	**völlig zufrieden**	☐	☐	☐	☐	☐	☐	☐	**völlig unzufrieden**

Auswertungsskala

Klinik / Institution: .... Name / Code der Patientin: .... Datum: ....

1. / 2. / 3. Untersuchung der Patientin mit BC-Pass, **letzte Untersuchung am:** ....

Gesamtwert **A:** .... **B:** .... **C:** ....

Addieren Sie die von der Patientin angekreuzten Zahlen je Skala und kreuzen Sie die Summenwerte auf den drei Skalen an (z. B. Skala A: die angekreuzten Werte der Fragen 1 [z. B. 3] und 2 [z. B. 2] addieren [= 5] und diesen Wert auf der Skala A ankreuzen).

Skala A Körperliches Befinden

Frage 1: .... + 2: .... = ...

sehr	2	3	4	5	6	7	8	9	10	11	12	13	14	**sehr**
gut	☐	☐	☐	☐	☐	☐	☐	☐	☐	☐	☐	☐	☐	**schlecht**

Skala B Lebensgefühl

Frage 3: .... + 7: ....+ 8: .... : .... = ...

sehr	2	3	4	5	6	7	8	9	10	11	12	13	14	15	16	17	18	19	20	21	**sehr**
hoch	☐	☐	☐	☐	☐	☐	☐	☐	☐	☐	☐	☐	☐	☐	☐	☐	☐	☐	☐	☐	**niedrig**

Skala C Emotionale Stressreaktion

Frage 4: .... + 5: .... + 6: .... : .... = ...

überhaupt	2	3	4	5	6	7	8	9	10	11	12	13	14	15	16	17	18	19	20	21	**sehr**
nicht	☐	☐	☐	☐	☐	☐	☐	☐	☐	☐	☐	☐	☐	☐	☐	☐	☐	☐	☐	☐	**stark**

Erläuterung der drei Skalen

Skala A Körperliches Befinden: Hohe Werte können auf schlechtes körperliches Befinden, auf körperliche Symptome und / oder eingeschränkte körperliche Funktionen hinweisen.

Skala B Lebensgefühl: Hohe Werte können auf vermindertes Selbstwirksamkeits- bzw. Kohärenzgefühl, depressive Stimmung, Ängstlichkeit und / oder niedrige subjektive Lebensqualität hinweisen.

Skala C Emotionale Stressreaktion: Hohe Werte können auf posttraumatische Belastungssymptome nach der Brustkrebs-Diagnose und / oder -Behandlung hinweisen. Dies können insbesondere sein:

(a) Intrusionen, d. h. unwillkürliche wiederkehrende, belastende Erinnerungen in Form von sich aufdrängenden Bildern, Körperempfindungen, Wahrnehmungen, Gedanken, Gefühlen, Albträumen oder »Flashbacks«
(b) Physiologische Übererregung (Hyperarousal) in Form von anhaltender Nervosität, Schreckhaftigkeit, Reizbarkeit, übermäßiger Wachsamkeit und Geräuschempfindlichkeit, Schlafstörungen, Konzentrations- und Gedächtnisstörungen
(c) Vermeidung von krankheitsbezogenen Informationen, von Orten, Situationen, von äußeren und inneren Hinweisreizen, die mit der Erkrankung in Verbindung stehen. Die Vermeidung dient dem Schutz vor emotionaler Überflutung (Angst). Sie kann bis zur weitgehenden Gefühlsvermeidung (emotionale Taubheit: Numbing) und zum Rückzug aus sozialen Kontakten führen.

Hinweis: Es ist wichtig, die Patientin darauf hinzuweisen, dass Symptome einer posttraumatischen Stressreaktion »natürliche« Reaktionen auf eine »unnatürliche«, lebensbedrohliche Situation sind und auch bei psychisch völlig gesunden Menschen nach einer traumatischen Erfahrung wie z. B. der Diagnose einer lebensbedrohlichen Erkrankung auftreten können. Diese Symptome zeichnen sich dadurch aus, dass sie oft jahrelang nach dem Trauma fortbestehen, wenn sie nicht erkannt werden. Sie werden leicht übersehen, zumal die betroffenen Frauen sie oft schamhaft verschweigen oder sie als Symptome der fortschreitenden Erkrankung (»Hirnmetastasen« / »Angst, verrückt zu werden« usw.) fehldeuten.

Progredienzangst-Fragebogen (PA-F)

Im Folgenden finden Sie eine Reihe von Aussagen, die sich alle auf Ihre Erkrankung und mögliche **Zukunftssorgen** beziehen. Bitte kreuzen Sie bei jeder Aussage an, was für Sie zutrifft. Sie können wählen zwischen »nie«, »selten«, »manchmal«, »oft« und »sehr oft«. Bitte lassen Sie keine Frage aus.
Sie werden sehen, dass einige Fragen nicht auf Sie zutreffen. Wenn Sie beispielsweise Rentner/in sind, können Sie Fragen zum Beruf nicht beantworten. Wir bitten Sie, in diesen Fällen ein Kreuz bei »nie« zu machen.

	nie	selten	manch-mal	oft	sehr oft
(1) Ich habe Sorge, dass ich meinen Hobbys wegen meiner Erkrankung irgendwann nicht mehr nachgehen kann.	☐	☐	☐	☐	☐
(2) Wenn ich an den weiteren Verlauf meiner Erkrankung denke, bekomme ich Angst.	☐	☐	☐	☐	☐
(3) Vor Arztterminen oder Kontrolluntersuchungen bin ich ganz nervös.	☐	☐	☐	☐	☐
(4) Es gelingt mir, gegen meine Angst anzukämpfen.	☐	☐	☐	☐	☐
(5) Ich habe Angst vor Schmerzen.	☐	☐	☐	☐	☐
(6) Wenn ich Angst habe, spüre ich das auch körperlich (z. B. Herzklopfen, Magenschmerzen, Verspannung).	☐	☐	☐	☐	☐
(7) Es hilft mir, wenn ich mich durch angenehme Tätigkeiten von der Angst ablenke.	☐	☐	☐	☐	☐
(8) Wegen der Sorgen um meine Gesundheit habe ich Schlafstörungen.	☐	☐	☐	☐	☐
(9) Ich habe Angst, dass meine Krankheit meine Partnerschaft gefährden könnte.	☐	☐	☐	☐	☐
(10) Es tut mir gut, wenn ich mich bei Sorgen und Ängsten an meinen Arzt wende.	☐	☐	☐	☐	☐
(11) Bei Unternehmungen mach ich mir Sorgen, dass ich anderen zur Last fallen könnte.	☐	☐	☐	☐	☐
(12) Wenn ich mir sage, »es gibt andere, denen es schlechter geht als mir«, hilft mir das.	☐	☐	☐	☐	☐
(13) Die Frage, ob meine Kinder meine Krankheit auch bekommen könnten, beunruhigt mich.	☐	☐	☐	☐	☐
(14) Ich habe Bedenken, ob ich mit meiner Erkrankung meine beruflichen Ziele erreichen kann.	☐	☐	☐	☐	☐
(15) Mich beunruhigt, was aus meiner Familie wird, wenn mir etwas passieren sollte.	☐	☐	☐	☐	☐
(16) Die Angst überfällt mich ganz plötzlich.	☐	☐	☐	☐	☐
(17) Ich befürchte, dass sich aufgrund meiner Erkrankung der Kontakt zu meinen Kollegen verschlechtern könnte.	☐	☐	☐	☐	☐
(18) Ich habe Angst, die Behandlung nicht durchhalten zu können.	☐	☐	☐	☐	☐

	nie	selten	manch-mal	oft	sehr oft
(19) Es beunruhigt mich, dass ich im Alltag auf fremde Hilfe angewiesen sein könnte.	☐	☐	☐	☐	☐
(20) Meine Familie hilft mir, wenn die Angst hochkommt.	☐	☐	☐	☐	☐
(21) Ich habe Angst davor, dass man mir meine Krankheit einmal ansehen könnte.	☐	☐	☐	☐	☐
(22) Ich befürchte, dass ich mich künftig immer mehr von meinen Freunden und Bekannten zurückziehen könnte.	☐	☐	☐	☐	☐
(23) Ich habe Angst, mich in Zukunft nicht mehr so pflegen zu können.	☐	☐	☐	☐	☐
(24) Es tut mir gut, mit Freunden / Verwandten über die Sorgen zu sprechen.	☐	☐	☐	☐	☐
(25) Der Gedanke, ich könnte wegen Krankheit in der Arbeit ausfallen, beunruhigt mich.	☐	☐	☐	☐	☐
(26) Ich mache mir Sorgen, wegen meiner Erkrankung nicht als vollwertiger Mensch akzeptiert zu werden.	☐	☐	☐	☐	☐
(27) Ich befürchte, dass ich in Zukunft sexuell nicht mehr attraktiv sein könnte.	☐	☐	☐	☐	☐
(28) Ich habe Angst vor drastischen medizinischen Maßnahmen im Verlauf der Erkrankung.	☐	☐	☐	☐	☐
(29) Mich beunruhigt der Gedanke, dass ich nicht mehr für meinen Lebensunterhalt aufkommen könnte.	☐	☐	☐	☐	☐
(30) Ich befürchte, berufliche und krankheitsbezogene Anforderungen nicht unter einen Hut zu bekommen.	☐	☐	☐	☐	☐
(31) Ich denke, ich darf meine Familie nicht mit meinen Zukunftssorgen belasten.	☐	☐	☐	☐	☐
(32) Die Sorgen um meine Gesundheit machen mich jetzt gereizt gegenüber anderen.	☐	☐	☐	☐	☐
(33) Ich bin der Angst gewachsen.	☐	☐	☐	☐	☐
(34) Ich mache mir Sorgen, dass meine Medikamente meinem Körper schaden könnten.	☐	☐	☐	☐	☐
(35) Der Gedanke, ich könnte im Beruf nicht mehr so leistungsfähig sein, macht mir Angst.	☐	☐	☐	☐	☐
(36) Entspannung hilft mir gegen die Angst.	☐	☐	☐	☐	☐
(37) Es beunruhigt mich, dass ich wegen meiner Erkrankung meinen Arbeitsplatz verlieren könnte.	☐	☐	☐	☐	☐
(38) Der Gedanke, mein Partner könnte mich einmal wegen meiner Erkrankung verlassen, macht mir Angst.	☐	☐	☐	☐	☐
(39) Alle möglichen »Zipperlein« lösen bei mir Angst aus.	☐	☐	☐	☐	☐
(40) Ich habe Angst vor dem Sterben.	☐	☐	☐	☐	☐

	nie	selten	manch-mal	oft	sehr oft
(41) Die Sorgen um meine Gesundheit nehmen mir die Lebensfreude.	☐	☐	☐	☐	☐
(42) Ich frage mich, ob sich meine Krankheit negativ auf mein sexuelles Empfinden auswirken könnte.	☐	☐	☐	☐	☐
(43) Ich denke, dass mir die Zukunft noch viel Positives bringen wird.	☐	☐	☐	☐	☐

(aus: Herschbach et al., 2005; Abdruck mit freundlicher Genehmigung des Autors)

AB 22 Progredienzangst-Fragebogen – Kurzform (PA-F-KF)

P

Im Folgenden finden Sie eine Reihe von Aussagen, die sich auf Ihre Erkrankung und mögliche **Zukunftssorgen** beziehen. Bitte kreuzen Sie bei jeder Aussage an, was für Sie zutrifft.

		nie	**selten**	**manch-mal**	**oft**	**sehr oft**
(1)	Wenn ich an den weiteren Verlauf meiner Erkrankung denke, bekomme ich Angst.	☐	☐	☐	☐	☐
(2)	Vor Arztterminen oder Kontrolluntersuchungen bin ich ganz nervös.	☐	☐	☐	☐	☐
(3)	Ich habe Angst vor Schmerzen.	☐	☐	☐	☐	☐
(4)	Der Gedanke, ich könnte im Beruf nicht mehr so leitungsfähig sein, macht mir Angst.	☐	☐	☐	☐	☐
(5)	Wenn ich Angst habe, spüre ich das auch körperlich (z. B. Herzklopfen, Magenschmerzen, Verspannung).	☐	☐	☐	☐	☐
(6)	Die Frage, ob meine Kinder meine Krankheit auch bekommen könnten, beunruhigt mich.	☐	☐	☐	☐	☐
(7)	Es beunruhigt mich, dass ich im Alltag auf fremde Hilfe angewiesen sein könnte.	☐	☐	☐	☐	☐
(8)	Ich habe Sorge, dass ich meinen Hobbys wegen meiner Erkrankung irgendwann nicht mehr nachgehen kann.	☐	☐	☐	☐	☐
(9)	Ich habe Angst vor drastischen medizinischen Maßnahmen.	☐	☐	☐	☐	☐
(10)	Ich mache mir Sorgen, dass meine Medikamente meinem Körper schaden könnten.	☐	☐	☐	☐	☐
(11)	Mich beunruhigt, was aus meiner Familie wird, wenn mir etwas passieren könnte.	☐	☐	☐	☐	☐
(12)	Der Gedanke, ich könnte wegen Krankheit in der Arbeit ausfallen, beunruhigt mich.	☐	☐	☐	☐	☐

(aus: Mehnert et al., 2006; Abdruck mit freundlicher Genehmigung des Autors)

AB 23 Progredienzangst-Fragebogen für Partner (PA-F-P-KF)

P

Im Folgenden finden Sie eine Reihe von Aussagen, die sich auf die Erkrankung Ihrer Partnerin / Ihres Partners und mögliche **Zukunftssorgen** beziehen. Bitte kreuzen Sie bei jeder Aussage an, was für Sie zutrifft.

	nie	selten	manch-mal	oft	sehr oft
(1) Wenn ich an den weiteren Verlauf der Erkrankung denke, bekomme ich Angst.	☐	☐	☐	☐	☐
(2) Vor Arztterminen oder Kontrolluntersuchungen bin ich ganz nervös.	☐	☐	☐	☐	☐
(3) Ich habe Angst, dass meine Partnerin / mein Partner Schmerzen haben könnte.	☐	☐	☐	☐	☐
(4) Der Gedanke, sie / er könnte im Beruf nicht mehr so leitungsfähig sein, macht mir Angst.	☐	☐	☐	☐	☐
(5) Wenn ich Angst habe, spüre ich das auch körperlich (z. B. Herzklopfen, Magenschmerzen, Verspannung).	☐	☐	☐	☐	☐
(6) Die Frage, ob meine Kinder die Krankheit auch bekommen könnten, beunruhigt mich.	☐	☐	☐	☐	☐
(7) Es beunruhigt mich, dass meine Partnerin / mein Partner im Alltag auf fremde Hilfe angewiesen sein könnte.	☐	☐	☐	☐	☐
(8) Ich habe Sorge, dass ich meinen Hobbys wegen der Erkrankung irgendwann nicht mehr nachgehen kann.	☐	☐	☐	☐	☐
(9) Ich habe Angst vor drastischen medizinischen Maßnahmen.	☐	☐	☐	☐	☐
(10) Ich mache mir Sorgen, dass die Medikamente dem Körper meiner Partnerin / meines Partners schaden könnten.	☐	☐	☐	☐	☐
(11) Mich beunruhigt, was aus der Familie wird, wenn ihr / ihm etwas passieren könnte.	☐	☐	☐	☐	☐
(12) Der Gedanke, sie / er könnte wegen Krankheit in der Arbeit ausfallen, beunruhigt mich.	☐	☐	☐	☐	☐

(aus: Zimmermann et al., 2011; Abdruck mit freundlicher Genehmigung des Autors)

Progredienzangst-Fragebogen – Eltern

Im Folgenden finden Sie eine Reihe von Aussagen, die sich alle auf die Erkrankung Ihres Kindes und Ihre möglichen Zukunftssorgen beziehen. Bitte kreuzen Sie bei jeder Aussage an, was für Sie zutrifft. Sie können wählen zwischen »nie«, »selten«, »manchmal«, »oft« und »sehr oft«. *Bitte lassen Sie keine Frage aus.* Sie werden sehen, dass einige Fragen nicht auf Sie zutreffen. Wenn Ihr Kind beispielsweise nicht mehr schulpflichtig ist, können Sie die Frage zum Schulbesuch nicht beantworten. Wir bitten Sie, in diesen Fällen ein Kreuz bei »nie« zu machen.

	nie	selten	manchmal	oft	sehr oft
(1) Wenn ich an den weiteren Verlauf der Erkrankung meines Kindes denke, bekomme ich Angst.	☐	☐	☐	☐	☐
(2) Vor Arztterminen oder Kontrolluntersuchungen meines Kindes bin ich ganz nervös.	☐	☐	☐	☐	☐
(3) Ich habe Angst davor, dass mein Kind Schmerzen hat.	☐	☐	☐	☐	☐
(4) Der Gedanke, mein Kind könnte in der Schule nicht mehr so leistungsfähig sein, macht mir Angst.	☐	☐	☐	☐	☐
(5) Wenn ich Angst habe, spüre ich das auch körperlich (z. B. Herzklopfen, Bauchschmerzen, Verspannung).	☐	☐	☐	☐	☐
(6) Die Frage, ob mein Kind die Krankheit später an seine / ihre Kinder vererben könnte, beunruhigt mich.	☐	☐	☐	☐	☐
(7) Es beunruhigt mich, dass mein Kind im Alltag auf fremde Hilfe angewiesen sein könnte.	☐	☐	☐	☐	☐
(8) Ich habe Sorge, dass mein Kind seinen / ihren Hobbys wegen seiner / ihrer Erkrankung irgendwann nicht mehr nachgehen kann.	☐	☐	☐	☐	☐

	nie	selten	manchmal	oft	sehr oft
(9) Ich habe Angst vor drastischen medizinischen Maßnahmen im Verlauf der Erkrankung meines Kindes.	☐	☐	☐	☐	☐
(10) Ich mache mir Sorgen, dass die Medikamente dem Körper meines Kindes schaden könnten.	☐	☐	☐	☐	☐
(11) Mich beunruhigt, was aus meiner Familie wird, wenn meinem Kind etwas passieren sollte.	☐	☐	☐	☐	☐
(12) Der Gedanke, dass mein Kind wegen der Krankheit in der Schule fehlt, beunruhigt mich.	☐	☐	☐	☐	☐

Self-Image Scale – Deutsche Version (SIS-D)

P

Bei den folgenden Fragen geht es darum, wie Sie Ihre **körperliche Erscheinung / Attraktivität** empfinden. Denken Sie an die *letzte Woche* und kreuzen Sie das Ausmaß Ihrer Zustimmung für die folgenden Aussagen an.

		stimme überhaupt nicht zu	stimme nicht zu	teils / teils	stimme zu	stimme absolut zu
(1)	Ich mag mein Aussehen, wenn ich unbekleidet / nackt bin.	☐ 1	☐ 2	☐ 3	☐ 4	☐ 5
(2)	Ich mag es, wie ich in meiner Kleidung aussehe.	☐ 1	☐ 2	☐ 3	☐ 4	☐ 5
(3)	Ich denke, dass mein Partner mich als Frau sieht / meine Partnerin mich als Mann sieht.	☐ 1	☐ 2	☐ 3	☐ 4	☐ 5
(4)	Ich vermeide es, mich selbst anzusehen.	☐ 1	☐ 2	☐ 3	☐ 4	☐ 5
(5)	Ich finde mich attraktiv.	☐ 1	☐ 2	☐ 3	☐ 4	☐ 5
(6)	Ich denke, dass mein Partner / meine Partnerin sexuelle Intimität mit mir genießt.	☐ 1	☐ 2	☐ 3	☐ 4	☐ 5
(7)	Ich finde mich gut.	☐ 1	☐ 2	☐ 3	☐ 4	☐ 5
(8)	Ich denke, dass mein Partner / meine Partnerin mich attraktiv findet.	☐ 1	☐ 2	☐ 3	☐ 4	☐ 5
(9)	Ich mag meine Erscheinung nicht.	☐ 1	☐ 2	☐ 3	☐ 4	☐ 5
(10)	Ich denke, dass mein Partner mich weiblich findet / meine Partnerin mich männlich findet.	☐ 1	☐ 2	☐ 3	☐ 4	☐ 5
(11)	Ich denke, dass mein Partner / meine Partnerin mich sexy findet.	☐ 1	☐ 2	☐ 3	☐ 4	☐ 5
(12)	Der Gedanke, sie / er könnte wegen Krankheit in der Arbeit ausfallen, beunruhigt mich.	☐ 1	☐ 2	☐ 3	☐ 4	☐ 5

(Quelle: Brederecke et al., 2020, Abdruck mit freundlicher Genehmigung der Autoren)

AB 26 Quality of Marriage Index – Deutsche Version (QMI-D)

P

Wir möchten Ihnen einige allgemeine Fragen über Ihre **Beziehung** mit Ihrem Partner stellen.
Bitte geben Sie an, inwiefern Sie jeder Aussage zustimmen oder nicht, von »1 = sehr starke Ablehnung« bis »7 = sehr starke Zustimmung«, »4 = weder noch«. Bitte kreuzen Sie Ihre Antwort an.

	sehr starke Ablehnung			**weder noch**			**sehr starke Zustimmung**
(1) Wir haben eine gute Partnerschaft.	□ 1	□ 2	□ 3	□ 4	□ 5	□ 6	□ 7
(2) Meine Beziehung mit meinem Partner ist sehr stabil.	□ 1	□ 2	□ 3	□ 4	□ 5	□ 6	□ 7
(3) Unsere Partnerschaft ist stark.	□ 1	□ 2	□ 3	□ 4	□ 5	□ 6	□ 7
(4) Meine Beziehung mit meinem Partner macht mich glücklich.	□ 1	□ 2	□ 3	□ 4	□ 5	□ 6	□ 7
(5) Ich fühle mich wirklich wie ein Teil eines Teams mit meinem Partner.	□ 1	□ 2	□ 3	□ 4	□ 5	□ 6	□ 7

Wie glücklich schätzen Sie auf einer Skala von »1 = sehr unglücklich« bis »10 = perfekt glücklich« Ihre Partnerschaft – über alles betrachtet – ein?

□	□	□	□	□	□	□	□	□	□
1	**2**	**3**	**4**	**5**	**6**	**7**	**8**	**9**	**10**
sehr unglücklich				**glücklich**					**perfekt glücklich**

(Quelle: Zimmermann et al., 2015, 2019, Abdruck mit freundlicher Genehmigung der Autoren)

In neueren Beiträgen zur psychologischen Resilienzforschung wird Resilienz als multidimensionales Konstrukt beschrieben. Eine aktuelle Definition von Psychologischer Resilienz auf der Grundlage einer umfassenden Literaturrecherche (Sisto et al., 2019) lautet:

Definition

Psychologische **Resilienz** ist
- die Fähigkeit, sich an existenzielle Lebensbedingungen positiv anzupassen und dabei die eigene Orientierung mit guter Selbstwahrnehmung und Kohärenzgefühl aufrechtzuerhalten,
- ein dynamischer Prozess, der sich im Zeitverlauf entwickelt und eine Form des adaptiven Funktionierens beinhaltet, die uns speziell erlaubt, mit Herausforderungen umzugehen,
- die Offenheit für Veränderung und eine Gelegenheit zum posttraumatischen Wachstum.

In der klinischen Erfahrungen mit an Krebs erkrankten Menschen und deren Angehörigen zeigt sich psychologische Resilienz als **Fähigkeit trotz andauernder Belastungen und stressvoller Ereignisse eine individuelle Haltung, ein Kohärenzgefühl angesichts existenzieller Herausforderungen zu bewahren oder weiter zu entwickeln**. Es zeigt sich sogar oftmals, dass existenzielle Krisen neue Erfahrungen von sog. posttraumatischem Wachstum initiieren können (s. INFO 24 »Psychoonkologie: Sinnfindung und posttraumatisches Wachstum«).

> »Resilient sein heißt lernen, mit unbeantworteten Fragen zu leben.«
> *Boss, 2008, S. 85*

Resilienzfragebögen
Zur Einschätzung der Resilienz gibt es verschiedene Instrumente:

Die Autoren der *Original-Resilienzskala* (RS; Wagnild & Young, 1993) stellten fest, dass sich Resilienz in einem Zweifaktorenmodell gut abbilden lässt.
- **Faktor 1: Persönliche Kompetenz** mit Merkmalen wie Eigenständigkeit, Unabhängigkeit, Bestimmtheit, Unbesiegbarkeit, Beherrschung, Findigkeit und Ausdauer
- **Faktor 2: Akzeptanz des Selbst und des Lebens** mit Merkmalen wie Anpassungsfähigkeit, Balance, Flexibilität und der Fähigkeit zum Perspektivenwechsel

Die Resilienzskala liegt in deutscher Übersetzung als Langform mit 25 Items (Leppert et al., 2002) und in einer ökonomischeren Kurzform (11 Items) vor (Schumacher et al., 2005). Die Kurzform der RS kann als ein valides Messinstrument angesehen werden (Röhrig et al., 2006).

Inzwischen gibt es eine überarbeitete *Kurzform mit 13 Items* (RS-13), die Resilienz im Sinne von emotionaler Stabilität mit Hilfe eines Fragebogens ökonomisch abbildet (Leppert et al., 2008).

Die RS-13 erfasst wesentliche Aspekte des Resilienzkonzeptes, wie z. B. Optimismus, emotionale Stabilität, Lebensfreude, Energie, Offenheit für Neues und die Fähigkeit zum Perspektivwechsel. Die RS-13 bietet sich zur Erfassung von Resilienz im Sinne von emotionaler Stabilität an.

Hinweise zur Auswertung der RS-13. Die Auswertung erfolgt über Addition der Punktwerte. Für die Interpretation der Merkmalsausprägung für Resilienz empfiehlt sich folgendes Schema:

- 13–66 = niedrig
- 67–72 = moderat
- 73–91 = hoch

Normwerte und Prozentränge finden sich bei Leppert et al. (2008). Der Fragebogen ist verfügbar unter https://www.uniklinikum-jena.de/mpsy_media/Downloads/Forschung/Resilienzskala_RS13_inklAuswertung-font-14.pdf.

Der *TRUST-Resilienzfragebogen* (RF-15; Diegelmann & Isermann, 2016) kann zur Aufmerksamkeitslenkung auf resilienzförderliche Alltagsaspekte eingesetzt werden (AB 27). Die Auswahl der 15 Items orientiert sich an den Konzepten Salutogenese, Resilienz und Positive Psychologie. Die Beschäftigung mit den Fragen sensibilisiert für die Selbstwahrnehmung individueller Ressourcen- und Resilienzerfahrungen.

Die letzte Frage des RF15 bezieht sich auf die empfundene Lebensqualität in der letzten Woche und ist ein Item zur allgemeinen Lebensqualität aus dem Lebensqualitätsfragebogen der European Organisation for Research and Treatment of Cancer (EORTC – QLQ-C30).

Ressourcenorientierte Interventionen können erwiesenermaßen die Resilienz stärken. Der TRUST-Resilienzfragebogen (RF15) kann die zielgerichtete Auswahl resilienzfördernder Interventionen erleichtern. Selbstwahrnehmung und individuelle Kohärenzerfahrung können gefördert und persönliche Ziele im Umgang mit existenziellen.

Beim *Essener-Ressourcen-Inventar (ERI*; Tagay et al., 2008, 2014) geht es um die Erfassung von Faktoren, die dem Menschen helfen, Belastungen bis hin zu Traumatisierungen erfolgreich zu bewältigen.
Im Einzelnen beziehen sich die 38 Items auf die folgenden Ressourcenbereiche (Dimensionen):

- personale Ressourcen (z. B. Selbstwirksamkeit, Sinnhaftigkeit, Offenheit, Flexibilität, Emotionsregulation, Naturverbundenheit)
- soziale Ressourcen (z. B. positive soziale Bindungen, Praktische Unterstützung)
- strukturelle Ressourcen (z. B. finanzielle Sicherheit, Förderung durch die Umwelt)

Mit dem ERI liegt erstmals ein valides Instrument zur mehrdimensionalen Erfassung der Ressourcenausstattung von Personen vor, das neben personalen und sozialen Protektivfaktoren auch strukturelle Ressourcen misst. Der ERI ist verfügbar unter https://www.uni-due.de/rke-pp/essenerressourceninventareri.php. Dort finden sich auch Hinweise zur Auswertung.

Das *Schedule for Meaning in Life Evaluation (SMiLE*; Fegg et al., 2008) ist ein Instrument zur Erfassung von individuellem Lebenssinn. Die Entwicklung erfolgte in mehreren Schritten. Verschiedene Stichproben Gesunder (z.B. Repräsentativerhebung in Deutschland, Universitätsstudenten) und Kranker (Krebs- und Palliativpatienten) wurden mit dem SMiLE befragt.

Es zeigt sich, dass Lebenssinn trotz unheilbarer Erkrankung erhalten bleiben kann. Allerdings ändern sich die Bereiche, die für den Lebenssinn als wichtig erachtet werden: Unter anderem werden Beziehungen/Partnerschaft und Naturerfahrungen von Patientinnen häufiger genannt. Dies ist vermutlich Ausdruck eines »Response shift« im Verarbeitungsprozess der Diagnose einer unheilbaren Erkrankung. Der Fragebogen ist verfügbar unter https://edoc.ub.uni-muenchen.de/10295/2/Kramer_Mechtild.pdf.

TRUST-Resilienz-Fragebogen (RF-15)

In diesem Fragebogen geht es um die psychische Widerstandskraft (Resilienz) im Alltag. Ihre Aufmerksamkeit soll damit auf resilienzfördernde Aspekte gelenkt werden. Wir wünschen Ihnen interessante Erfahrungen damit. **Instruktion:** Bitte geben Sie an, wie Ihr momentanes Wohlbefinden in den nachfolgend genannten Bereichen ist (von 0 = gar nicht bis 10 = sehr). Stellen Sie sich dabei in etwa den Zeitraum der letzten Woche, einschließlich heute vor.

Kreuzen Sie bitte spontan für jeden Bereich die am ehesten zutreffende Zahl an.

	gar nicht										**sehr**
	0	**1**	**2**	**3**	**4**	**5**	**6**	**7**	**8**	**9**	**10**
(1) Ich kann mich freuen.	☐	☐	☐	☐	☐	☐	☐	☐	☐	☐	☐
(2) Ich fühle mich mit anderen verbunden.	☐	☐	☐	☐	☐	☐	☐	☐	☐	☐	☐
(3) Ich vertraue auf »etwas Höheres«.	☐	☐	☐	☐	☐	☐	☐	☐	☐	☐	☐
(4) Ich kann verschiedene Perspektiven einnehmen.	☐	☐	☐	☐	☐	☐	☐	☐	☐	☐	☐
(5) Ich kann mein Leben genießen.	☐	☐	☐	☐	☐	☐	☐	☐	☐	☐	☐
(6) Ich kann auf Anforderungen flexibel reagieren.	☐	☐	☐	☐	☐	☐	☐	☐	☐	☐	☐
(7) Ich bin entschlussfreudig.	☐	☐	☐	☐	☐	☐	☐	☐	☐	☐	☐
(8) Ich bewege mich ausreichend.	☐	☐	☐	☐	☐	☐	☐	☐	☐	☐	☐
(9) Ich ernähre mich gut.	☐	☐	☐	☐	☐	☐	☐	☐	☐	☐	☐
(10) Ich kann auf mein Leben Einfluss nehmen.	☐	☐	☐	☐	☐	☐	☐	☐	☐	☐	☐
(11) Ich blicke hoffnungsvoll in meine Zukunft.	☐	☐	☐	☐	☐	☐	☐	☐	☐	☐	☐

	gar nicht										sehr
	0	1	2	3	4	5	6	7	8	9	10
(12) Ich habe Vertrauen in das Leben.	☐	☐	☐	☐	☐	☐	☐	☐	☐	☐	☐
(13) Ich nehme mir Zeit für mich.	☐	☐	☐	☐	☐	☐	☐	☐	☐	☐	☐
(14) Ich beschäftige mich damit, was mir guttut.	☐	☐	☐	☐	☐	☐	☐	☐	☐	☐	☐
(15) Ich kann mich gut abgrenzen.	☐	☐	☐	☐	☐	☐	☐	☐	☐	☐	☐

Bitte summieren Sie alle angekreuzten Zahlen zum *TRUST-Resilienz-Gesamtwert*: ....

Bitte beantworten Sie die folgende Frage ebenfalls aus der Sicht der letzten Woche.

Wie zufrieden sind Sie zurzeit mit Ihrem Leben allgemein?	☐	☐	☐	☐	☐	☐	☐	☐
	0	1	2	3	4	5	6	7
	völlig unzufrieden							völlig zufrieden

Zusatzfragen

Bitte geben Sie auf dem TRUST-Thermometer an, wie wohl Sie sich insgesamt im Moment (etwa in der letzten Woche einschließlich heute) fühlen.
Kreuzen Sie spontan, ohne lange nachzudenken, den am ehesten zutreffenden Wert an.

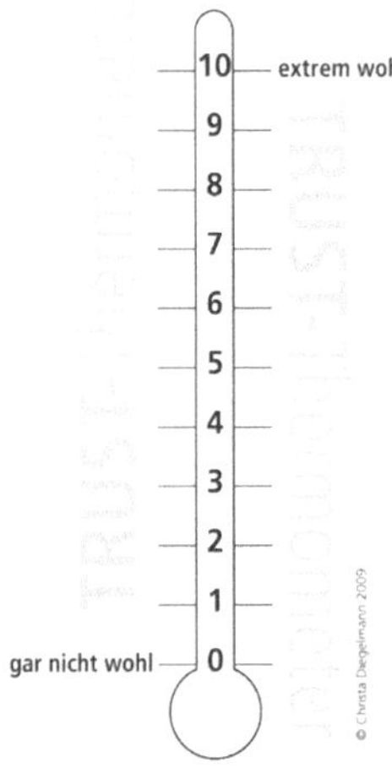

Wir möchten Sie bitten, noch folgende Angaben zu Ihrer Person zu machen:

Alter: ....

Familienstand:

☐ ledig — Kinder: ☐ nein ☐ ja
☐ verheiratet oder feste Partnerschaft — Anzahl: ....
☐ verwitwet, geschieden, getrennt lebend — Alter: ....

Schulabschluss:

☐ kein Abschluss
☐ Volks- oder Hauptschulabschluss
☐ Mittlere Reife / Realschulabschluss
☐ Abitur / Fachabitur

Berufsausbildung:

☐ keine — zurzeit berufstätig ☐ ja
☐ abgeschlossene Ausbildung — ☐ nein
☐ Hochschul-/Universitätsabschluss — ☐ berentet

Haben Sie im Moment **außergewöhnliche Belastungen**?

☐ eigene Erkrankung ☐ ja ☐ nein
☐ beruflich / finanziell ☐ ja ☐ nein
☐ familiär ☐ ja ☐ nein
☐ andere ☐ ja ☐ nein

Auswertung
Der Fragebogen ist noch nicht validiert, dennoch kann im Gespräch zunächst darauf eingegangen werden, bei welchen zwei bis drei Fragen jemand besonders *hohe Punktzahlen* (9 oder 10) angekreuzt hat:

Frage: ....

Nennen Sie Beispielerfahrungen dazu:

....

Frage: ....

Nennen Sie Beispielerfahrungen dazu:

....

Frage: ....

Nennen Sie Beispielerfahrungen dazu:

....

In einem nächsten Schritt können Sie jetzt einmal betrachten, bei welchen zwei bis drei Fragen eine *geringe Punktzahl* (0 bis 3) angekreuzt wurde.

Frage: ....

Nennen Sie Beispielerfahrungen dazu:

....

Frage: ....

Nennen Sie Beispielerfahrungen dazu:

....

Frage: ....

Nennen Sie Beispielerfahrungen dazu:

....

Was kann helfen, bei diesen Fragen / Themen höhere Werte zu erreichen? Wie könnte der erste Schritt in diese Richtung aussehen?

....

4 Interventionen bei psychosozialen Belastungen

Eine Krebserkrankung geht mit einer Vielzahl an psychosozialen Belastungen einher (s. Kap. 2). Das folgende Kapitel befasst sich mit Interventionsmöglichkeiten bei unterschiedlichen psychosozialen Belastungen:

(1) Ängste / Progredienzangst
(2) Kognitive Umstrukturierung
(3) Depression und Suizidalität
(4) Fatigue
(5) Schmerz
(6) Krankheitsbewältigung

Für jeden Belastungsbereich stellen wir hilfreiche Arbeitsmaterialien für Therapeuten sowie Informationsblätter für Patienten vor.

Ängste / Progredienzangst

Definition

Progredienzangst (PA) beschreibt die Angst, Sorge oder Befürchtung vor dem Fortschreiten bzw. dem Wiederauftreten einer chronischen Erkrankung (Lebel et al., 2016).

Angst vor dem Fortschreiten der Erkrankung umfasst den Krankheitsverlauf, z. B. einen Schub oder ein Rezidiv, aber auch die psychosozialen Konsequenzen (Waadt et al., 2011).

Progredienzangst ist eine reaktive, verhaltenstheoretisch »unkonditionale« Angst, die aus der realen Erfahrung einer schweren, potenziell lebensbedrohlichen oder zu Behinderungen führenden Erkrankung und ihrer Behandlung entsteht (Waadt et al., 2011). Sie ist die stärkste und häufigste psychische Belastungen chronisch Kranker, 22–87 % (Mittelwert: 49 %) der Krebserkrankten berichten mittlere bis hohe PA (Koch et al., 2013; Simard et al., 2013).

Häufige Angstinhalte sind:

- Angst vor Hilflosigkeit / Siechtum
- Angst, nicht mehr für die Familie da sein zu können
- Angst, nicht mehr arbeiten zu können
- Angst vor Verschlechterung der familiären Beziehungen

Progredienzangst findet sich in vergleichbarem Ausmaß auch bei Angehörigen (Zimmermann et al., 2011, 2012). Sie ist *keine* klassische Angststörung im Sinne der Klassifikationssysteme ICD oder DSM, denn

- es handelt sich um eine *Realfurcht*. Das heißt, die Angst ist nicht irrational, nicht situationsungebunden (wie bei der Panikstörung) und nicht frei flottierend (wie bei der Generalisierten Angststörung). Realfurcht beschreibt eine im Grunde normale, adaptive Furchtreaktion, die im Rahmen einer ernsthaften Erkrankung auftreten kann und deren Funktion darin besteht, Kraft und Motivation für Selbstfürsorge bereitzustellen (Waadt et al., 2011).
- PA kann jedoch auch ein dysfunktionales Ausmaß annehmen.

Hinzu kommen

- Sorgen
- affektive Beeinträchtigungen
- intrusives Erleben

Betroffene haben häufig ein starkes Bedürfnis nach Unterstützung im Umgang mit der PA (Herschbach & Dinkel, 2016).

Klassische Instrumente zur Messung von Angst scheinen für Progredienzängste nicht gut geeignet, daher hat sich die Anwendung spezifischer Fragebögen bewährt (s. Kap. 3).

Wann ist Progredienzangst behandlungsbedürftig?

- Die Angst ist fast gar nicht mehr an die konkrete Bedrohung durch die Krebserkrankung geknüpft
  - z. B. auch ohne erkennbare Auslöser (wie bevorstehender Nachsorgetermin, Konfrontation mit Krebs).
- Wenn das Gefühl zur Stimmung wird:
  - Die Angst ist keine Reaktion mehr auf eine unmittelbare Bedrohung, sondern langanhaltend, nimmt nur verzögert ab, und tritt in unterschiedlichen Situationen auf.
  - Ängste werden unspezifisch.
  - Depressivität kommt hinzu.
  - »Ich mache mir so viele Sorgen, weiß aber gar nicht, woher diese Ängstlichkeit kommt.«
- Selbstfürsorge im Denken und Handeln bleibt aus, wird unspezifisch oder starr.
- Die Lebensqualität wird deutlich einschränkt und erschwert einen normalen Alltag.

(nach Waadt et al., 2011)

Ziele in der Therapie der Progredienzangst

Das Hauptziel der Behandlung von PA liegt im Umbewerten und Nutzen der Angst und nicht im »Auflösen« der Angst (s. INFO 11 »Therapie der Progredienzangst«). Im ersten Schritt geht es um das Erkennen der PA. Ziel ist es dabei:

- die Selbstwahrnehmung der Angst zu verbessern (AB 28 »Progredienzangst erkennen«):
  - auf körperlicher, emotionaler, kognitiver und verhaltensmäßiger Ebene
  - Auslöser identifizieren
- Angst als Ressource anerkennen zu lernen
- sich mit den Angstinhalten zu konfrontieren und diese auch »zu Ende zu denken«
- auf Angst im Alltag zu achten und ihre Bedeutung in Bezug zu anderen Lebensinhalten einzuordnen
- Angst im Alltag konkret zu nutzen, z. B. zur Planung von vorsorgenden Maßnahmen

Der Patient soll lernen:

- die Wahrnehmung der Angst auf verschiedenen Ebenen zu verbessern (AB 28 »Progredienzangst erkennen«)
- die unterschiedlichen Intensitäten der Angst zu unterscheiden
- die Auslöser seiner Angst zu erkennen (AB 28 »Progredienzangst erkennen« und AB 29 »Situationen, die Angst machen«)
- den Einfluss der Angst auf den Alltag zu erkennen (AB 30 »Bedeutung von Progredienzangst«)
- die Angst als nützliches Instrument der Selbstfürsorge zu schätzen (AB 30 »Bedeutung von Progredienzangst«)
- das Angsterleben zu regulieren (AB 31 »Tagebuch meiner Angst«)
- Handlungsimpulse daraus zu gewinnen

Hilfreiche Strategien im Umgang mit der PA können im AB 32 als »Werkzeugkasten« im Laufe der Behandlung gemeinsam mit der Patientin gesammelt werden.

Kognitive Umstrukturierung im onkologischen Setting

Auch in der Arbeit mit Krebserkrankten kann es hilfreich sein, für dysfunktionale Gedanken zu sensibilisieren und diese im Sinne der kognitiven Umstrukturierung zu bearbeiten. Das Ziel liegt dabei in der Einordnung und dem Umgang mit diesen Gedanken. INFO 10 zeigt, mit welchen Fragen man den Realitätsgehalt von Gedanken überprüfen kann.

Übersicht

Identifikation von herausfordernden, belastenden und dysfunktionalen Gedanken

Gedanken …

- beeinflussen den Umgang mit der Krebserkrankung und die Folgen in den verschiedenen Bereichen des Lebens
- werden auch in der aktuellen Krankheitssituation durch die biografische Entwicklung und Beziehungserfahrungen geprägt
- beeinflussen die Stimmung
- kommen häufig schnell und »automatisch«

(nach Teufel & Zipfel, 2016)

Depression

Meist werden im Zusammenhang mit psychischen Folgen einer Krebserkrankung zuerst depressive Symptome genannt. Das Thema »Krebs und Depression« spielt in der Wahrnehmung vielleicht deshalb eine so große Rolle, weil immer wieder Forschungsergebnisse einen Zusammenhang zwischen Depression und Mortalität bei Krebs zeigten, die Ergebnisse aber z. T. noch inkonsistent waren. Eine Metaanalyse unter Einbeziehung von 76 prospektiven Studien (Pinquart & Duberstein, 2010; Spiegel & Giese-Davis, 2003) ergab, dass erhöhte depressive Symptome bzw. die Diagnose einer Depression eine höhere Mortalitätsrate bei Krebspatienten vorhersagten. Das galt sowohl, wenn die depressiven Symptome vor der Krebserkrankung als auch nach der Krebserkrankung erhoben wurden, als auch nach Kontrolle relevanter medizinischer Variablen. Als drei mögliche Gründe für die erhöhte Mortalität werden von Spiegel and Giese-Davis (2003) genannt:

(1) Dysregulation neuroendokriner und immunologischer Funktionen (z. B. der HPA-Achse: vgl. Kap. 2)
(2) geringere Therapie- oder Präventions-Adhärenz depressiver Menschen, weniger körperliche Aktivität, mehr Tabak- und Alkoholkonsum
(3) krebs- und therapiebedingte Symptome ähneln depressiven Symptomen (s. u.) und können eher ein Zeichen für den Schweregrad der Erkrankung sein. Dies wurde in der o. g. Studie allerdings kontrolliert.

Prävalenz. Angaben zur Prävalenz von Depressionen bei Menschen mit einer Krebserkrankung schwanken je nach Untersuchungsmethode. Vehling et al. (2012) geben eine Punktprävalenz von 10,8 % an. Damit liegt sie kaum höher als in der deutschen Allgemeinbevölkerung: 8,1 % (Frauen: 10,2 %, Männer: 6,1 %; Busch et al., 2013).

! Viele Menschen zeigen nach einer Krebsdiagnose Reaktionen, die denen einer Depression im Sinne einer psychischen Störung ähneln. Häufig wird dementsprechend diese Diagnose gestellt, besonders wenn gängige psychodiagnostische Instrumente zum Einsatz kommen. Die »klassischen« depressiven Symptome wie gedrückte Stimmung, Antriebsschwäche, rasche Ermüdbarkeit, Schlafstörungen, verminderter Appetit sind aber in vielen Fällen normale Reaktionen auf die Diagnose oder Behandlung einer Krebserkrankung. Auch das bei einer Krebserkrankung häufig auftretende Fatigue-Syndrom wird vielfach als Symptom einer Depression fehlinterpretiert.

Insofern sind viele der als depressive Symptome gewerteten Reaktionen normale, teilweise körperlich bedingte Reaktionen auf die Erkrankung. Dies zeigt sich auch darin, dass in vielen Fällen dann die üblichen Antidepressiva wenig Wirkung zeigen. Trotzdem sind psychotherapeutische Interventionen, die bei einer Depression hilfreich sind, auch bei den o. g. »quasi-depressiven« Symptomen gut anwendbar, etwa Interventionen aus der Kognitiven Verhaltenstherapie oder auch aus der Traumatherapie, die die Blockaden lösen und den Weg zu neuen Verhaltensaktivitäten frei machen. Viele der in diesem Band vorgestellten Interventionen (besonders die in Kap. 5) haben sich als hilfreich bei depressiven und »quasi-depressiven« Symptomen von Menschen mit einer Krebserkrankung erwiesen.

Exkurs

Als Hintergrund für die vorgeschlagenen Interventionen folgen hier ausgewählte Forschungsergebnisse:

Erlernte Hilflosigkeit. Ein klassischer Erklärungsansatz für die Entstehung einer Depression ist die »Theorie der erlernten Hilflosigkeit« von Seligman (2010). Dazu wurde ein Experiment mit einem Stamm von Ratten durchgeführt (Visintainer et al., 1982), die genetisch so manipuliert waren, dass etwa die Hälfte von ihnen nach einer bestimmten Zeit an Krebs verstarb. Nun teilte man die Versuchstiere in drei Gruppen auf:

- Die erste Gruppe lebte in ihrem Käfig unbehelligt. Von dieser Gruppe lebten nach der vorgegebenen Zeit erwartungsgemäß noch 54 %.
- Die zweite Gruppe wurde in unregelmäßigen Abständen durch Stromschläge (Metallgitter des Käfigbodens) gestresst. Von den Tieren dieser Gruppe lebten nach der vorgegebenen Zeit nur noch 23 %.
- Die dritte Gruppe erhielt ebenso viele Stromschläge wie die zweite, sie lernten aber, einen Hebel zu bedienen, der die Stromschläge jeweils beendete, bis ein neuer Stromschlag erfolgte. Von dieser Gruppe lebten zum Schluss noch 63 %!

Daraus kann man ableiten, dass es möglicherweise nicht darauf ankommt, wie viele Schicksals«schläge« wir erhalten, sondern ob wir das Gefühl haben, Bewältigungsmechanismen zu haben oder entwickeln zu können, also nicht in Hilflosigkeit und Hoffnungslosigkeit zu versinken.

Copingstrategien. In einer Langzeitstudie mit über 500 Brustkrebspatientinnen wurde untersucht, welche Krankheits-Bewältigungsstrategien hilfreich oder nicht hilfreich sind. Der einzige Faktor von allen untersuchten »Copingstrategien« war im negativen Sinne das Gefühl von Hilflosigkeit und Hoffnungslosigkeit. Dies wirkte sich in dieser Studie sogar auf die Überlebenszeit aus: Patientinnen, die mit dem Gefühl von Hilflosigkeit und Hoffnungslosigkeit auf ihre Erkrankung reagiert hatten, starben signifikant früher als alle anderen (Watson et al., 1999, 2005).

Nun ist eine Krebserkrankung üblicherweise mit einem gewissen Grad von Hilflosigkeit und Ausgeliefertsein verbunden. Es spielt aber für die psychische Reaktion keine Rolle, ob Kontroll- und Einflussmöglichkeiten real bestehen, allein die *subjektive Bewertung bzw. das subjektive Kontrollgefühl* ist entscheidend.

Die wichtige Rolle des Kontrollgefühls zeigt sich auch in Studien zur »Intoleranz gegenüber Unsicherheit« (IU; Boelen et al., 2016). Menschen mit höherer IU reagierten z. B. auf den Tod von Angehörigen signifikant häufiger mit prolongierter Trauer, Depression und PTBS-Symptomen. Dies traf besonders auf die eher verhaltenshemmende Form der IU zu, der Hemmung, angesichts von Unsicherheit effektiv zu handeln oder zu funktionieren. Unsicherheit ist angesichts einer Krebserkrankung in vielerlei Hinsicht fast immer geboten, insofern sind problemorientierte Interventionen, die das Gefühl von Kontrolle und Handlungsfähigkeit verstärken, besonders hilfreich.

Selbst nur vorgestellte Situationen lösen im Gehirn und Körper ähnliche Prozesse aus wie reale Situationen. Dazu kann auch die Aktivierung früherer erfolgreicher Bewältigungsstrategien dienen. AB 34 »Selbstwirksamkeit« kann verwendet werden, um sich dieser Strategien bewusst zu werden. AB 35 kann dabei unterstützen, ein Gefühl von Ohnmacht in Handeln zu verwandeln.

Suizidalität

Suizidalität ist in der Psychoonkologie noch immer ein Tabu-Thema. Die Angehörigen nicht belasten zu wollen, die Angst vor langem Siechtum, vor Schmerzen und körperlichen Beeinträchtigungen oder allgemein dem Verlust von Würde, sind häufige Motive von Menschen mit Suizidgedanken bei einer Krebserkrankung.

Prävalenz. In Deutschland suizidieren sich jährlich etwa 12 von 100.000 Einwohnern. Menschen mit einer Krebserkrankung scheinen häufiger Suizid zu begehen. Angaben über die Suizidrate bei Krebspatientinnen schwanken jedoch erheblich. Eine bevölkerungsbasierte US-Studie ergab, dass die Suizidrate bei Krebspatienten zwar höher als in der Allgemeinbevölkerung, aber insgesamt relativ gering ist (0,34 % aller Krebspatientinnen pro Jahr). Das Risiko hängt dabei aber sehr von der Diagnose ab: Am höchsten war es bei Pankreaskarzinom, gefolgt von Lungenkrebs. Auch bei Darmkrebs war die Rate deutlich erhöht, obwohl hier relativ gute Heilungschancen bestehen. Dagegen war die Suizidrate bei Brust- und Prostatakarzinom-Patienten kaum erhöht (Saad et al., 2019).

Das Suizidrisiko ist nicht nur abhängig von der Krebsart, sondern in hohem Maße auch vom Zeitraum nach der Diagnose: In einer schwedischen Kohorten-Studie mit Daten von über 6 Millionen Personen war das Suizidrisiko in der ersten Woche nach Diagnosestellung über zwölfmal höher als in der Allgemeinbevölkerung, innerhalb des ersten Jahres aber nur dreimal höher und über einen längeren Zeitraum sank das Risiko dann weiter kontinuierlich. Allerdings war die Wahrscheinlichkeit, innerhalb der ersten vier Wochen nach der Krebsdiagnose an Herz-Kreislauf-Erkrankungen zu sterben, 6,5mal höher als im gesamten ersten Jahr durch Suizid. Nach dieser kurzen ersten Zeit sank dieses Risiko wie auch beim Suizid wieder kontinuierlich. Ein derartig extremer Stressor wie die Krebs-Diagnose kann also unmittelbar tödliche Folgen haben, unabhängig von der Krankheit selbst (Fang et al., 2012).

Suizidale Gedanken. Wenn auch Suizide relativ selten sind, so haben Menschen mit einer Krebsdiagnose doch häufig suizidale Gedanken. Psychoonkologinnen erleben dies besonders häufig bei Patientinnen mit Schmerzen und eingeschränkter körperlicher Funktionsfähigkeit. Für Behandler stellt der Umgang mit der Suizidalität von an Krebs erkrankten Menschen eine große Herausforderung dar, besonders, wenn ein expliziter Sterbewunsch oder sogar der Wunsch nach aktiven Handlungen der Behandlerinnen ausgesprochen wird. Es müssen dann eventuell auch Entscheidungen im Spannungsfeld zwischen eigenen Normen, gesetzlichen Bestimmungen, der Einschätzung situativer und krankheitsbedingter Aspekte und dem Respekt vor der Selbstbestimmung und Würde der Patienten sowie den Forderungen von Angehörigen getroffen werden. Ein freiwilliger Verzicht der Patientinnen, auf Essen und Trinken mit der Absicht zu sterben, ist übrigens kein Suizid.

Exkurs

Sterbehilfe

Nach Trachsel und Maercker (2016) kann man verschiedene Arten der Sterbehilfe unterscheiden:

- Aktive Sterbehilfe
  - direktiv-aktiv
    - gezielte Tötung einer anderen Person zur Verkürzung ihres Leidens
    - Person verabreicht Patienten absichtlich eine Substanz, die direkt zum Tod führt
  - indirektiv-aktiv
    - Einsatz von Medikamenten (z. B. Barbiturate oder Opioide), die zwar Linderung von Leiden als primäres Ziel haben, die als Nebenwirkung theoretisch jedoch die Lebensdauer herabsetzen können
- Passive Sterbehilfe
  - Verzicht auf eine lebenserhaltende Maßnahme (z. B. ein Sauerstoffgerät) oder der Abbruch einer solchen

Wenn eine Patientin Suizidabsichten äußert oder der Therapeut diese vermutet

- immer nachfragen:
  - Warum? Gründe (Angst vor Schmerzen, vor Hilflosigkeit, vor Würdeverlust, davor, anderen zur Last zu fallen etc.) und befürchtete Situationen genau erfragen. Oftmals können bereits ausführliche Informationen oder Hinweise auf hilfreiche medizinische Maßnahmen diese Ängste relativieren.
  - Sind konkrete Schritte geplant bzw. vorgestellt?
- detailliert und interessiert besprechen (nicht »ausreden«), Alternativen diskutieren, stabile therapeutische Beziehung!
- andere einbeziehen: Kollegen, Angehörige, ggf. rechtliche Absicherung
- klären, ob der Wunsch dem freien Willen entspricht oder unter dem Einfluss einer psychischen Störung oder einer psychischen Ausnahmesituation steht
  - ggf. psychiatrisches Konsil oder stationäre psychiatrische Behandlung
  - wenn nicht: ggf. »Anti-Suizid-Vertrag«

Fatigue

Fatigue-Symptome sind sehr unspezifisch und daher schwer zu klassifizieren. Tumorassoziierte Fatigue, auch Cancer related Fatigue Syndrom (CrF) genannt, zeigt sich als multidimensionales Konstrukt (Heim & Weis, 2014) auf verschiedenen Ebenen:

- körperlich (Energiemangel, Müdigkeit etc.)
- kognitiv (Konzentration, Aufmerksamkeit etc.)
- emotional (Motivation, Selbstwert, Antrieb etc.)

und führt zu starken Einschränkungen der Lebensqualität. Die meisten Studien berichten von 30–60 % mäßiger bis stark ausgeprägter Fatigue bei Krebspatienten. Fatigue entsteht am häufigsten im ersten Jahr direkt nach Ende der Erstbehandlung (Lawrence et al., 2004).

Das Auftreten von Fatigue geht oft einher mit dem Erleben stark empfundener Leistungseinbußen. Die Symptome der Fatigue sind sehr unspezifisch und können auch Anzeichen anderer Erkrankungen sein. Deshalb sollen alle anderen infrage kommenden Krankheiten ausgeschlossen werden, bevor man die vorliegenden Symptome als Fatigue klassifizieren kann. Da sich die Fatigue-Symptome mehrdimensional auf die körperliche und kognitive Leistungsfähigkeit sowie die Emotionen der Betroffenen auswirken, muss auch die Diagnostik auf allen drei Ebenen erfolgen. Daher sollen zunächst

- durch internistische, neurologische sowie Blutuntersuchungen andere Erkrankungen ausgeschlossen werden.
- Außerdem sollte eine Ernährungsanamnese stattfinden, um eventuelle Fehl- oder Mangelernährung aufzudecken.
- Die aktuelle Medikation sollte erfasst und Symptome einer Depression abgefragt werden.

Denn Fatigue kann auf den ersten Blick wie eine Depression aussehen, muss jedoch von dieser abgegrenzt werden (www.deutsche-fatigue-gesellschaft.de).

Mit Arbeitsblatt 36 »Checkliste: Diagnostische Kriterien für tumorbedingte Fatigue« können Therapeutinnen die relevanten Kriterien erfragen.

Als auslösende Faktoren für Fatigue sind allgemein zu nennen:

- Diagnoseschock
- Tumorerkrankung
- Therapieverlauf
- Komplikationen im medizinischen Behandlungsverlauf

- darüberhinausgehend Mangelernährung, Stoffwechselveränderungen, Anämie, tumor- und therapiebedingte Symptome während Chemo-/Strahlen-/Immuntherapie

Auch nach Abschluss der medizinischen Behandlung können Patientinnen weiter unter Fatigue leiden bzw. teilweise treten die CrF-Symptome auch erst nach Abschluss der Primärbehandlung auf. In der Phase unmittelbar nach der Behandlung ist die Tumorerschöpfung häufig noch den oben angeführten Ursachen zuzuordnen. Aber im weiteren Verlauf müssen dann zusätzliche Auslöser (z. B. Distresserleben, Kontrollverlustangst zu Beginn der Erkrankung) für Fatigue in Betracht gezogen werden, denn auch zwei und mehr Jahre nach Therapie leiden bis zu 40 % der Patienten bestimmter Tumorentitäten unter CrF (Servaes et al., 2007).

Übersicht

Empfohlene, evidenzbasierte nichtmedikamentöse Behandlungsmöglichkeiten für CrF

- **Psychosoziale Interventionen und kognitiv-verhaltensbezogene Therapieansätze:** Information, Psychoedukation zu CrF, ressourcenorientierte Interventionen zum Umgang mit Stress, Ängsten und Belastungen, Erlernen von Perspektivenwechsel und schrittweiser Krankheitsbewältigung, Achtsamkeits- und Entspannungsübungen
  Eine Metaanalyse (Gotink et al., 2015) bestätigt, dass achtsamkeitsbasierte Interventionen signifikante Verbesserungen bezogen auf Angst, Depressivität und Lebensqualität bei Krebspatientinnen bewirken.
- **Körperliche Aktivität, Sport und Bewegung:** Körperliche Aktivität führt zu signifikanter Verbesserung von Fatigue, Depression und Lebensqualität. Ausdauer- und Krafttraining nach individueller Leistungsfähigkeit, täglich bis mehrmals wöchentlich, möglichst jeweils 30 bis 45 Minuten. Die Kombination von Ausdauertraining (2- bis 3-mal pro Woche) und Krafttraining (1- bis 2-mal pro Woche) hat sich als besonders wirksam erwiesen. Vor Aufnahme des Trainings sollte eine ärztliche Untersuchung mit Prüfung der Belastbarkeit und Aufstellen eines Trainingsplans erfolgen. Geeignete Sport-/Bewegungsarten sind z. B. Nordic Walking, Spazierengehen im Wald oder im Park, Fahrradfahren, Schwimmen, Yoga, Feldenkrais, Reha-Sport, Tanzen.
  Eine Metaanalyse aus 71 Kohortenstudien bestätigt, dass hohe körperliche Aktivität die Karzinommortalität reduziert (Li et al., 2016).
- **Energie- und Aktivitätsmanagement:** Kennenlernen von alltagsnahen Strategien zum Energiespar- und Aktivitätsmanagement, Planen von Aufgaben und dabei Pausen und Ruhephasen einlegen, Kräfte einteilen, Zeit für angenehme Aktivitäten einplanen, entspannende und regenerierende Tätigkeiten. Die Fatigue-Symptomatik ist oftmals verbunden mit einem quälenden Gefühl von Ermüdung oder Erschöpfung, daher können kleinschrittige Tages- und Wochenziele dazu beitragen, das Erleben von Selbstwirksamkeit wieder zu ermöglichen.
  (nach Goedendorp et al., 2009; Heim & Weis, 2014)

Bei CrF ist ein Neulernen auf den drei Ebenen der Beeinträchtigungen erforderlich:
(1) Ermutigung zu neuen Erfahrungen mit dem *Körper*: Bewegungsrituale einführen
(2) *Kognitive* Verarbeitung: Lernen, die Unsicherheiten des Lebens anzunehmen
(3) *Emotionale* Verarbeitung: Ich bin okay, so wie ich im Moment bin, Austausch mit Angehörigen, Verluste annehmen, um Hilfe und Unterstützung bitten, Neugier auf Entspannungserleben wecken und Zeit dafür einplanen

Die Arbeitsblätter 37 bis 41 geben praktische Anregungen dazu.

Schmerz

Eine Krebserkrankung erfordert unmittelbar und auch im Krankheitsverlauf umfassende kognitive und emotionale Neuorientierungen, die mit vielen ungewohnten Erfahrungen einhergehen. Diese Anpassungsprozesse sind oft im wahrsten Sinne des Wortes schmerzhaft und es tut weh zu merken, dass sich viele Gewohnheiten im Alltag verändern müssen oder gar nicht mehr möglich sind. Psychische Anpassungsleistungen erleichtern es, die neue Lebenssituation annehmen zu können. Blockierte oder noch unbewusste erforderliche Krankheitsbewältigungsschritte zeigen sich oft auf psychosomatischer Ebene und führen zu einem Schmerzerleben, das einen Teufelskreis von Kontrollverlust und Ausgeliefertsein zur Folge hat.

Schmerz zeigt sich als eine komplexe Empfindung, daher sollten alle Ebenen des multifaktoriellen Schmerzgeschehens in der Schmerztherapie Beachtung finden (Freynhagen et al., 2019).

Medizinisch wird zwischen drei unterschiedlichen Schmerzsignalen unterschieden:

(1) **Nozizeptive Schmerzen** werden u. a. durch Rezeptoren an der Haut, der Knochenhaut und den Gelenken verursacht und viszerale Schmerzen entstehen an den Schmerzrezeptoren innerer Organe.

(2) **Neuropathische Schmerzen** werden durch Reizungen der Nervenbahnen aktiviert.

(3) **Dysfunktionale Schmerzen** haben keine somatische Ursache, sondern beruhen auf psychosomatischen Prozessen.

»Aufgrund der Mechanismenvielfalt unterschiedlicher Schmerzkomponenten hat sich zur Beschreibung einer Mischung aus nozizeptiven, entzündlichen und neuropathischen Schmerzkomponenten der Begriff »Mixed-Pain-Syndrome« etabliert« (Junker, 2004, S. A1393).

Total Pain

Auf die Pionierin der Hospizbewegung Ciceley Saunders (1918–2005) geht der Begriff und das Behandlungsmodell des »Total Pain« zurück. Es ist ein Modell, das den ganzen Menschen in allen Dimensionen des individuellen Lebens in den Fokus nimmt. Schmerz wird nicht nur als Ursache-Wirkungs-Phänomen – hier Körper – dort Schmerz – verstanden, sondern Schmerz wird als das komplexe Erleben eines individuellen Menschen in einer individuell bedrohlichen, ungewohnten schmerzhaften Lebenssituation betrachtet. Schmerz ist somit nicht nur als Erleben einer körperlichen Funktionsstörung, sondern als komplexes Leiden in einer Grenzsituation zu betrachten. Neben körperlichen Schmerzen finden sich auch der Verlust des »normalen« Lebens, des Lebenssinns und die Angst vor Sterben und Tod (Trachsel & Maercker, 2016).

Eine erfolgreiche Schmerztherapie basiert auf einer differenzierten und individualisierten Schmerzdiagnostik. Diese Schmerzdiagnostik sollte einerseits im ärztlichen Gespräch erfolgen und durch Schmerzfragebögen und / oder Schmerztagebücher untermauert werden. Die interdisziplinäre multimodale Schmerztherapie bezieht zusätzlich zur medikamentösen Schmerztherapie auch psychotherapeutische Interventionen und physiotherapeutische Schmerzbewältigungsstrategien mit ein.

Das Wissen um die sog. neuronale Plastizität (Isermann, 2007) hat auch in der multimodalen Schmerztherapie neue Wege der Behandlung eröffnet. Allem Erleben liegen neuronale Muster zugrunde und seit wir wissen, dass sich unser Gehirn lebenslang erfahrungsabhängig ändert, stärkt das auch die Entwicklung von schulenübergreifenden Behandlungskonzepten in der Psychotherapie von Schmerzen. Besonders Interventionen, die eine effektive Ablenkung, Kommunikation und Aktivierung anregen, können dazu beitragen, dass das subjektive Schmerzerleben positiv beeinflusst wird.

INFO 13 verdeutlicht den Zusammenhang zwischen Stress, Angst und Depression in Bezug auf das Schmerzerleben. INFO 14 gibt eine Übersicht über ressourcenorientierte Interventionen zur Schmerztherapie. Hilfreiche Informationen finden sich auch im Internet unter www.krebshilfe.de/infomaterial/Blaue_Ratgeber/Schmerzen-bei-Krebs_BlaueRatgeber_DeutscheKrebshilfe.pdf.

Arbeits- und Informationsmaterialien

INFO 10 Umgang mit dysfunktionalen Gedanken: Überprüfung des Realitätsgehalts und Entwicklung hilfreicher Gedanken
Dieses Infoblatt zeigt, wie Therapeuten anhand sokratischen Fragens Patienten dazu veranlassen können, den Realitätsgehalt ihrer Gedanken zu prüfen.

AB 28 Progredienzangst erkennen
Mit diesem Arbeitsblatt können Patienten die verschiedenen Komponenten ihrer Angst erkennen (Körper, Verhalten und Gedanken) sowie Auslöser und Hauptinhalte angstbesetzter Kognitionen notieren.

AB 29 Situationen, die Angst machen
In diesem Arbeitsblatt können Patientinnen Situationen notieren, in denen sie Angst erleben.

AB 30 Bedeutung von Progredienzangst
In diesem Arbeitsblatt können Patienten die Bedeutung von Progredienzangst in ihrem Leben – momentan und zukünftig – in einem Tortendiagramm visualisieren.

INFO 11 Therapie der Progredienzangst
Dieses Informationsblatt gibt Hinweise auf wichtige therapeutische Interventionen im Umgang mit Progredienzangst.

AB 31 Tagebuch meiner Angst
In diesem Arbeitsblatt können Patientinnen Situationen, in denen sie Angst erleben, in Form eines Tagebuchs notieren.

AB 32 »Werkzeugkasten« hilfreicher Strategien im Umgang mit Progredienzangst
Auf diesem Arbeitsblatt können Therapeuten gemeinsam mit der Patientin hilfreiche Strategien im Umgang mit der Progredienzangst über den gesamten Behandlungsverlauf sammeln und diese auch zur Rückfallprophylaxe verwenden.

AB 33 Ich stelle mich meiner Angst
Dieses Arbeitsblatt kann zur Angstkonfrontation verwendet werden.

AB 34 Selbstwirksamkeit
Dieses Arbeitsblatt bietet Gelegenheit, sich mit eigenen Erfahrungen von Selbstwirksamkeit und Stärke zu beschäftigen.

AB 35 Ohnmacht wandeln in Handeln
Hier geht es darum, Handlungsmöglichkeiten zu explorieren und kleinstmögliche Schritte zu benennen.

AB 36 Checkliste: Diagnostische Kriterien für tumorbedingte Fatigue
Mit dieser Checkliste können Therapeuten die relevanten Kriterien für die Diagnose eines tumorbedingten Fatigue-Syndroms erfragen.

AB 37 Körperliche Aktivität, Sport und Bewegung: Protokoll
Dieses Arbeitsblatt enthält einen Wochenplan zur Selbstbeobachtung und Selbstreflexion der körperlichen Bewegung bei Fatigue.

AB 38 Energie-Balance-Torte
In diesem Arbeitsblatt können Patientinnen sich damit beschäftigen, welche Lebensbereiche einer normalen Alltagswoche Energie verbrauchen und welche Lebensbereiche Energie geben.

AB 39 Fokus auf Energie-Balance
Dieses Arbeitsblatt kann als Checkliste auf eine angenehme Energie-Balance fokussieren.

INFO 12 Mind-Body-Medizin (MBM) und Achtsamkeit
Das Arbeitsblatt gibt Hinweise zu Methoden der Mind-Body-Medizin. Es geht darum zu lernen, mithilfe von Techniken der Meditation und Achtsamkeit besser mit Stress umzugehen.

AB 40 Achtsamkeit: »Being-Modus« statt Autopilot-Modus
Dieses Arbeitsblatt sensibilisiert für Achtsamkeit im Alltag. Es gibt Gelegenheit, einzelne Erfahrungen zu beobachten und zu benennen.

AB 41 Vier Säulen von Gesundheit und Zufriedenheit
Dieses Arbeitsblatt lädt zu der Beschäftigung mit der Bedeutung von positiven Emotionen, Entspannung, Ernährung und Bewegung zur Stärkung der Selbstwirksamkeit ein.

INFO 13 Schmerzen: Interventionen bei Stress, Angst und Depression
Stress, Angst und Depression verstärken das Schmerzerleben, daher sind Entspannungsverfahren und Interventionen zur Stärkung der Affektregulationskompetenz neben der medizinischen Behandlung wichtige Quellen zur Linderung von Schmerzen. Das Infoblatt stellt diesen Zusammenhang in einem Teufelskreis des Schmerzerlebens dar.

INFO 14 Interventionen PEACE
Dieses Informationsblatt beschreibt verschiedene Ebenen für eine individuelle Schmerzbewältigung. Es lassen sich daraus Ziele und Interventionen ableiten.

AB 42 Kleine Lichtstromübung
Das Arbeitsblatt beschreibt eine kurze und leicht anwendbare Entspannungsübung, die sehr effektiv zur Regulierung von Anspannung und Angst sowie zur Linderung von Schmerzerleben eingesetzt werden kann.

INFO 10

Umgang mit dysfunktionalen Gedanken: Überprüfung des Realitätsgehalts und Entwicklung hilfreicher Gedanken

T

Im Umgang mit dysfunktionalen Gedanken hat sich die Technik des sokratischen, hypothesengeleiteten Fragens bewährt.

Das **Ziel** liegt darin, Gedanken auf mögliche Verzerrungen zu überprüfen – allerdings *nicht* darin, »negative« Gedanken in »positive« Gedanken umzuwandeln. Sie können Ihren Patienten dabei helfen, eine möglichst verzerrungsarme, realitätsnahe Bewertung und Sicht der Situation zu erlangen. Folgende Techniken haben sich als hilfreich erwiesen:

Ablenkung

- Was hilft?
- Was tut mir gut? Was nicht?
- Was macht meinen Tag besser / schlechter?

Gedankenstopp

- Was stoppt unangenehme Gedanken?
- Was löst unangenehme Gedanken aus?
- Wie kann mit diesen Auslösern umgegangen werden? Wie können diese Auslöser vermieden werden?

Analyse der Inhalte der Gedanken

- Was befürchte ich?
- Was wäre, wenn das so ist? Was wäre das Schlimmste?
- Welche Beweise habe ich dafür, dass dies so ist?
- Gibt es noch alternative Erklärungen?
- Welche Beweise habe ich für die alternativen Gedanken?

Progredienzangst erkennen

P

Wo bemerke ich die Angst ...

... in meinem Körper?
z. B. Herzrasen, Schwitzen, erhöhter Puls, Schwindel, Magenschmerzen, Druck auf der Brust, Verspannungen, Kopfschmerzen, Zittern, Übelkeit, innere Unruhe, Kribbeln in Händen oder Füßen

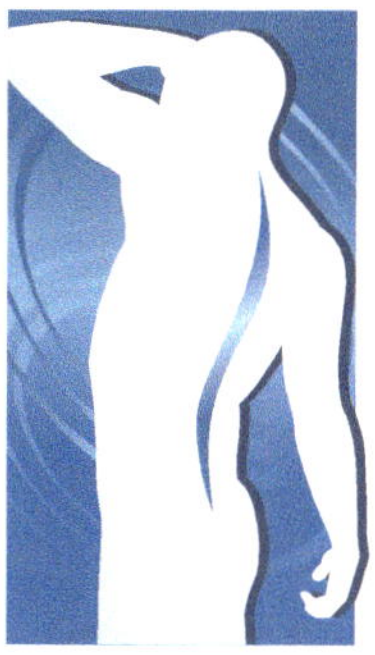

....

....

... in meinem Verhalten?
z. B. vermeiden, erstarren, fliehen, weinen, gereizt, angespannt, überempfindlich, antriebslos, überaktiv sein, zurückziehen, neben sich stehen, unkonzentriert sein

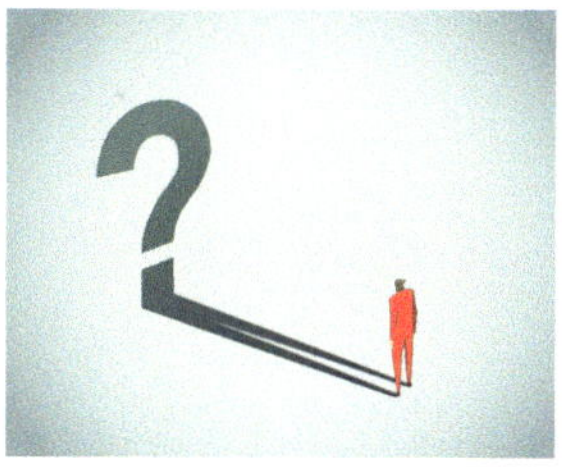

....

....

... in meinen Gedanken?
z. B. »Wie soll ich das schaffen?«, »Das schaffe ich nicht«, »Ich halte das nicht aus«, »Wie geht es weiter?«, »Es wird alles ganz schlimm werden«, »Ist der Krebs wieder da?«

Angst vor einer Verschlechterung, Angst vor Einsamkeit, Angst vor dem Tod, Zweifel, Selbstvorwürfe, Versagensängste, Minderwertigkeitsgefühle, lebensmüde Gedanken

....

....

Gab / Gibt es irgendwelche Auslöser?
Beispielsweise bestimmte Situationen, in denen es häufig zu Angst kommt? Sind die Situationen vorhersehbar oder nicht? Ähneln sich die Situationen oder sind sie ganz verschieden?

....

....

Was sind die Hauptinhalte der Angst?

....

....

AB 29 **Situationen, die Angst machen** P

Notieren Sie Situationen, in denen Sie Angst oder Unbehagen spüren und schätzen Sie die Stärke der Angst ein.

Was stark ist die Angst auf einer Skala von 0 = keine Angst bis 10 = maximale Angst?

☐	☐	☐	☐	☐	☐	☐	☐	☐	☐	☐
0	1	2	3	4	5	6	7	8	9	10

Niedrig bis mittel	**Mittel bis hoch**	**Hoch bis extrem hoch**

AB 30 Bedeutung von Progredienzangst

P

Wie viel Bedeutung / Raum hat die Angst *momentan* in meinem Alltag?
Zeichnen Sie den Anteil der Angst in Ihrem Alltag ein von 0 bis 100 %. Der ganze Kreis ist 100 %. Wie groß ist der Anteil der Angst darin?

Wie viel Bedeutung / Raum halte ich für die Angst in meinem Alltag für *angemessen*?
Zeichnen Sie den Anteil der Angst ein, die sie in Ihrem Alltag haben soll, von 0 bis 100 %.

Kann ich die Angst aktuell nutzen?
Beispiele: Sollte ich einen ärztlichen Kontrolltermin vereinbaren, sollte ich mehr Ruhezeiten einplanen, sollte ich mehr angenehme Aktivitäten einbauen, sollte ich irgendetwas lieber nicht machen?

Wichtige therapeutische Interventionen im Umgang mit Progredienzangst

(1) Selbstbeobachtung (Arbeitsblatt 31 »Tagebuch meiner Angst«)

- z. B. durch Fragebögen, Tagebuch und Verhaltensanalyse
- Fragen zur Exploration von Progredienzangst
  - Welche Ängste im Zusammenhang mit Ihrer Erkrankung kennen Sie?
  - Hatten Sie diese Ängste auch schon früher oder sind diese neu?
  - Wie stark sind diese Ängste auf einer Skala von 0 = keine Angst bis 10 = maximale Angst?
  - Wie fühlen sich diese Ängste körperlich an, woran erkennen Sie körperlich, dass Sie Angst haben?
  - Welche Gedanken gehen Ihnen dann durch den Kopf?
  - Wie sind Sie bislang mit den Ängsten umgegangen?

(2) Psychoedukation

- Informationen zu Angst und Angstmodellen
- bisheriger Umgang mit Angst, Angstbewältigungsstrategien
- Angst als signalgebende Emotion, die eine vermutete Bedrohung markiert, gegen die derzeit keine Abwehr- und Handlungsmöglichkeit zur Verfügung steht
- Angst als Kraft zum Handeln (Vermeidung, Fliehen, Informationssuchen, Selbstfürsorge)

(3) Konfrontation mit der Angst

- sich der Angst zuwenden, Inhalte und Gefühl zulassen
- Imagination möglicher Bedrohungen
- Wahrnehmen der körperlichen, gedanklichen und Handlungsaspekte der ausgelösten Angst
- Benennen der Angstinhalte
- Angsthierarchie, Angststufenkonfrontation
- Achtsamkeitstechniken, Entspannung und Zielbilder

(4) Kognitive Techniken

- Zu-Ende-Denken verschiedener Sorgenfantasien
- Kognitiv- und achtsamkeitsorientiertes »Dasein-Lassen« des »Schlimmstmöglichen« im Sinne von »Warum sollte es nicht sein dürfen?«
- Einschätzung der Wahrscheinlichkeit des Auftretens dieser Gefahr
- »Angst im Lebenszusammenhang«: Neubewertung der Angst im Vergleich mit anderen Lebensbereichen
- Welchen Anteil hat Angsterleben in Ihrem Alltag?
- Wie wurde und wird Angst in Ihrer Familie erlebt?
- Wobei hilft Ihnen Angst?
- Welche Risiken fürchten Sie persönlich, welche Risiken werden in Ihrer Familie gefürchtet, welche Risiken fürchten anderen Menschen?
- Was ist wichtig im Alltag, was weniger wichtig?

(5) Umgang mit der Angst

- Konzeption passender Handlungsentwürfe:
  - Was machen Sie dann, wenn der schlimmste Fall eingetreten ist?
  - Vorstellung entwickeln, wie diesem »schlimmsten Fall« beizukommen wäre
- Vorsorgemaßnahmen:
  - Wie verhindern Sie das »Schlimmste«?
  - Strategieentwicklung und Handlungspläne
- Motivationsförderung, Suche nach Hilfestellungen
- Planung überbrückender Belohnung (oft dauert es, bis die positive Wirkung wirksam wird) und Motivationshilfen
- achtsame Registrierung der tatsächlichen Auswirkungen dieser Planungen
- »Wichtig ist das Bewusstsein, etwas tun zu können.«

Zur Therapie der Progredienzangst ist das Manual von Waadt et al. (2011) zu empfehlen.

Angstbewältigungsstrategien (nach Teufel & Zipfel, 2016)

- Interventionen müssen an die Art und Intensität der Angstsymptomatik, den Krankheitskontext sowie die Persönlichkeit angepasst werden.
- Daher kann Vermeidung im Rahmen der Krebserkrankung auch funktional und hilfreich sein.
- Ziele:
  - mehr Selbstkontrolle und -wirksamkeit (weniger Kontrollverlust erleben), um Angstsymptome kontrollieren zu können
  - Akzeptanz der therapeutischen Maßnahmen
  - Entwicklung von Handlungsalternativen
- Techniken
  - *Diskriminationstraining:* frühzeitiges Erkennen von Angstreaktionen auf emotionaler, kognitiver und verhaltensbezogener Ebene, um effektive Bewältigungsmaßnahmen zu ergreifen
  - *Entspannung und Imagination*
  - *Ablenkung:* Vermeidung kann sinnvoll sein, um z. B. eine unangenehme oder angstbesetzte medizinische Behandlung fortführen zu können, indem sich bewusst von den Ängsten abgelenkt wird und die Aufmerksamkeit auf andere, nicht-angstauslösende Situationen gelenkt wird
  - *Angstkonfrontation* (Arbeitsblatt 33 »Ich stelle mich meiner Angst«)
- Art, Therapie, Nebenwirkungen der Behandlung, Prognose der Krebserkrankung sowie Ressourcen müssen bei der Angstbehandlung mit berücksichtigt werden.

AB 31 **Tagebuch meiner Angst** P

Notieren Sie Situationen, in denen Sie Angst erleben.

Was ist passiert?	**Wie stark ist die Angst?** 0 = keine Angst 10 = maximale Angst	**Was geht mir durch den Kopf?** 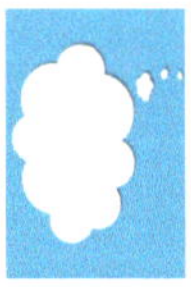	**Was merke ich in meinem Körper?** 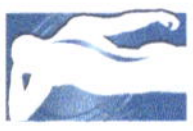	**Was tue ich?** 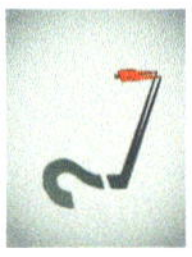	**Wie hoch ist der Anteil der Angst an meinem Alltag (0–100 %)?**

AB 32

»Werkzeugkasten« hilfreicher Strategien im Umgang mit Progredienzangst

P

Notieren Sie hier alle Strategien, die Sie im Umgang mit der Progredienzangst als hilfreich erleben:

....

....

....

....

....

....

....

....

....

....

....

....

....

....

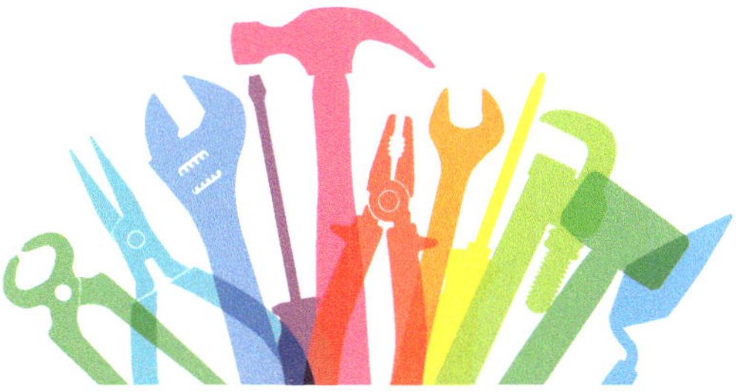

Ich stelle mich meiner Angst

Welche Angst habe ich gerade?

....

....

....

....

Was könnte im schlimmsten Fall passieren?

....

....

....

Was wäre, wenn das Schlimmste passiert? Was tue, fühle, denke, spüre ich?

....

....

....

....

Wie hoch ist die Wahrscheinlichkeit, dass das Schlimmste wirklich passiert (0–100 %)?

....

....

Was wäre dann? Was würde ich machen? Was würden andere machen?

....

....

....

....

Wie kann ich mich auf das Schlimmste vorbereiten?

....

....

....

....

Welche Alternativen gibt es? Was könnte außer »dem Schlimmsten« noch passieren?

....

....

....

....

Wie hoch ist die Wahrscheinlichkeit, dass das passiert (0–100 %)?

....

....

Wieviel Angst möchte ich zulassen?

....

....

AB 34 Selbstwirksamkeit

P

Erinnern Sie spontan Zeiten oder auch einzelne Situationen in Ihrem Leben, in denen Sie sich stark und selbstbewusst gefühlt haben. Rufen Sie diese Situationen in allen Einzelheiten wach – verstärken Sie diese Gefühle ggf. mit Bilateraler Stimulation (Arbeitsblatt 9) – und notieren Sie diese:

Ohnmacht wandeln in Handeln

P

Wenn Sie sich momentan eher hilflos einer Situation ausgeliefert fühlen, welche Handlungsmöglichkeiten bleiben Ihnen dennoch, worauf können Sie Einfluss nehmen? Was ist der erste, kleinstmögliche Schritt, um sich dem zu nähern oder welche Alternative gäbe es?

....

....

Ein typisches Symptom der Depression ist das sog. Morgentief. Es fällt den Betroffenen schwer, sich zu Aktivitäten aufzuraffen, ähnlich schwer fällt dies Menschen mit einem Fatigue-Syndrom.

Benennen Sie 10 Aktivitäten, die Sie gern machen oder machen würden (z. B. einen Spaziergang, einen Termin beim Friseur machen, ein Buch lesen bzw. Hörbuch anhören, Freunde treffen, Sport, eine Freundin / einen Freund anrufen, Computerspiele, kochen, tanzen, Essen gehen, Fotos anschauen, Shopping, mit Kindern spielen, Gartenarbeit, etc.):

(1) ....

(2) ....

(3) ....

(4) ....

(5) ....

(6) ....

(7) ....

(8) ....

(9) ....

(10) ....

Falls einige der Aktivitäten derzeit nicht möglich sind, welche Alternativen gibt es? Für wann wollen Sie sich diese (regelmäßig) vornehmen?

Nr.	Alternative	wann, wie oft
....	....	....
....	....	....
....	....	....
....	....	....
....	....	....

Checkliste: Diagnostische Kriterien für tumorbedingte Fatigue

Mit dieser Checkliste können Sie bei Patientinnen die relevanten Kriterien für die Diagnose eines tumorbedingten Fatigue-Syndroms erfragen.

A	☐	deutliche Müdigkeit, Energieverlust oder verstärktes Ruhebedürfnis, welches in keinem Verhältnis zu aktuellen Veränderungen des Aktivitätsniveaus steht
	☐	Beschwerden allgemeiner Schwäche oder schwerer Glieder
	☐	verminderte Fähigkeit zu Konzentration und Aufmerksamkeit
	☐	verringerte Motivation oder verringertes Interesse an Alltagsaktivitäten
	☐	Schlaflosigkeit oder vermehrter Schlaf
	☐	Schlaf wird nicht als erholsam oder regenerierend erlebt
	☐	Notwendigkeit starker Anstrengung, um Inaktivität zu überwinden
	☐	deutliche emotionale Reaktionen und Fatigue-Problematik (z. B. Traurigkeit, Frustration oder Reizbarkeit)
	☐	durch Müdigkeit bedingte Schwierigkeiten, alltägliche Aufgaben zu erledigen
	☐	Probleme mit dem Kurzzeitgedächtnis
	☐	mehrere Stunden anhaltendes Unwohlsein nach Anstrengung
B	☐	Die Symptome verursachen in klinisch bedeutsamer Weise Leiden oder Beeinträchtigung in sozialen, beruflichen oder anderen wichtigen Funktionsbereichen.
C	☐	Aus Anamnese, körperlichen Untersuchungen oder Laborbefunden geht eindeutig hervor, dass die Symptome Konsequenzen einer Tumorerkrankung oder ihrer Behandlung sind.
D	☐	Die Symptome sind nicht primäre Konsequenzen einer komorbiden psychischen Störung wie Major Depression, somatoforme Störungen oder Delir.

Gab es allgemeine auslösende Faktoren für Fatigue?

☐ Diagnoseschock
☐ Tumorerkrankung
☐ Therapieverlauf
☐ Komplikationen im medizinischen Behandlungsverlauf
☐ Darüber hinausgehend: Mangelernährung, Stoffwechselveränderungen, Anämie, tumor- und therapiebedingte Symptome während Chemo-/Strahlen-/Immuntherapie

Gab es nach der medizinischen Behandlung zusätzliche Auslöser (z. B. Distresserleben, Kontrollverlustangst zu Beginn der Erkrankung) für Fatigue?

....

....

....

Wann sind diese Symptome aufgetreten?

....

....

....

Auswertung
Es ist von Fatigue zu sprechen, wenn …

- mindestens sechs der A-Symptome täglich oder fast täglich innerhalb von zwei Wochen im zurückliegenden Monat aufgetreten sind;
- mindestens eines der Symptome unter A vorhanden ist und zusätzlich die Kriterien unter B und D erfüllt sind. Bei Erfüllung der Kriterien unter C spricht man von tumorbedingter Fatigue.

(in Anlehnung an Cella, 1998, zitiert nach Yeh et al., 2011)

Körperliche Aktivität, Sport und Bewegung: Protokoll

P

Welche körperliche Aktivität haben Sie täglich durchgeführt?
Beginnen Sie mit geringer Intensität und Zeiteinheit und erhöhen Sie diese in kleinen Schritten langsam und stetig und tragen Sie das in Ihren Wochenplan ein. Notieren Sie auch täglich, wenn Sie etwas an körperlicher Aktivität und Bewegung nicht durchgeführt haben und warum nicht.

Woche vom .... **bis**	**Welche Sportart?**	**Wie lange?**	**Bewegung nach Schrittzähler: Anzahl der täglichen Schritte**
Montag			
Dienstag			
Mittwoch			
Donnerstag			
Freitag			
Samstag			
Sonntag			

Mein Wochenziel
Anzahl Minuten Sport / Bewegung: ....
Anzahl Schritte ....

Haben Sie Ihr Wochenziel erreicht?
☐ Ja ☐ Nein ☐ Teilweise

Was genau haben Sie *nicht* durchgeführt?

....

....

Warum haben Sie die Aktivitäten *nicht* durchgeführt?

....

....

Achten Sie bitte darauf, sich nicht zu überanstrengen, da dies die Fatigue wieder verstärken könnte.

AB 38 Energie-Balance-Torte

In welche Bereiche geht Ihre Energie in einer normalen Alltagswoche hin?
Dazu teilen Sie bitte Ihre Energie-Torte in empfundene oder reale »Energie-Tortenstücke« auf, entsprechend all der Aktivitäten, in die in einer normalen Woche Ihre Energie fließt. Denken Sie dabei auch daran, dass Ruhe- und Schlafenszeiten, körperliche Pflege etc. auch Energiezeit ist.
Eine Woche mit 7 Tagen entspricht 168 Stunden – verteilen Sie nun spontan diese Zeit in Ihrem aktuellen Energie-Kuchen.

Im zweiten Schritt beschäftigen Sie sich bitte damit:
Was gibt Ihnen Energie in einer derzeit normalen Woche? Woraus schöpfen Sie Energie, was tut Ihnen gut?
Alles, was Ihnen dazu einfällt, tragen Sie bitte auch in Form von Kuchenstücken in Ihre zweite Energie-Torte ein.

Nachdem Sie beide Energie-Torten ausgefüllt haben, *vergleichen* Sie bitte beide Torten. Sie werden wahrscheinlich feststellen, dass einige Tortenstücke in den zwei Torten unterschiedlich groß sind – oder nur in einer Torte auftauchen.

Diejenigen Bereiche, die in etwa gleich groß ausfallen, werden als zufriedenstellend erlebt.

Diejenigen Bereiche, die mehr Energie geben, als sie beanspruchen, sollten Sie unbedingt beibehalten – oder sogar noch mehr nutzen, denn das sind echte Ressourcen-, Kraft- oder Energiespender.

Sie können darauf achten, ob es »Energiefresser« oder »Energielöcher« gibt: Womit könnte das zusammenhängen? Vielleicht bewerten Sie manches, wie z. B. Hausarbeit, »nur« unter dem Blickwinkel »Das nimmt Energie und gibt mir zu wenig oder gar nichts zurück«. Hier gelingt es vielleicht, die Bewertung zu ändern, denn eine saubere Wohnung oder sauberes Geschirr etc. schenkt auch Wohlbefinden und damit schenkt Hausarbeit indirekt auch wieder Energie.

Fokus auf Energie-Balance

P

Hier können Sie eine Checkliste für die nächste Zeit anlegen mit dem Fokus auf eine angenehme Energie-Balance.

(1) Achten Sie auf einen **ausgewogenen Tagesablauf**: Was könnten Sie ändern?

....

....

....

(2) Planen Sie Zeit für **Aktivitäten** ein und im Wechsel damit auch genügend Zeit für **Ruhe- und Erholungsphasen**: Was wäre da momentan passend für Sie?

....

....

....

(3) Welche Aufgaben oder Tätigkeiten könnten Sie **abgeben** oder an jemand anderes **delegieren**?

....

....

....

(4) Planen Sie Zeit für **angenehme Erfahrungen** ein! Was und wann könnte das sein?

....

....

....

(5) Welche kurz-, mittel- und langfristigen **Ziele** möchten Sie, bezogen auf Ihre angenehme Energie-Balance, erreichen?

....

....

....

INFO 12 Mind-Body-Medizin (MBM) und Achtsamkeit

T

Als Mind-Body-Medizin (MBM) wird ein aktueller Therapieansatz beschrieben, der auf Arbeiten aus den USA zurückgeht. Als Begründer gilt der Kardiologe Herbert Benson, der in den 1970er-Jahren die so bezeichnete »Relaxation Response« beschrieben hat, eine durch Entspannung initiierte physiologische Antwortreaktion des Körpers.

Benson-Meditation. Die sog. »Benson-Meditation« ist eine einfache, 10- bis 20-minütige Atemübung, die über Tiefenentspannung auf messbare Körperfunktionen wie Blutdruck und Pulsschlag wirkt. Es wird dabei ein Wort oder ein Gebet in ruhiger Umgebung ständig wiederholt. Heute ist die Verbindung von psychischem Stress und Körperfunktion allseits akzeptiertes Wissen und es gibt eine Vielzahl von Stressmanagementtechniken, die den Zusammenhang von Entspannungsverfahren auf den Körper nutzen.

Mind-Body-Verfahren wirken auf Körper, Seele und Geist.

Die Methoden fokussieren darauf zu lernen, über Techniken der Meditation und Achtsamkeit besser mit Stress umzugehen. Es geht darum, achtsam mit sich selbst umzugehen und zu spüren, was guttut und was nicht.

Mindfulness Based Stressreduction. Eine weitere Welle der Mind-Body-Medizin geht von den Arbeiten der Mindfulness Based Stressreduction-Programme (MBSR) von Kabat-Zinn (2015) aus. Er definiert Achtsamkeit (Mindfulness) als eine Form der Aufmerksamkeit,

- die absichtsvoll ist,
- sich auf den gegenwärtigen Moment bezieht (statt auf die Vergangenheit oder Zukunft) und
- nicht wertend ist.

Sein Ansatz geht auf buddhistische Traditionen zurück und zielt auf ein nicht-wertendes Gewahrsein dessen, was jeden Augenblick im Hier und Jetzt geschieht. Das von Kabat-Zinn entwickelte standardisierte MBSR-Basis-Programm besteht aus einem 8-wöchigen Gruppenangebot von 1,5 Stunden pro Woche und einem zusätzlichen ganztägigen Achtsamkeitstag. Zusätzlich sollen die Teilnehmerinnen täglich etwa 30 bis 45 Minuten eigenständig praktizieren. Die Inhalte der Kurse beziehen u. a. Wahrnehmungsübungen, Kommunikation, Reflexion, Meditation, Body-Scan, Yoga, Atemübungen, achtsames Essen usw. in einem strukturierten Programm ein.

Einige Krankenkassen beteiligen sich im Rahmen der Kostenerstattung an den Teilnahmegebühren von mehrwöchigen MBSR-Kursen zu »Stressbewältigung durch Achtsamkeit«. Es gibt inzwischen MBSR-Studien, die positive Effekte bei Krebspatienten zeigen, beispielsweise bei Brustkrebspatientinnen bezogen auf Distress, Progredienzangst und Lebensqualität (Lengacher et al., 2009; Zernicke et al., 2014).

Übersicht

Mind-Body-Verfahren, die auf die Interaktion von Körper und Psyche fokussieren

- Meditation
- Hypnotherapie
- Yoga
- Atemübungen
- Achtsamkeitsübungen
- Entspannungsverfahren
- Tai-Chi
- Qi-Gong
- Feldenkrais
- Autogenes Training
- Progressive Muskelentspannung
- Biofeedback
- Musiktherapie

Achtsamkeit: »Being-Modus« statt Autopilot-Modus

P

Mit *Being-Modus* ist gemeint, dass man den aktuellen Erfahrungen bewusst im augenblicklichen Moment nicht wertende Aufmerksamkeit schenkt. Im Unterschied dazu meint *Autopilot-Modus*, dass man routinemäßig während einer Handlung bereits mit etwas anderem beschäftigt ist und somit den gegenwärtigen Moment dabei nicht wirklich präsent wahrnimmt.

Tiefe Achtsamkeit bedeutet bewusstes Leben im Hier und Jetzt. Und zwar ist damit gemeint, in angenehmen wie auch in belastenden Momenten nicht wertende Aufmerksamkeit zu praktizieren. Es entsteht dadurch ein Lebensgefühl des Im-Fluss-Seins, das ein flexibles und situationsangemessenes Handeln ermöglicht.

Impulse für einen achtsamen Alltag, für Phasen der Veränderung

Jeder Tag hat 86.400 Sekunden, 86.400 Augenblicke, die uns Gelegenheit geben, im Kontakt zu sein mit uns und allem was uns umgibt. Das Leben gestaltet sich aus Vergangenheit, Gegenwart und Zukunft. Loslassen können, von Moment zu Moment leben, kann den Umgang mit der Vergänglichkeit des Lebens leichter machen und jeden Augenblick damit auch kostbarer werden lassen. Wir spüren im Alltag die Prozesse der Unbeständigkeit des Lebens oft gar nicht so bewusst. Wir ändern unsere Perspektive oftmals »nur«, wenn es durch Anlässe »notwendig« wird. Versuchen Sie einmal, Ihren Alltag achtsam, mit nicht wertender Aufmerksamkeit zu beobachten.

In welchen Lebensbereichen möchten Sie lernen, achtsamer zu leben, Ihren »Being-Modus« zu spüren statt im »Autopilot-Modus« Ihre Erfahrungen ablaufen zu lassen? Nennen Sie bitte *drei bis fünf Beispiele*, z. B. morgens beim Aufstehen, der erste Blick aus dem Fenster oder mit welchem ersten Gedanken möchte ich den Tag beginnen bzw. abschließen, bewusst auf Naturgeräusche achten, unterwegs jemanden freundlich anlächeln, etc.

(1) ....

(2) ....

(3) ....

(4) ....

(5) ....

Wie kann man Selbstheilungspotenziale wecken und für die Gesundheit nutzen?
Aus neurobiologischer Sicht sind für Gesundheit und Zufriedenheit folgende vier Säulen erforderlich (Esch, 2011; Esch & Esch, 2018):

(1) positive Emotionen
(2) Entspannung
(3) Ernährung
(4) Bewegung

Die folgenden Fragen beziehen sich auf diese vier Säulen von Gesundheit und Zufriedenheit. Die Beschäftigung damit zielt darauf Ihre Selbstwahrnehmung und Selbstfürsorge achtsam zu stärken.

(1) Positive Emotionen

Welche Ziele möchten Sie im Bereich positive Emotionen erreichen? Nennen Sie drei Ziele, die Sie erreichen möchten und von denen Sie auch denken, dass Sie diese erreichen können.

1. Ziel: ……………………………………………………………………………………

2. Ziel: ……………………………………………………………………………………

3. Ziel: ……………………………………………………………………………………

Was genau können Sie als ersten Schritt dafür tun, um dieses Ziel auch wirklich zu erreichen?

……………………………………………………………………………………

……………………………………………………………………………………

Was brauchen Sie dazu? Welche Erfahrungen und Fähigkeiten bringen Sie dafür mit?

……………………………………………………………………………………

……………………………………………………………………………………

Schreiben Sie bitte auf, wie es Ihnen damit gehen wird, wenn Sie Ihre Ziele im Bereich positive Emotionen erreicht haben werden:

……………………………………………………………………………………

……………………………………………………………………………………

(2) Entspannung

Welche Ziele möchten Sie im Bereich Entspannung erreichen? Nennen Sie drei Ziele, die Sie erreichen möchten und von denen Sie auch denken, dass Sie diese erreichen können.

1. Ziel: ....

2. Ziel: ....

3. Ziel: ....

Was genau können Sie als ersten Schritt dafür tun, um dieses Ziel auch wirklich zu erreichen.

....

....

....

Was brauchen Sie dazu? Welche Erfahrungen und Fähigkeiten bringen Sie dafür mit?

....

....

....

Schreiben Sie bitte auf, wie es Ihnen damit gehen wird, wenn Sie Ihre Ziele im Bereich Entspannung erreicht haben werden:

....

....

....

(3) Ernährung

Welche Ziele möchten Sie im Bereich Ernährung erreichen? Nennen Sie drei Ziele, die Sie erreichen möchten und von denen Sie auch denken, dass Sie diese erreichen können.

1. Ziel: ....

2. Ziel: ....

3. Ziel: ....

Was genau können Sie als ersten Schritt dafür tun, um dieses Ziel auch wirklich zu erreichen.

....

....

....

Was brauchen Sie dazu? Welche Erfahrungen und Fähigkeiten bringen Sie dafür mit?

....

....

....

Schreiben Sie bitte auf, wie es Ihnen damit gehen wird, wenn Sie Ihre Ziele im Bereich Ernährung erreicht haben werden:

....

....

....

(4) Bewegung
Welche Ziele möchten Sie im Bereich Bewegung erreichen? Nennen Sie drei Ziele, die Sie erreichen möchten und von denen Sie auch denken, dass Sie diese erreichen können.

1. Ziel: ....

2. Ziel: ....

3. Ziel: ....

Was genau können Sie als ersten Schritt dafür tun, um dieses Ziel auch wirklich zu erreichen.

....

....

....

Was brauchen Sie dazu? Welche Erfahrungen und Fähigkeiten bringen Sie dafür mit?

....

....

....

Schreiben Sie bitte auf, wie es Ihnen damit gehen wird, wenn Sie Ihre Ziele im Bereich Bewegung erreicht haben werden:

....

....

....

Schmerzen: Interventionen bei Stress, Angst und Depression

T

Besonders die drei psychischen Symptombereiche Stress, Angst und Depression wirken auf das Schmerzerleben und können unbehandelt einen Teufelskreis des Schmerzerlebens auslösen:

- **S**tress
- **A**ngst
- **D**epression

Psychische Belastungen und das Erleben von Einschränkungen durch körperliche Funktionsstörungen können die Schmerzwahrnehmung verstärken und umgekehrt können starke Schmerzen und körperliche Funktionsstörungen auch das Ausmaß der psychischen Belastungen erhöhen.

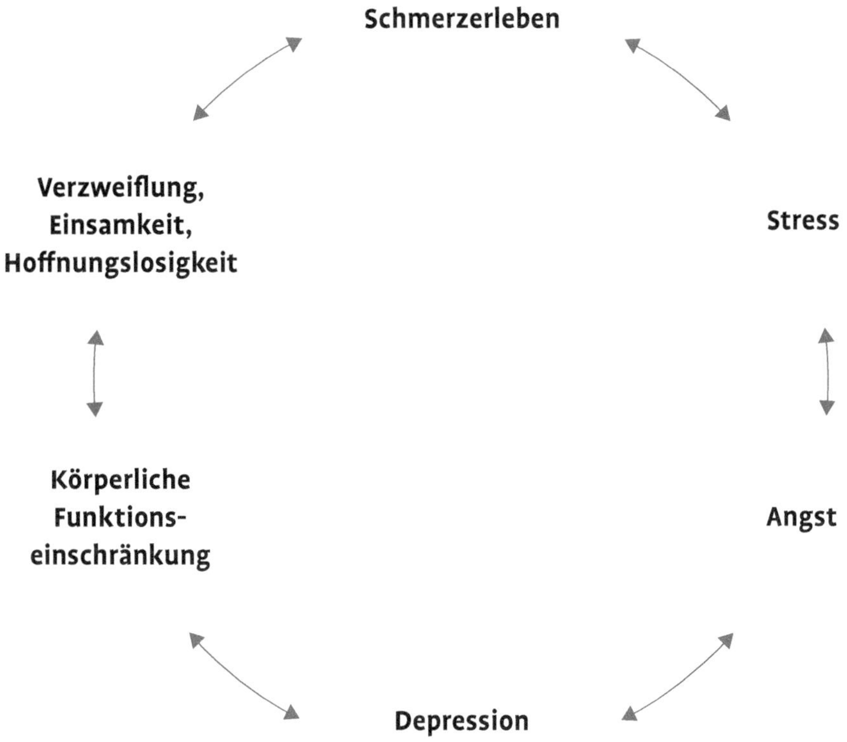

Abbildung Teufelskreis des Schmerzerlebens

Stress, Angst und Depression verstärken das Schmerzerleben, daher sind Entspannungsverfahren und Interventionen zur Stärkung der Affektregulationskompetenz neben der medizinischen Behandlung wichtige Quellen zur Linderung von Schmerzen.

Chronische Schmerzen können durch krankhafte Veränderungen der Signalverarbeitung im Nervensystem verursacht oder verstärkt werden. Neurobiologische Konzepte über das Schmerzgedächtnis können eine Reihe von klinisch bedeutsamen Phänomenen besser erklären und bieten die Grundlage für eine ganzheitliche Behandlung von chronischen Schmerzen in der multimodalen Schmerztherapie.

Interventionen PEACE

Schmerzen zu haben ist eine konstante Herausforderung. Die Gegenwärtigkeit des Schmerzerlebens kann als Impuls genutzt werden, um konstruktive Verhaltensweisen zu entwickeln.

PEACE steht für Energiequellen, die stärken, im Unterschied zu SAD (Stress, Angst, Depression). Das Akronym PEACE soll für »friedliche« Wege im Umgang mit Schmerzen sensibilisieren und einen Kontrast zum Teufelskreis SAD (INFO 13 »Psychoonkologie: Schmerzen: Interventionen bei Stress, Angst und Depression«) darstellen.

Interventionen und Ziele einer effektiven Schmerztherapie können auf den PEACE-Ebenen zu einem individuellen Schmerzbewältigungserleben beitragen:

- **P**osttraumatic Growth
- **E**nergy / Energie
- **A**wareness / Bewusstheit und Achtsamkeit
- **C**onfidence / Zuversicht und Vertrauen
- **E**quilibrium / Gleichgewicht

Die Hinweise und Arbeitsblätter in diesem Buch zeigen Wege dazu auf.

Der Palliativmediziner Christof Müller-Busch (2012) schildert sehr anschaulich verschiedene Aspekte des Schmerzerlebens in der palliativen Situation und im Angesicht von Sterben und Tod. Er gibt auch Hinweise auf Pioniere der Schmerztherapie (z. B. Sir William Osler, 1901; F. J. J. Buytendijk, 1955 oder David Bresler, 1979). Cicely Saunders, die Begründerin der Hospizbewegung, prägte Ende der 1960er-Jahre den Begriff des totalen Schmerzes (»total pain«), um die komplexen Zusammenhänge von physischen, emotionalen, sozialen und spirituellen Aspekten für eine ganzheitliche Schmerztherapie zu beschreiben.

Kleine Lichtstromübung

T

Die Lichtstromübung (Diegelmann, 2014) ist eine kurze und effektive Entspannungsübung zur Regulierung von Anspannung und Angst sowie zur Linderung von Schmerzerleben.

Es gibt viele unterschiedliche Versionen dieser Übung. In der Praxis hat sich eine kurze Version bewährt, die nur wenige Minuten beansprucht und auch als kurze Übung vor dem Einschlafen gut geeignet ist. Erfahrungsgemäß zeigt sich: Wer schlecht schläft, erlebt vermutlich 30 % mehr Schmerzen. Deswegen kann eine bewusste Schlafhygiene auch auf das subjektive Schmerzerleben Einfluss nehmen.

Instruktion

»Machen Sie es sich so bequem wie möglich und genießen Sie es jetzt, etwas Zeit zur Entspannung zu haben. Im nächsten Schritt stellen Sie sich bitte eine für Sie angenehme Farbe vor – es können auch mehrere Farben sein – und vielleicht ist diese Vorstellung einer angenehmen Farbe auch mit Heilung verbunden. Spüren Sie einfach, welche Farbe Ihnen im Moment gut gefällt und Ihnen guttut. Dann lassen Sie bitte in Ihrer Vorstellung ein Licht in dieser angenehmen Farbe, die vielleicht mit Heilung verbunden ist, von oben über Ihren Kopf, in Ihren ganzen Körper hineinströmen. Sie können dieses Licht überallhin schicken, vielleicht auch zu bestimmten Stellen in Ihrem Körper. Genießen Sie das und je mehr Farbe Sie verbrauchen, umso mehr ist für Sie da … Manchmal ändern sich die Farben … manchmal auch nicht. Genießen Sie einfach … Und atmen Sie dabei einfach ganz natürlich ein und wieder aus …

Stellen Sie sich jetzt bitte darauf ein, dass die Übung wieder zu Ende geht … Sie atmen noch einmal zum Abschluss ganz bewusst tief ein und wieder aus, öffnen Ihre Augen, räkeln und strecken sich ein wenig und kommen mit einem Lächeln auf Ihren Lippen wieder mit Ihrer Aufmerksamkeit zurück in den Raum.«

Variation zum Einschlafen. »Spüren Sie die für Sie angenehmen Farben und merken Sie, wie Sie mit jedem Atemzug immer ruhiger werden und genießen Sie dieses Gefühl und dass Sie dabei ganz allmählich einschlafen können.«

5 Ressourcenaktivierung und Resilienzförderung zur Krankheitsbewältigung

Definition

»**Krankheitsverarbeitung** ist die Gesamtheit der Prozesse, um bestehende oder erwartete Belastungen im Zusammenhang mit einer Krankheit emotional, kognitiv oder aktional aufzufangen, auszugleichen und zu meistern (Lazarus & Folkman, 1984). Krankheitsverarbeitung ist kein geradlinig verlaufender, sondern ein sehr komplexer individueller Prozess. Krankheitsakzeptanz ist demzufolge das Anerkennen und Akzeptieren der chronischen Erkrankung und des Einflusses, den die Krankheit auf die Person hat« (Zimmermann & Heinrichs, 2015, S. 353).

Im Rahmen einer Krebserkrankung gibt es verschiedene Krankheitsphasen, die natürlich individuell sehr unterschiedlich sein können, und jeweils andere Belastungen beinhalten und somit andere Krankheitsbewältigungsstrategien erforderlich machen.

Phase der Diagnosefindung

- Ängste, Verunsicherungen
- Wartezeiten
- neue Gesprächspartner, viele Untersuchungen und Informationen
- massive Gefühlsschwankungen (Hoffnung vs. Angst)
- Therapieentscheidungen treffen

Primärbehandlung im Krankenhaus

- Kombination verschiedener Therapien
- Nebenwirkungen
- Ängste, Distress
- oft kurze Liegezeiten
- kaum Zeit für längere psychoonkologische Angebote

AHB oder Rehabilitation

- Längerfristige psychoonkologische Unterstützungsangebote können in Anspruch genommen werden.
- Erste Schritte der Krankheitsbewältigung sind möglich.

Rückkehr in das normale Leben

- Schutz der therapeutischen Institutionen nicht mehr vorhanden
- Frage nach beruflichen Leistungsfähigkeit
- Ziele für die Zukunft
- Veränderung von Zielen und Prioritäten möglich

Rezidiv oder Metastasierung

- Enttäuschung
- viel Kraft und Unterstützung, neuen Mut und neue Hoffnung zu entwickeln

Palliative Phase

- schwer zu akzeptieren
- Lebensqualität statt Lebensverlängerung
- Linderung von Symptomen
- psychoonkologische Betreuung der gesamten Familie

Abbildung 5.1 Theoretische Krankheitsphasen bei Krebs

Folgende maladaptive Krankheitsbewältigungsstrategien können auftreten (Teufel & Zipfel, 2016):

Anpassungs-störung	▶ psychische oder Verhaltensauffälligkeiten infolge der Krebserkrankung ▶ häufigste Diagnose
Angst-störung	▶ Abgrenzung zu funktioneller Angst durch Intensität, Auslöser, Dauer, Folgen (z.B. Vermeidung, Rückzug, Verlust von Selbstwirksamkeit)
Generalisierte Angststörung	▶ Anspannung, Besorgnis, Befürchtungen ▶ pathologisches Sich-Sorgen mit erlebter Unkontrollierbarkeit der sorgenvollen Gedanken
Panikstörung mit/ohne Agoraphobie	▶ sowohl körperliche als auch psychische Trigger als Auslöser
PTBS	▶ z.B. durch traumatische Erlebnisse im Zusammenhang mit der Diagnose, medizinischen Behandlung, Nebenwirkungen, körperlichen Behinderungen oder anderen Körper(bild)-Veränderungen; seltener Flashbacks, eher zukunftsgerichtete Ängste ▶ Vermeidung vorwiegend auf kognitiver und emotionaler Ebene

Abbildung 5.2 Maladaptive Krankheitsbewältigungsstrategien

Unterstützung bei der Krankheitsbewältigung. Entscheidend ist, dass es nicht den »richtigen« Weg der Krankheitsbewältigung gibt. Was für den einen hilfreich ist (z. B. Informationssuche, Ablenkung), ist für die andere noch lange nicht hilfreich. Manchmal erlebt man Patientinnen, die in einer vergleichbaren Situation sind (z. B. gleiches Alter, vergleichbare Diagnose und Prognose) und dennoch komplett anders mit der Situation umgehen. Eine mögliche Erklärung dafür findet sich in dem Stressmodell nach Lazarus (Lazarus & Folkman, 1984). Auf Arbeitsblatt 43 findet sich eine Anleitung, die mit Betroffenen bearbeitet werden kann.

Phasen der Krankheitsbewältigung. Der Umgang mit der Erkrankung kann starken Schwankungen ausgesetzt sein. Fennell (2003) hat ein heuristisches Modell, welches die Auseinandersetzung mit einer chronischen Erkrankung in vier Phasen beschreibt:

Phase 1: Krise	**Phase 2: Stabilisierung**	**Phase 3: Resolution**	**Phase 4: Integration**
▶ ausgelöst durch Diagnose ▶ Schockzustand, Verleugnung (Nicht-wahr-haben-Wollen) oder Informationssuche	▶ meist erste Vertrautheit mit der Erkrankung ▶ Versuche, so aktiv zu bleiben wie vor der Erkrankung ▶ »Verhandeln«, »Warum ich«	▶ Erkennen des Krankheitsmusters ▶ Veränderung des Selbst	▶ Auseinandersetzung mit der Erkrankung ▶ Integration in das gegenwärtige Leben ▶ »Krankheitsakzeptanz«

Abbildung 5.3 Phasen der Krankheitsbewältigung

Bei diesem Modell handelt es sich um einen dynamischen Prozess, der bei der Reflexion von Interventionsstrategien und der Förderung von Krankheitsakzeptanz hilfreich sein kann (Zimmermann & Heinrichs, 2015).

- Die **1. Phase**, die sog. »Krise«, wird meistens durch die Diagnosestellung ausgelöst.
  - Häufig geraten Betroffene hier in eine Art *Schockzustand* (»Es hat mir den Boden unter den Füßen weggerissen«, »Ich konnte keinen klaren Gedanken fassen«), der entweder in einer *Verleugnung* (Verdrängung wie »Das kann doch nicht wahr sein …« oder Ablenkung wie »sich in die Arbeit stürzen«) oder intensiver Informationssuche resultieren kann.
  - Dieser Schock muss überwunden werden, um wieder aufnahmefähig zu sein und z. B. Behandlungsentscheidungen fällen zu können.
  - Hilfreich sind hier frühzeitige psychoedukative Angebote; erste Gesprächsangebote z. B. im stationären Setting (Konsilgespräche), in denen die Emotionen benannt und anerkannt werden können.
  - Das »Nicht-wahrhaben-Wollen« ist ein normaler seelischer Schutzmechanismus und nur dann schädlich, wenn er langanhaltend ist und notwendige Therapien versäumt werden und sich der Krankheitsverlauf somit unnötig verschlechtert.
  - Ziel: Konfrontation mit der Diagnose, aber auch Anerkennung der Verdrängungsprozesse als Schutzfunktion.

    »Man sollte die Wahrheit dem anderen wie einen Mantel hinhalten,
    dass er hineinschlüpfen kann –
    nicht wie ein nasses Tuch um den Kopf schlagen.«
    Max Frisch (2020)

  - Viele Betroffene empfinden die Erkrankung als *ungerecht*. Sie hadern mit ihrem Schicksal, sind frustriert und erleben Wut oder Zorn (»Warum ich? … Das Leben ist so ungerecht«). Diese Gefühle sollten zugelassen werden, da sie sich bei dauerhafter Unterdrückung aufstauen und immer belastender werden. Gespräche mit vertrauten Personen können entlastend sein ebenso wie der Austausch mit anderen, die sich in einer ähnlichen Situation befinden oder diese bereits überwunden haben.

- Akzeptanz und Einfühlung helfen Betroffenen, die nach dem Sinn oder der Bedeutung (Meaning) ihrer Erkrankung suchen.
- Dies ist ein erster Versuch, das Ereignis »chronische Krankheit« in die eigene Biografie einzuordnen und somit auch ein erster Schritt zur Akzeptanz und Krankheitsbewältigung.

- In **Phase 2** findet eine *erste Stabilisierung* statt, bei der die Betroffenen allerdings das Ziel haben, den Ursprungszustand (vor der Erkrankung) wieder zu erreichen. Hier kann es auch zu vermehrten subjektiven Krankheitstheorien kommen (s. INFO 5).
  - Viele versuchen in dieser Phase, mit dem Schicksal zu verhandeln nach dem Motto: »Wenn ich dies oder jenes tue, wird die Krankheit vielleicht weniger schlimm verlaufen.« Einige entwickeln auch Schuldgefühle wie »Ich habe ja nie auf mich geachtet, jetzt bekomme ich dafür die Quittung«.
  - Ziel: Raum geben für die »Warum-ich-Frage«, aber Vorsicht bei Krankheitsmythen. Das Hadern mit dem Schicksal ist oft ein erster Schritt der Krankheitsakzeptanz.
- In **Phase 3** erkennen die Betroffenen ein Muster ihrer Erkrankungen und auch die damit zusammenhängenden Veränderungen der eigenen Person.
- In **Phase 4** erfolgt eine intensive Auseinandersetzung mit der Erkrankung mit dem Ziel der Integration in das gegenwärtige Leben und dem Erreichen von Krankheitsakzeptanz.
  - »Ich habe Krebs und werde damit leben«: Wenn ein Patient zu dieser Einstellung gefunden hat, steht er auf einem stabilen Fundament für ein selbstbestimmtes Leben.

Häufig kommt es vor, dass Betroffene zwischen der 1. und der 2. Phase kreisen, sodass sich Krise und Stabilisierung immer wieder abwechseln. Häufige Emotionen in diesen beiden Phasen sind neben Angst und Traurigkeit auch Wut oder Ärger. Die folgenden Interventionsstrategien haben daher vorwiegend das Ziel, einen möglichen Teufelskreis zwischen Phase 1 und 2 zu durchbrechen und

- zu einer »wahrheitsnäheren« Krankheitswahrnehmung zu kommen,
- mehr Selbstwirksamkeit (im Sinne von mehr Kontrolle) sowie
- ein Einlassen auf die Dialektik von »Alles bleibt wie es war« und »Alles wird sich ändern« zu ermöglichen; dies würde das Erreichen der vierten Phase (Integration unterschiedlicher Selbstaspekte) ermöglichen (Zimmermann & Heinrichs, 2015).

Dies ist besonders wichtig, wenn die Krankheit zunächst verleugnet wird und diese Verleugnung so lange anhält, dass sie sich nachteilig auf die Anpassung an die Krebserkrankung auswirkt, z. B. indem bestimmte notwendige Therapien nicht in Anspruch genommen werden und die Krankheit somit schneller voranschreitet als bei Inanspruchnahme der indizierten Behandlung.

Übersicht

Interventionsstrategien zur Förderung von Krankheitsakzeptanz

(1) Aufbau einer tragfähigen Therapeut-Patient-Beziehung
  - Hilft Betroffenen, sich selbstbewusst in die Behandlung zu begeben, aktiv mit Ärztinnen zu kommunizieren und dadurch mehr Kontrollgefühl zu entwickeln.
  - Eine gute Therapeut-Patient-Beziehung kann zur Akzeptanz einer chronischen Erkrankung beitragen (Zimmermann & Heinrichs, 2015).

(2) Therapeutinnen sollten
  - sich nicht in die Illusionen des Erkrankten hineinziehen lassen,
  - die unrealistischen Hoffnungen des Erkrankten nicht bestärken,
  - aber auch die illusionäre Verkennung der Wirklichkeit aushalten können und
  - sich nicht gemeinsam einer unrealistischen Vorstellung über den Verlauf der chronischen Erkrankung verschreiben (Sinzinger, 2010).

(3) Identifikation und Herausforderung krankheitsbezogener, subjektiver Überzeugungen (*Achtung: Psychologisierung!*)
(4) Äußerungen der Verzweiflung annehmen und teilen im Sinne von Aushalten (z. B. »Holding«, »Containing«)
   - Wertschätzung, Respekt und Wertneutralität als Haltung des Therapeuten
   - Ziel: Patient akzeptiert die Erkrankung emotional und kognitiv und erkennt sie *als medizinischen Zustand* an und *nicht als persönliche Schwäche* oder Verfehlung.
(5) Fokussierung auf die Anteile der (kranken) Patientin, die gesund sind:
   - Ressourcenorientierung → Je mehr Ressourcen, desto eher kann der Patient in eine Balance mit den Anforderungen durch die Erkrankung gelangen.
(6) Repriorisierung durch kurz-, mittel- und langfristige Ziele
(7) Hilfe bei der Identifikation von »Vorteilen« durch die Erkrankung nach dem Motto: »Was ist das ›Gute‹ an dem ganzen ›Schlechten‹?« (s. INFO 24).

(in Anlehnung an Sharpe & Curran, 2006; Zimmermann & Heinrichs, 2015)

Hilfreich kann es für Betroffene sein, ein Narrativ zu konstruieren, das die Krankheitserfahrung in die Lebensgeschichte einbettet (s. INFO 15). Ebenso können Therapiestrategien aus der Akzeptanz- und Commitmenttherapie (ACT; Hayes et al., 2011) nützlich sein, da ACT dafür entwickelt wurde, emotionales Vermeidungsverhalten im Kontext psychischer Störungen zu reduzieren (s. AB 75 und INFO 23). Im Wesentlichen sollen Personen lernen, unangenehmes inneres Erleben zuzulassen und nicht dagegen anzukämpfen, sich von den eigenen Gedanken zu distanzieren (sich z. B. eben gerade nicht in den eigenen Gedanken zu verstricken) und damit auch wieder offener zu sein für das, was sie gerade unmittelbar erleben. Dies setzt jedoch voraus, dass Betroffene aktiv werden müssen, um sich Unterstützung zu holen, oder zumindest bereit sein, sich auf ein entsprechendes Gespräch einzulassen. Ist die Krankheitsakzeptanz gering und die Verleugnung stark ausgeprägt, werden Betroffene vermutlich kein Gespräch suchen und somit auch nicht von den Interventionsstrategien profitieren.

Des Weiteren kann eine »Stressimpfung« im Umgang mit den Belastungen durch die Erkrankung und Behandlung hilfreich sein.

Definition

Unter **Stressimpfung** versteht man eine Selbstinstruktion/-verbalisation (Teufel & Zipfel, 2016)

- zur Orientierung und Planung: »Überlege, wie du dich mit der Krankheitssituation auseinandersetzen kannst«, »Plane die nächsten Schritte«
- der eigenen Bewältigungsmöglichkeiten: »Schritt für Schritt wirst du wieder Sicherheit finden«
- zur Ermutigung des Aushaltens aufkommender Ängste: »Angst gehört jetzt dazu, halte durch«
- zur Bewertung und Verstärkung: »Es war gut, dass du die Chemotherapie durchgehalten hast; von Zyklus zu Zyklus machst du das besser«

Ressourcenaktivierung und Resilienzförderung

Fazit einer aktuellen Übersichtsarbeit sind folgende Kernaussagen zur Resilienz (Ludolph et al., 2019):

- Resilienz beschreibt die Aufrechterhaltung bzw. rasche Wiederherstellung der psychischen Gesundheit während oder nach stressvollen Lebensumständen.
- Resilienz definiert sich als Ergebnis der Anpassung an Stressoren oder zumindest partiell durch multiple Resilienzfaktoren (z. B. Selbstwertgefühl, realistischer Optimismus, kognitive Flexibilität).

- Resilienzfördernde Interventionen, die unmittelbar nach der Diagnose und parallel zur medizinischen Behandlung erfolgen, zeigen größte Effekte auf Resilienz bzw. posttraumatisches Wachstum bei erwachsenen Krebserkrankten, die auch bis zu einem Jahr stabil oder steigend war.
- Interventionen mit mehr als 12 Sitzungen oder mindestens 24 Stunden Dauer erzielten die größten Effektstärken.

Das TRUST-Konzept

In der Arbeit mit an Krebs erkrankten Menschen ist die gezielte Ressourcenaktivierung und Resilienzförderung ein wichtiger Baustein zur Krankheitsbewältigung. Im Folgenden stellen wir ein theoretisches Konzept vor: Das TRUST-Konzept (Diegelmann, 2007; Isermann & Diegelmann, 2015).

Definition

Der Begriff TRUST ist einerseits ein Akronym und bedeutet »**T**echniken **R**essourcenfokussierter **U**nd **S**ymbolhafter **T**raumatherapie«, andererseits steht er für das Wort Vertrauen. TRUST versteht sich als therapeutischer Ansatz, der explizit durch ressourcenorientierte und kreative Interventionen emotionale, kognitive, motivationale und soziale Aspekte von bio-psycho-sozialen Anpassungsleistungen berücksichtigt. Existenzielle Herausforderungen im Leben wirken sich immer auf alle Ebenen der menschlichen Identität aus, daher sind die Interventionen individuell der jeweiligen Lebenssituation der Betroffenen wie auch dem Erfahrungsschatz der Professionellen anzupassen.

In diesem Kapitel werden allgemeine Informationsmaterialien zu verschiedenen Konzepten, auf denen das Vorgehen mit TRUST basiert, sowie unterschiedliche Arbeitsblätter dazu zur Verfügung gestellt.

Viele dieser Arbeitsblätter mit spezifischen Instruktionen und Hinweisen gehen auf die Besonderheit der Ressourcenaktivierung und Resilienzförderung im psychoonkologischen Kontext ein und veranschaulichen die Bedeutung für die Krankheitsbewältigung.

Lebensbedrohlich erkrankt zu sein, aktiviert unmittelbar Ich-Zustände (Ego-States), die Gefühle von Hilf und Hoffnungslosigkeit wachrufen. Die klinischen Erfahrungen zeigen, dass durch eine lebensbedrohliche körperliche Erkrankung das Erleben oft dem eines Traumas ähnelt. Traumasensible Vorgehensweisen sind erfahrungsgemäß sehr geeignet, um die oft monatelang andauernden medizinischen Behandlungen möglichst psychisch gestärkt zu bewältigen. Am Anfang einer Therapie sind zudem häufig gezielte Kriseninterventionen notwendig. Das TRUST-Konzept ist schulenübergreifend und methodenintegrativ. TRUST nutzt ganz bewusst die Erkenntnisse der Traumatherapie und der Kognitiven Verhaltenstherapie für die Ressourcenaktivierung und für die Prinzipien der Krankheitsbewältigung. Eine wichtige Grundlage sind dabei neurobiologische Erkenntnisse, besonders die neuronale Plastizität: Unser Gehirn verändert sich bis zum Lebensende nutzungsabhängig.

TRUST-Interventionen fokussieren darauf, gezielt Ich-Zustände zu aktivieren, die Resilienz und das Kohärenzgefühl und in der weiteren Anwendung auch die allgemeine Achtsamkeit und Glücksfähigkeit zu stärken. Ziel ist, das Bewältigungspotenzial, die Lebensqualität und die Prozesse des posttraumatischen Wachstums zu fördern. Resilienzfördernde TRUST-Interventionen haben sich in der Arbeit mit Traumatisierten und besonders auch mit an Krebs erkrankten Menschen und deren Angehörigen in der Praxis bewährt (Diegelmann, 2007).

Das Fundament für neue Perspektiven und Interventionsstrategien nach dem TRUST-Konzept bilden:

- Salutogenese
- Resilienz
- positive Psychologie
- neurobiologische Erkenntnisse

Daraus lassen sich resilienzstärkende Interventionen, Behandlungsansätze und therapeutische Haltungen speziell auch für die Arbeit mit an Krebs erkrankten Menschen ableiten. Allen gemeinsam ist es, den Blick nicht ausschließlich auf die Pathologie zu richten, sondern auf die individuellen Stärken und Heilungspotenziale der Betroffenen.

Die psychotherapeutische TRUST-Grundhaltung ist geprägt von Vertrauen in die therapeutische Beziehung, Vertrauen in die Selbstheilungspotenziale jedes Menschen und die »innere Weisheit« im Behandlungsprozess. Es ist aber auch das inzwischen vorhandene Wissen und damit das berechtigte Vertrauen darauf, dass grundlegende Veränderungsprozesse selbst bis ins hohe Alter bzw. bis zum Lebensende möglich sind.

Das Vorgehen nach dem TRUST-Konzept fokussiert stets darauf, dass Patientinnen und auch Behandlerinnen im psychoonkologischen Setting so wenig wie möglich von unkontrollierbarem Stress überflutet werden. Es geht darum, das Erleben einer lebensbedrohlichen Erkrankung durch schrittweise Verarbeitungsprozesse zu ordnen, zu rekonstruieren und mit gefühlter Sinnhaftigkeit und gestärkter Resilienz anders erleben zu können. Die resilienzstärkenden Interventionen tragen dazu bei, die Toleranz gegenüber den Unwägbarkeiten des Lebens zu erweitern.

Übersicht

TRUST-Interventionen zielen darauf:

- das Gehirn aus dem Stress-Angst-Modus wieder in Balance zu bringen
- die Aufmerksamkeit auf konkrete (neue) Erfahrungen zu lenken
- subjektive und objektive Ressourcen im Alltag zu entdecken und zu stärken
- Bewertungsprozesse und Einstellungen zu erkennen, ggf. zu ändern
- emotionale und kognitive Flexibilität im Umgang mit Belastungen und Herausforderungen explizit zu fördern

Die psychoonkologische Grundhaltung sollte bereits vom Erstkontakt an eine Ressourcenperspektive anregen. Doch zuallererst sollte der neuen Lebenssituation Verständnis, Wertschätzung und Anerkennung der »Ausnahmesituation« entgegengebracht werden.

Die explizite Aufmerksamkeitslenkung auf Ressourcen im therapeutischen Prozess kann dazu beitragen, bisher gewohnte Wahrnehmungs- und Bewertungsprozesse zu verändern. Für die meisten Menschen steht die Belastung durch die Erkrankung oder der Verlust der bisherigen gewohnten Normalität als Thema an erster Stelle, wenn sie psychoonkologische Unterstützungsangebote wahrnehmen. Die Weichen für neue Erfahrungen im Umgang mit der Krebserkrankung werden bereits bei der Diagnosevermittlung, dem Behandlungsplan etc. gestellt. Das geschieht durch empathische Zugewandtheit, Zuhören, Nachfragen, aber auch durch die aktive Vermittlung von Psychoedukation und durch das Angebot von gezielten Interventionen zur Stressregulation (vgl. Kap. 2).

! Folgende Aspekte sollen handlungsleitend für Behandler sein:

- Risiko- und Schutzfaktoren der aktuellen Lebenssituation thematisieren
- psychoedukative Interventionen anschaulich vermitteln
- Patientinnen als kompetente »Expertinnen« für die eigene Lebenssituation wahrnehmen
- Schuldgefühle und Zukunftsängste von Patienten als normale Reaktion einordnen lernen
- Probleme und Ängste benennen, dadurch werden sie externalisiert und können schrittweise geordnet und bearbeitet werden, ganz im Sinne von: Gestaltete Angst verliert an Bedrohlichkeit.
- Die Psychohygiene auf der Behandlerseite zur Stärkung der eigenen Resilienz wirkt unmittelbar als Resilienz-Resonanz auf die Patienten zurück.

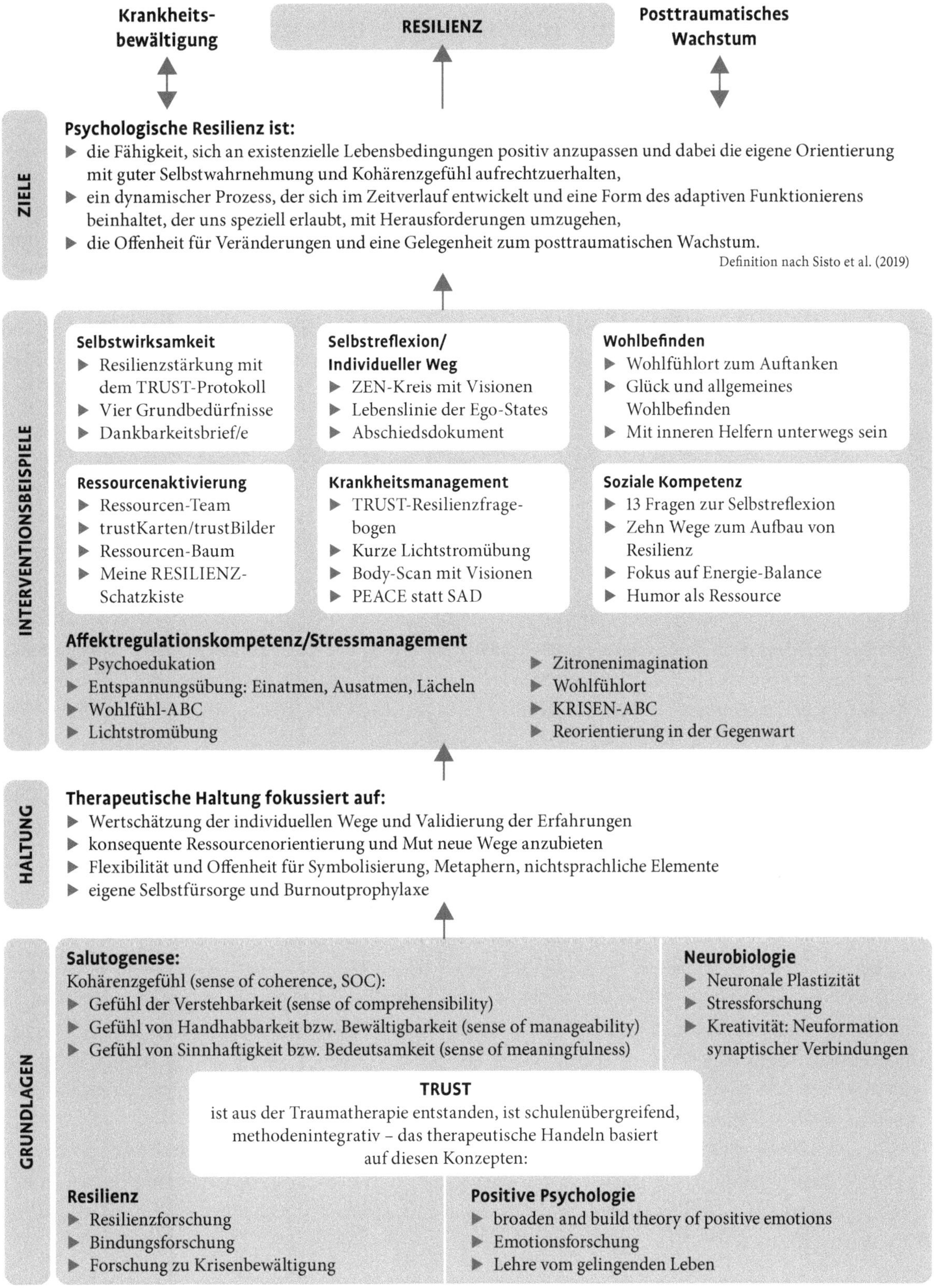

Abbildung 5.4 TRUST-Konzept für die Psychoonkologie

Achtsamkeitsbasierte Imaginationsübungen

Entspannungsverfahren sind seit Jahren ein fester Bestandteil in der psychoonkologischen Versorgung, auch gezielte Übungen zur gelenkten Imagination, Atemübungen und körperorientierte Verfahren werden regelmäßig eingesetzt. Die Entspannungsverfahren, insbesondere die Progressive Muskelentspannung (PMR) und das Autogene Training (AT) sowie auch Mindfulness Based Stress Reduction (MBSR) erweisen sich in der Behandlung von onkologischen und schwer kranken Patientinnen als nützlich (Diegelmann & Isermann, 2016; Schulz-Kindermann & Rosenberger, 2016).

Geleitete Imaginationen bzw. Visualisierungsübungen, aber auch andere Techniken wie Hypnose, Meditation, Biofeedback oder Progressive Muskelentspannung, werden in der Arbeit mit Krebspatienten v. a. zur Reduzierung von Distress, zur Entspannung, zur Schmerztherapie und zur Stärkung des Immunsystems angewandt. Imaginative Interventionen haben eine besonders starke Wirkung auf emotionale Prozesse (Holmes et al., 2009). Das Konzept der »Experiental Avoidance« (EA) beschäftigt sich mit der Vermeidung von negativen Affekten, also dem dysfunktionalen Vermeiden von Emotionen und inneren Erfahrungen und den damit verbundenen inneren Bildern (z. B. Gedankenvermeidung, Erinnerungen vermeiden).

! Beim Konzept des Imaginativen Überschreibens von negativen inneren Bildern geht es genau genommen darum, dass zusätzlich zur Konfrontation mit belastenden oder traumatischen Erinnerungsbildern daran gearbeitet wird, neue, korrigierende Erfahrungen imaginativ anzuregen, sodass dadurch eine emotionale Neubewertung in der Gegenwart erlebt werden kann (Holmes & Mathews, 2010).

TRUST. Bei dem ressourcenorientierten Vorgehen mit TRUST wird dieses Prinzip ähnlich angewandt. Hierbei geht es v. a. darum, Krisen- oder Traumanetzwerke eher aus der Distanz einer bildhaften, imaginativen, Metaphern-aktivierenden oder symbolhaften Aktivierung heraus kreativ zu bearbeiten. Dabei werden die belastenden autobiografischen Erinnerungsspuren nur kurzfristig aktiviert und gezielt ein Verarbeitungsprozess durch emotionales Über- oder durch emotionales und imaginatives, teilweise auch durch Malen gestaltetes Weiter- oder Umschreiben der Erfahrungen angeregt. Dadurch können neue Sichtweisen und Erlebnisqualitäten unmittelbar gespürt werden. Das bedeutet, die kurzfristige Aktivierung von belastenden Erfahrungen zielt nicht auf Habituation oder Löschung ab, sondern darauf, das Prinzip des »State-Dependent-Learning« im Ressourcen-State gezielt zu nutzen, um Stressverarbeitungsstörungen oder Traumafolgestörungen in Hier- und Heute-Erfahrungen zu wandeln.

Autobiografische Arbeit. Die autobiografische Arbeit mit Ressourcen bedeutet in diesem Kontext, dass es wichtig ist, ganz individuelle Verarbeitungsimpulse auszulösen. Hier kann auch die gezielte Arbeit mit Humor-Ressourcen ansetzen. Es kann so gelingen auch Patientinnen, die gewohnt sind, im Sinne des EA eher Gefühle zu vermeiden, zu grübeln oder fehlende Selbstwirksamkeit im Krankheitsfall zu erleben, dazu anzuregen, wirklich neue, auch unerwartete Erfahrungen im Umgang bspw. mit existenziellen Problemen spüren zu können (s. AB 43–50). Kreative Suchprozesse im Gehirn regen ungewohnte Ego-States im Kontext einer Belastung an, was eben auch kognitiv-emotionale Neubewertungen von Situationen erlebter Hilf- oder Hoffnungslosigkeit ermöglicht. Die Annahme und Bewältigung dessen, »was ist«, kann so eher erfolgen.

Die Arbeitsblätter zielen darauf ab, Patientinnen und Angehörige darin zu unterstützen, die psychischen und körperlichen Belastungen durch die Krebserkrankung zu verarbeiten, sie dienen der unmittelbaren Entlastung und stärken somit die individuellen Bewältigungsmöglichkeiten, Ressourcen und die Lebensqualität der Betroffenen.

Körperbild

Das Körperbild ist ein Teil des Selbstkonzepts. Es beschreibt das Konzept einer Person von ihrem Körper und ihre Gefühle in Bezug auf ihren Körper. Selbstbewusstsein und Sexualität sind eng damit verknüpft. Generell tendieren Frauen zu einem negativeren Körperbild als Männer, während die Aufmerksamkeit, die sie ihrem Körper zuwenden, im Vergleich höher ist. Auch aus neurobiologischer Sicht entwickeln sich Selbstwahrnehmung und Selbstkonzept immer auch in Interaktion mit dem konkreten eigenen Körper (Hüther, 2011).

Das Konstrukt des Körperbildes und die Auswirkungen der möglichen operativen Verfahren auf das Körperbild und die Sexualität wurden verschiedentlich, besonders in der Frauenheilkunde untersucht. Postoperative Probleme sollen einerseits unabhängig von der operativen Technik sein (Isermann, 2006b; Nano et al., 2005), andererseits kamen Studien auch zu Ergebnissen, die darauf hinweisen, dass verschiedene Operationstechniken auch unterschiedliche Auswirkungen auf Körperbild und Sexualität mit sich bringen. Die psychosozialen Funktionen (Lebensqualität, Sexualität, krebs-assoziierter Distress, Körperbild, Depression, Angst) nach einem Jahr verbessern sich bei allen Patientinnen (Metcalfe et al., 2012). Psychosoziale Belastung entsteht durch die Brustkrebsdiagnose und lässt sich durch Rekonstruktion nicht per se verhindern. Generell ist es so, dass rekonstruktive Maßnahmen häufiger von jüngeren (Fallbjork et al., 2010), berufstätigen und besser ausgebildeten Frauen gewünscht und dann auch ärztlicherseits eher durchgeführt werden. Als Einflussfaktoren auf die Zufriedenheit mit dem eigenen Körperbild bei Frauen nach Brustkrebs erwies sich die Depressivität, aber auch die partnerschaftliche Zufriedenheit (Zimmermann et al., 2010).

Im Rahmen einer Studie wurden Brustkrebspatientinnen frühpostoperativ zu ihren Entscheidungsprozessen sowie ihrem Körperbild befragt. Hier wurde deutlich, dass für die Frauen weniger die operative Technik das subjektiv Entscheidende ist, sondern die Einflussnahme auf die Entscheidung und das Einbezogensein in den Prozess der Entscheidungsfindung für sie wichtig sind (Siedentopf et al., 2008).

Besonders hilfreich im Umgang mit einer Krebserkrankung und dem damit veränderten Körpererleben haben sich ressourcenorientierte psychotherapeutische Ansätze wie das TRUST-Konzept erwiesen (Diegelmann, 2011b).

Die individuelle Auseinandersetzung mit dem »verletzten« Körper ist aus medizinischer und psychotherapeutischer Sicht wertvoll. Interventionen, welche die Auseinandersetzung mit den körperlichen Veränderungen fördern, die durch bspw. Operationen oder Chemotherapie entstehen, können evtl. Ängste mindern und so ggf. negativen Folgen für das Selbstbild vorbeugen und die eigene Haltung zum Körper stärken.

Ähnlich wie Träume das Potenzial haben, sinnstiftende Erfahrungen spürbar zu machen, haben das auch körperbezogene Interventionen, die dazu einladen, Symbole oder Metaphern auch für extremes psychisches Erleben zu finden. Oftmals werden dadurch unaussprechlich geglaubte Wahrheiten authentisch gespürt und verkörpert, unauslöschlich begreifbar, handhabbar und dadurch auch mentalisierbar.

Von *Embodiment* spricht man auch, um die Wechselwirkung zwischen Körper und Psyche zu betonen. Psychisches Erleben zeigt sich nicht nur »nonverbal«, z. B. in Körperhaltung, Gestik oder Mimik, sondern umgekehrt nimmt das Körpererleben auch unmittelbar Einfluss auf unser psychisches Erleben.

Selfies

Als Selfies werden digital erstellte Selbstportraits bezeichnet. Meist entstehen sie mit dem Smartphone. Viele Selfies sollen ein authentisches Bild der Person abgeben, so wie sie sich selbst gerne sieht und von den anderen gesehen werden will. Diese Form der Selbsterfahrung kann auch sehr gut zur Auseinandersetzung mit neuen Rollenerfahrungen als krebserkrankte Person genutzt werden. Es könnte sogar dazu beitragen, reale Beziehungen zu intensivieren.

Studien zeigen, dass Selfies zur narzisstischen Selbstdarstellung eher die geringste Gruppe der Selfie-Nutzerinnen darstellen, vielmehr spielen auch weitere Motivationen hinter Selfies sogar eine größere Rolle (Holiday et al., 2016).

Demnach lassen sich Selfie-Anwender in die drei Kategorien einteilen:

Zur Kommunikation, zum Austausch mit Freunden, Familie oder Followern in sozialen Netzwerken

Als Autobiografe-Dokumentation, um Erinnerungen zu bewahren und zur Dokumentation besonderer Lebensmomente – »Keymoments« im Leben

Die Selbstdarstellung als Motivation für Selfies

Abbildung 5.5 Kategorien der Selfie-Anwenderinnen

Im psychoonkologischen Kontext können die Kategorien »Kommunikation« und »Autobiografie-Dokumentation« gut zur Krankheitsbewältigung eingesetzt werden. Vorstellbar wären hier auch Fotomomente mit sich selbst (liebevolle, kreative Konfrontation mit Körperbildänderungen) oder mit / oder von sterbenden oder toten Angehörigen, um die Bewältigung der damit verbundenen Erfahrungen zu unterstützen.

Humor

Die Aktivierung individueller Ressourcen – und dazu zählt der Humor – stärkt nachweislich die psychische Widerstandskraft (Resilienz) auch angesichts existenziell bedrohlicher Lebenssituationen. Humor aktiviert u. a. das dopaminerge Belohnungssystem im Gehirn. Dadurch werden emotionale Copingprozesse und kreative Problemlösungen gefördert, was wiederum belohnend wirkt und somit zu einer Aufwärtsspirale emotionalen Wohlbefindens führt. Dies entspricht auch den Forschungsergebnissen der Positiven Psychologie zur Wirkung positiver Emotionen allgemein (Fredrickson, 2001; Diegelmann, 2011a).

Aktuelle neurobiologische und resilienzfokussierende Forschungsergebnisse untermauern den Wert ressourcenorientierter Ansätze wie TRUST (Chida & Steptoe, 2008; Ludolph et al., 2019). Dieses integrative Konzept zielt auf die Aktivierung intensiver neuer Erfahrungen, besonders auch durch nichtsprachliche Interventionen, Imaginationen, Metaphern und Symbolisierungen. Die Bedeutung positiver Emotionen für die psychische und physische Gesundheit und sogar für die Lebenserwartung wird besonders durch zahlreiche Forschungsergebnisse der Positiven Psychologie belegt. Humor kann dabei einerseits zu einer unmittelbaren Stressreduktion führen und andererseits den spielerischen Zugang zu einem Perspektivenwechsel und zu größerer kognitiver und emotionaler Flexibilität eröffnen. Wenn man mal »nichts zu lachen hat«, ist es gut, auf bereits gebahnte Humor-Ressourcen-Netzwerke zurückgreifen zu können. Humor kann dabei helfen, die Blickrichtung zu ändern. Die Fähigkeit zum Perspektivenwechsel ist ebenfalls ein elementarer Baustein auf dem Weg zur Förderung von Resilienz.

> »Bahnung erfolgt nach Hebbs Prinzip ›neurons that fire together wire together‹. Dieses Prinzip gilt nicht nur auf der Ebene einzelner Neuronen, sondern auch auf der Ebene von Neuronenverbänden und neuronalen Schaltkreisen. Voraussetzung und Beginn jeder Bahnung ist die Aktivierung dessen, was besser gebahnt werden soll. Damit etwas gut gebahnt wird, muss es wiederholt und anhaltend aktiviert werden …
> Wenn ein*e Therapeut*in erreichen möchte, dass der Patient bestimmte Dinge neu denkt, tut oder fühlt, sollte er / sie nicht abwarten, bis er / sie das irgendwann von selbst tut, sondern er / sie sollte alles tun, was er / sie kann, damit diese Gedanken, Verhaltensweisen oder Gefühle überhaupt auftreten.«
> *Grawe, 2004, S. 429*

Arbeits- und Informationsmaterialien

AB 43 Transaktionales Stressmodell
In diesem Arbeitsblatt wird das Stressmodell nach Lazarus beschrieben, welches den Umgang mit Stressoren schematisch darstellt, sowie eine Anleitung gegeben, wie Therapeuten das Modell mit Patientinnen besprechen können.

AB 44 Mein Ressourcen-Team zur Resilienzstärkung
Das Arbeitsblatt enthält eine Anleitung zur Etablierung eines Ressourcen-Teams für spezifische individuelle Belastungssituationen.

AB 45 Resilienzstärkung mit dem TRUST-Protokoll
Diese Intervention ist gut geeignet, um sich mithilfe von früheren, angstfreien und gelungenen Problemlöse-Erfahrungen wieder in der belastenden Gegenwart gestärkt handlungsfähig fühlen zu können.

INFO 15 KRISEN-ABC
Das Wort KRISEN-ABC steht als Checkliste für Handlungsempfehlungen und Interventionen zur Bewältigung von Krisen. Jeder der neun Buchstaben steht für ein wichtiges Element aus etablierten ressourcenorientierten Ansätzen.

AB 46 Pendeln zwischen Wohlfühl-Ego-States und Belastung
Diese Übung ist gut geeignet für spezifische Situationen, bspw. zur Angstregulation vor Kontrolluntersuchungsterminen. Sie kann auch allgemein zur Stressregulation für belastende Situationen genutzt werden.

AB 47 Ressourcenbaum-Imagination
Die Baumübung ist eine bewährte Imagination in der Traumatherapie. Dieses Arbeitsblatt stellt eine neue Variante vor.

AB 48 Fragebogen zu angenehmen Baumerfahrungen
Dieses Arbeitsblatt lenkt die Aufmerksamkeit auf individuelle Erlebnisse mit Bäumen als Fokus zur Ressourcenstärkung in Zehn-Jahres-Abschnitten.

AB 49 Mit inneren Helfern unterwegs sein
Diese Imaginationsübung ist gut geeignet für Zeiten, in denen eine Distanzierung zu Belastungen, zur Beruhigung und zur Selbststärkung notwendig ist.

AB 50 Kombinierte Anwendung von trustBildern und trustKarten
Das Arbeitsblatt stellt eine Anleitung für die kombinierte Anwendung der trustBilder mit den trustKarten vor. Diese Vorgehensweise trägt in spielerischer Weise dazu bei, gewohnte Denk- und Wahrnehmungsmuster zu verändern. Alternativ zu den trustBildern können Sie auch ressourcenorientierte Fotos, Bilder, Postkarten etc. für die Übung nutzen.

AB 51 Bilder wecken Ressourcen
Dieses Arbeitsblatt sensibilisiert für die bewusste Wahrnehmung von Bildmotiven, um eingefahrene kognitive und emotionale Muster aufzulockern und den Blick wieder zu weiten.

INFO 16 Das Salutogenese-Konzept
Dieses Informationsblatt beschäftigt sich mit der Salutogenese als Lehre von Gesundheit und fokussiert auf Bedingungen, die Gesundheit ermöglichen – im Unterschied zur Pathogenese, der Lehre zur Entstehung und Entwicklung einer Krankheit.

AB 52 Salutogenese: Ressourcen gegen die Angst
Dieses Arbeitsblatt gibt Raum für die Beschäftigung mit dem eigenen Kohärenzgefühl. Ressourcen, die gegen die Angst hilfreich erscheinen, können dazu aus unterschiedlichen Zeitperspektiven beschrieben werden.

INFO 17 Das Resilienz-Konzept
Auf diesem Informationsblatt wird die Entwicklung des Resilienz-Konzepts vorgestellt und eine aktuelle Definition zur psychologischen Resilienz gegeben.

AB 53 Grundbausteine von Resilienz
Dieses Arbeitsblatt kann für die Beschreibung der alltagsbezogenen Resilienzerfahrungen genutzt werden.

AB 54 Zehn Wege zum Aufbau von Resilienz
Das Arbeitsblatt gibt Hinweise zu empfohlenen Resilienz-Wegen im Alltag. Patientinnen können auf einer Skala einschätzen, welche Resilienz-Wege sie bereits nutzen und welche noch ausbaufähig sind.

AB 55 Meine Resilienz-Schatzkiste
Die Patientinnen können auf diesem Arbeitsblatt zu jedem Buchstaben des Wortes RESILIENZ ihre individuelle Schatzkiste zusammenstellen.

INFO 18 Vorbilder
Die Beispiele von Menschen, die es geschafft haben, existenzielle Herausforderungen zu bewältigen, können Patienten Mut machen für die individuelle Krankheitsbewältigung.

AB 56 Vorbilder
Dieses Arbeitsblatt gibt Gelegenheit, sich mit individuellen Vorbildern zu beschäftigen.

INFO 19 Positive Psychologie
Dieses Informationsblatt beschreibt die Entwicklung der Positiven Psychologie.

AB 57 Glück und allgemeines Wohlbefinden
Auf diesem Arbeitsblatt haben Patientinnen Gelegenheit, sich täglich Notizen über eigene Glückserfahrungen zu machen.

AB 58 Worüber habe ich mich heute gefreut – Wofür bin ich heute dankbar?
Mit diesem Arbeitsblatt können Patienten lernen, Freude und Dankbarkeit im Alltag bewusster wahrzunehmen.

INFO 20 Psychologische Grundbedürfnisse und Wirkfaktoren für gelingende Psychotherapie
Dieses Informationsblatt stellt die Konsistenztheorie nach Klaus Grawe dar und beschreibt die daraus abgeleiteten vier Grundbedürfnisse und fünf Wirkfaktoren für gelingende Psychotherapie.

AB 59 Vier Grundbedürfnisse
Dieses Arbeitsblatt lenkt die Aufmerksamkeit auf die Erfüllung der vier psychologischen Grundbedürfnisse im Alltag, besonders angesichts der eigenen Erkrankung.

AB 60 Gelingende Psychotherapie
Dieses Arbeitsblatt gibt Patienten Gelegenheit, mithilfe eines Kurzfragebogens Ziele und Wünsche an die psychoonkologische Behandlung zu konkretisieren.

AB 61 Lebenslinie der Ego-States
Die Arbeit mit der Lebenslinie der Ego-States ist eine ungewohnte, ressourcenaktivierende Konfrontation mit dem bisherigen Leben. Es werden stärkende Ego-States herausgearbeitet, die auf Wertschätzung und auf die Bewusstwerdung von Kohärenzgefühlen zielen.

AB 62 Sensibilisierung für Körperreaktionen als Weg zum Entdecken der Weisheit des Körpers
Das Arbeitsblatt gibt konkrete Anregungen, wie durch Hinweisreize Körperreaktionen und damit verbundene psychische Reaktionen initiiert werden können.

AB 63 Body-Scan und Visionen
Das Arbeitsblatt enthält eine Instruktion für die Arbeit mit dem Body-Scan. Ein mehrstufiges Vorgehen regt einen kreativen, spielerischen Prozess an. Es geht darum, mithilfe von spontanen gemalten Bildern und dem Element der Bilateralen Stimulation neue Perspektiven zur Krankheitsbewältigung zu finden.

AB 64 Foto-Momente
Das Arbeitsblatt regt zur Beschäftigung mit realen und imaginierten Fotos an.

AB 65 Selbstbild und Familie in Tieren
Dieses Arbeitsblatt lädt dazu ein, ungewohnte Rollenerfahrungen in spielerischer Weise wachzurufen und die stärkende Kraft dieser Erfahrungen zur Bewältigung von Herausforderungen zu nutzen.

AB 66 Humor als Ressource
Das Arbeitsblatt enthält eine kurze Imaginationsanleitung, um individuelle Humor-Erfahrungen zu aktivieren.

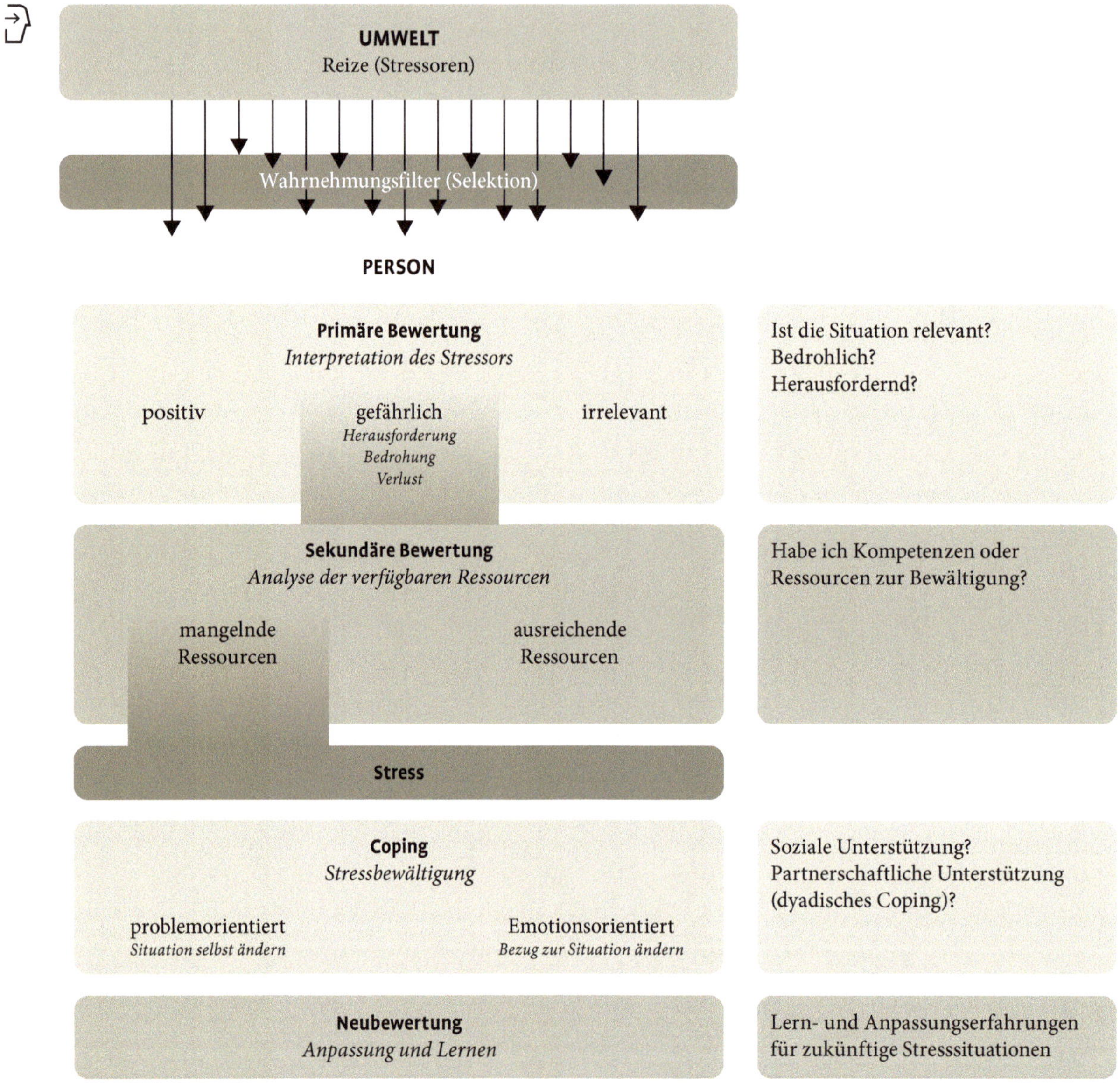

(adaptiert nach Lazarus & Folkman, 1984)

Sie können das transaktionale Stressmodell Ihren Patientinnen folgendermaßen erklären:

»Wir alle sind ständig irgendwelchen Stressoren oder Reizen aus der Umwelt ausgesetzt – wie z. B. Lärm, Konflikten, Krankheit, Schulden etc. Glücklicherweise haben wir einen Wahrnehmungsfilter, sodass nicht jeder Stressor zu uns durchdringt. Dennoch gibt es einige Stressoren, die diesen Filter durchbrechen.

Zum Beispiel teilt Ihnen Ihre Ärztin mit, dass noch eine weitere Untersuchung erforderlich ist. Wenn dieser Stressor Ihren Wahrnehmungsfilter durchdringt, nehmen Sie ganz automatisch eine erste ›primäre Bewertung‹ vor und interpretieren diesen Stressor. Möglicherweise interpretieren Sie diese Nachricht positiv, da Sie sich von der Untersuchung neue Erkenntnisse erhoffen, dann ist der Stressor an diese Stelle ›beendet‹. Möglicherweise ist die Untersuchung für Sie auch eher irrelevant, da Sie sich nichts weiter davon versprechen. Auch hier wäre die Stress-Situation an dieser Stelle beendet. Es kann aber auch sein, dass Sie diese weitere Untersuchung als gefährlich ansehen und noch nicht wissen, ob es herausfordernd, bedrohlich oder als Verlust / schädigend einzuschätzen ist.

Wenn Sie diesen letzten Weg gehen, nehmen Sie automatisch eine ›sekundäre Bewertung‹ vor, in dem Sie Ihre verfügbaren Ressourcen analysieren. Vielleicht kommen Sie zu dem Schluss, dass Sie ausreichend Ressourcen zur Verfügung haben, um diese Situation (in unserem Beispiel die Untersuchung) zu bewältigen. Hier wäre der Stressor dann ebenfalls beendet. Falls Sie aber zu dem Schluss kommen, dass Ihre Ressourcen nicht ausreichen, geraten Sie in eine Stress-Situation.

Aber auch hier ist die Situation noch nicht zu Ende, sondern jetzt besteht die Möglichkeit, Ihre Copingstrategien (= Bewältigungsstrategien) zu mobilisieren. Zunächst können Sie problemorientiert bewältigen, d. h., Sie versuchen, die Situation zu verändern, in dem Sie in unserem Beispiel den Termin für die Untersuchung absagen. Das wäre die Strategie ›Vermeidung‹. Möglicherweise macht Ihnen die anstehende Untersuchung auch Angst. Hier können Sie versuchen, emotionsorientiert zu bewältigen, indem Sie den Bezug zur Situation ändern und somit versuchen, Ihre Emotionen zu verändern. Beispielsweise könnten Sie sich weitere Informationen bezüglich der geplanten Untersuchung einholen, um somit die Angst zu verringern. Sie könnten allerdings auch soziale Unterstützung, z. B. durch Ihr Umfeld, in Anspruch nehmen oder partnerschaftliche Unterstützung, in dem Sie Ihren Partner oder Ihre Partnerin bitten, Sie zu der geplanten Untersuchung zu begleiten.

Je öfter Sie diesen Prozess durchlaufen – oder aber auch schon in Ihrem Leben durchlaufen haben – desto mehr beeinflusst dies, wie Sie mit Stress auch zukünftig umgehen, d. h., Sie passen Ihre Strategien an und Lernen aus den bisherigen Erfahrungen.«

Die Therapeutin erklärt kurz den Ablauf des Vorgehens:

»Die Aktivierung persönlicher Ressourcen / Kraftquellen kann Sie unmittelbar darin unterstützen, neue Perspektiven im Umgang mit einer belastenden oder herausfordernden Lebenssituation zu finden. Ich erkläre Ihnen, wie wir daran arbeiten, dass Sie diese neuen Erfahrungen machen können. Denken Sie bitte daran: Es geht nicht darum, die Realität zu ändern, wohl aber darum, das Erleben Ihrer augenblicklichen Belastung / Herausforderung zu verändern. Bitte beschreiben Sie mir jetzt, wozu Sie die Unterstützung durch ein Ressourcenteam gut gebrauchen können.«

Es wird damit begonnen, unterschiedliche Ressourcen, die für diese spezifische Situation hilfreich sein können, nacheinander im Dialog, zu »entdecken«. Insgesamt hat es sich bewährt, mindestens drei unterschiedliche Ressourcen / Teammitglieder zu finden. Diese werden dann einzeln jeweils mit Bilateraler Stimulation (BLS; Tapping; s. INFO 7 und AB 9) verankert. Zum Schluss werden alle Ressourcen als gesamtes »Team« etabliert und ebenfalls mit BLS verankert.

Beispiele von Ressourcen: Figuren aus Märchen, Filmen, Büchern, Schutzengel / Symbol für Innere Weisheit / trust-Karte als Fokus / Wohlfühlort / Innerer Helfer / Krafttier / Familienmitglied oder Freund*in usw.

Die einzelnen Schritte

(1) Beschreibung des gegenwärtigen Problems / der gegenwärtigen Lebenssituation

Die Patientin beschreibt eine gegenwärtige Belastung / Lebenssituation, in der eine Unterstützung durch ein Ressourcenteam gebraucht wird.

....

....

(2) Testen der Bilateralen Stimulation (BLS)

Das Ressourcenteam kann auch ohne BLS exploriert werden. In der Praxis hat sich gezeigt, dass die Verankerung der Ressourcen durch den Therapeuten eine besonders stärkende Wirkung entfaltet. Dazu sitzen sich Therapeut und Patient gegenüber und der Therapeut fragt zu Beginn, ob es okay ist, die Knie des Patienten zur Anwendung der BLS zu berühren. Verschiedene Aspekte der BLS werden »getestet«: Geschwindigkeit, Stärke des Klopfens, Klopfen oben auf den Knien oder seitlich.

(3) Exploration von drei hilfreichen Ressourcen und Verankerung mit Bilateraler Stimulation

Die Therapeutin exploriert insgesamt *drei* Ressourcen, die für den Umgang mit der Belastung / Lebenssituation hilfreich und sinnvoll erscheinen. Diese werden nacheinander exploriert, notiert und nacheinander mit BLS verankert.

Hinweis 1. Es ist hilfreich, die Suche nach passend erscheinenden Ressourcen aktiv zu unterstützen und offene ermutigende Anregungen dazu auszusprechen. Bei der Verankerung kann die Therapeutin dazu auffordern, das Stärkende des jeweiligen Ressourcenteam-Mitglieds mit allen Sinnen zu spüren.

Hinweis 2. Es ist wichtig, die einzelnen Ressourcen mit vielen Details zu beschreiben. Dadurch wird das Ressourcennetzwerk maximal stimuliert.

(1) ....

(2) ....

(3) ....

(4) Validierung der neuen Erfahrung / Verankerung des gesamten Ressourcenteams

Zum Schluss wird das gesamte Ressourcenteam nochmals mit BLS verankert. Die Therapeutin benennt hierzu alle Ressourcen nacheinander anhand der Notizen (s. Punkt 3). Durch die Aktivierung von Ego-States, die mit Bewältigungskompetenz verbunden sind, verändert sich meist unmittelbar die Wahrnehmung des Problems, der Lebenssituation. Dieses gestärkte Kompetenzerleben wird abschließend nochmals mithilfe der BLS verankert. Falls die Belastung dennoch relativ hoch ist, kann auch das Finden einer zusätzlichen passenden Ressource noch weitere symbolhafte Ego-States aktivieren, die das Erleben der gegenwärtigen Belastung / Lebenssituation weiter verändern helfen kann.

....

....

(5) Abschluss und ggf. Symbolisierung des neuen Erlebens

Zum Abschluss ermutigt der Therapeut noch dazu, spontan ein Motto, ein Symbol oder ein Wort für das gesamte Ressourcenteam (z. B. »Das-fühlt-sich-gut-an-Team«) zu finden. Dies kann dann als Ankerreiz in der konkreten Situation oder auch zwischendurch zur weiteren Bahnung des Kompetenzerlebens und der Erfahrung von Selbstwirksamkeit im Umgang mit der Belastung / der Lebenssituation genutzt werden. Diese Symbolisierung der neuen Erfahrung kann abschließend nochmals durch bilaterale Stimulation verankert werden.

....

....

Variation. Das Ressourcenteam kann auch von der Patientin selbst mit BLS verankert werden.

> **!** Bitte denken Sie daran, dass in Krisenzeiten oder extremen Belastungssituationen die Exploration und Stärkung durch ein Ressourcenteam besonders achtsam und liebevoll mit Respekt, Freude und Neugier am hilfreichen Perspektivenwechsel erfolgen sollte.

Resilienzstärkung mit dem TRUST-Protokoll

Diese Intervention ist gut geeignet, um sich mithilfe von früheren angstfreien und gelungenen Problemlöse-Erfahrungen wieder in der belastenden Gegenwart gestärkt handlungsfähig fühlen zu können.
Die Therapeutin erklärt kurz den Ablauf des Vorgehens:

»Die Aktivierung persönlicher Ressourcen kann Sie darin unterstützen, neue Perspektiven im Umgang mit Ihrem Problem zu finden. Ich erkläre Ihnen, wie wir daran arbeiten, dass Sie diese neuen Erfahrungen machen können. Denken Sie bitte daran, es geht nicht darum, die Realität zu ändern, wohl aber darum, das Erleben Ihrer augenblicklichen Belastung zu verändern. Bitte beschreiben Sie mir jetzt Ihr gegenwärtiges Problem.«

Die einzelnen Schritte

(1) Beschreibung des gegenwärtigen Problems

Der Patient beschreibt ein gegenwärtiges Problem. Der Therapeut lässt auf einer Skala von 0 bis 10 das Ausmaß der Belastung, den Subjective Units of Disturbance-Wert (SUD) einschätzen, wobei 0 = gar keine Belastung und 10 = maximale Belastung darstellt.

Aktueller SUD-Wert: ....

(2) Exploration von hilfreichen Eigenschaften / Kompetenzen

Die Therapeutin exploriert drei bis vier Eigenschaften oder Kompetenzen, die für den Umgang mit der Belastung hilfreich und sinnvoll erscheinen. Es werden empathisch hilfreich wirkende Kompetenzerfahrungen / Eigenschaften exploriert und die drei ausgewählt und notiert, die am besten geeignet erscheinen.

Hinweis. Es ist hilfreich, die Suche nach passend erscheinenden Eigenschaften aktiv zu unterstützen.

(1) ....

(2) ....

(3) ....

(3) Ressourcenerfahrungen aus der Vergangenheit aktivieren und verankern

Nun soll die Patientin nacheinander für jede Eigenschaft ein bis zwei Situationen erinnern, in der sie diese Eigenschaft oder Kompetenz in den letzten Jahren oder in der letzten Zeit erlebt hat. Die Patientin wird gebeten, jede Situation / Erfahrung unter Einbeziehung aller Einzelheiten der Situation und Sinnesmodalitäten zu beschreiben, z. B. Bilder, Gerüche, Körpergefühle.

Jede auftauchende Erinnerung wird anschaulich, möglichst mit allen Sinnesmodalitäten »aktiviert« und dann jeweils mithilfe von bilateraler Stimulation durch den Patienten als Ressource selbst verankert (abwechselnd rechts / links tappen / klopfen auf die Knie / Oberschenkel oder tappen mit Schmetterlingsumarmung; AB 9). Die BLS wird jeweils möglichst mit geschlossenen Augen nach der intensiven Aktivierung einer Situation durchgeführt.

Hinweis. Es ist wichtig, die Situation mit vielen Details anzureichern. Dadurch wird das Ressourcennetzwerk maximal stimuliert.

Erinnerung an eine Situation zu (1) ....

Erinnerung an eine Situation zu (2) ....

Erinnerung an eine Situation zu (3) ....

(4) Validierung der neuen Erfahrung
Zum Schluss wird noch einmal auf das anfängliche Problem Bezug genommen. Es wird exploriert, was jetzt dazu auftaucht und es wird eine erneute Einschätzung des SUD-Wertes erfragt. Danach ist der SUD-Wert in der Regel deutlich reduziert.

Aktueller SUD-Wert: ....

Durch die Aktivierung von Ego-States, die mit Bewältigungskompetenz verbunden sind, verändert sich die Wahrnehmung des Problems. Die aktuelle Belastung reduziert sich oder das Problem erscheint möglicherweise aus der Erfahrung eines anderen Blickwinkels heraus gar nicht mehr belastend. Das gestärkte Kompetenzerleben wird abschließend nochmals mithilfe der bilateralen Stimulation verankert. Falls die Belastung noch relativ hoch ist, kann auch das Finden einer weiteren passenden Eigenschaft / Kompetenz mit der entsprechenden Erfahrung weitere Ego-States aktivieren, die das Erleben der gegenwärtigen Belastung weiter verändern helfen.

(5) Symbolisierung des neuen Erlebens
Zum Abschluss lässt der Therapeut noch eine Metapher, ein Symbol oder ein Wort für das gestärkte Erleben finden. Dazu soll der Patient die Augen schließen und kurz selbst auf die Knie oder mit der Schmetterlingsumarmung tappen und darauf achten, welches Symbol, welche Metapher, welches Wort oder Motto oder welches Gefühl spontan auftaucht.

....

....

....

Diese spontan aufgetauchte Metapher, das Motto oder das Symbol kann als Ankerreiz in der konkreten Situation der Belastung oder auch zwischendurch zur weiteren Bahnung des Kompetenzerlebens im Umgang mit der Belastung genutzt werden.

INFO 15 KRISEN-ABC

T P

In der Traumatherapie gibt es vielfältige Interventionen, die zur Affektregulation und als Vorbereitung einer Traumakonfrontation hilfreich sind. In dem Ratgeberbuch *Kraft in der Krise – Ressourcen gegen die Angst* (Diegelmann & Isermann, 2018) werden anhand eines Krisen-ABCs dazu anschauliche Interventionen vorgestellt. TRUST beruht auf neurobiologischen Erkenntnissen sowie Modellen und Forschungsergebnissen der Positiven Psychologie, der Salutogenese und der Resilienz. Auf dieser Grundlage sind die Interventionen ausgewählt, die in dem KRISEN-ABC jeweils den Buchstaben zugeordnet sind.

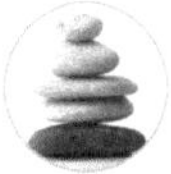
Keep cool

Ressourcen aktivieren

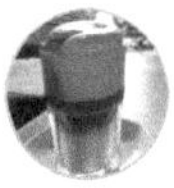
Innehalten

Sinn finden

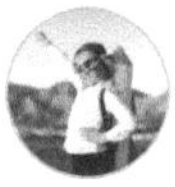
Engagement

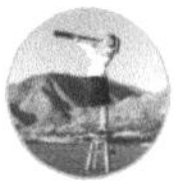
Neues entdecken

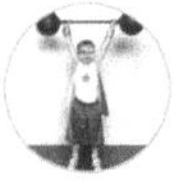
Aktiv werden

Bewertungen hinterfragen

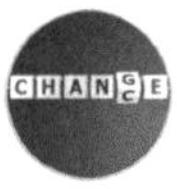
Chancen erkennen

KRISEN-ABC

Beispielsweise zu dem Buchstaben »K« – Keep cool: Distanzierungsübungen, Atemübungen, Imaginationsübungen, die dazu geeignet sind, eine emotionale Überflutung zu verhindern, das Stress-System herunterzufahren, sozusagen die Amygdala »abzukühlen« und den präfrontalen Kortex wieder »einzuschalten«, und die dazu beitragen, das Gehirn wieder in einen »arbeitsfähigen« Zustand zu versetzen, um wieder Zugang zu eigenen Bewältigungspotenzialen finden zu können.

Viele der Arbeitsblätter in diesem Buch greifen diese Interventionen auf, sind jedoch speziell für die Arbeit mit Krebspatientinnen und deren Angehörige ausgewählt. Besonders Interventionen und Übungen, die auf die Fokussierung der Gegenwart zielen, sind in der Arbeit mit onkologisch erkrankten Menschen hilfreich. Durch den medizinischen Behandlungsweg gibt es immer wieder neue Herausforderungen und Belastungen, die eine kontinuierliche Selbstregulationskraft erfordern. Die oft monatelang andauernden medizinischen Behandlungen und die folgenden Kontrolluntersuchungstermine sind häufig verbunden mit Hoffnung und Zuversicht, aber auch mit Angst und Ungewissheit.

Die psychoonkologischen Interventionen zielen darauf, diese Phasen möglichst mit innerer Balance zu durchleben. Auf dem Arbeitsblatt 46 »Pendeln zwischen Wohlfühl-Ego-States und Belastung« wird eine Übung vorgestellt, die sich leicht anwendbar zur Ressourcenaktivierung der kurzfristigen Stabilisierung und Angstregulation und auch zur Stärkung des Selbstwirksamkeitserlebens eignet.

AB 46 **Pendeln zwischen Wohlfühl-Ego-States und Belastung** T P

Diese Übung ist gut geeignet für spezifische Situationen, beispielsweise zur Angstregulation vor Kontrolluntersuchungsterminen. Sie kann auch allgemein zur Stressregulation für belastende Situationen genutzt werden.

(1) Fokussieren Sie zunächst auf eine **angenehme Wohlfühlerfahrung**. Das kann der Duft von Kaffee sein oder der erste Blick morgens aus dem Fenster oder irgendetwas ganz anderes, was Ihnen angenehm ist. Spüren Sie, wie sich das in Ihrem Körper anfühlt, und achten Sie dabei auf möglichst viele Details. Wenn Sie diese, man könnte sagen »somatischen Ego-States« spüren, dann können Sie diese auch mit Tapping (BLS = Bilaterale Stimulation) verankern.

(2) Jetzt denken Sie bitte an die **belastende Situation**. Was spüren Sie jetzt in Ihrem Körper, wenn Sie an das denken, was Sie belastet oder wovor Sie Angst haben? Wo genau spüren Sie diese Belastung? Wie stark ist das Belastungsgefühl auf einer Skala von 0 bis 10, wobei 0 = keine Belastung und 10 = maximale Belastung darstellt?

(3) Jetzt denken Sie im nächsten Schritt bitte wieder an die Situation, die mit **Wohlbefinden** zu tun hat. Spüren Sie, wie sich das in Ihrem Körper anfühlt, und nehmen Sie den Unterschied wahr.

(4) Danach denken Sie wieder an die **belastende Situation** und spüren Sie, wie sich das Belastungserleben möglicherweise bereits **verändert** hat, und spüren Sie, wie sich Ihr Körper jetzt anfühlt. Meist ist das Belastungserleben schon deutlich reduziert, falls nicht, dann ist es ratsam noch weitere, vielleicht noch passendere Wohlfühlerfahrungen wachzurufen. Beschreiben Sie die Details, die Ihnen guttun, so detailgetreu wie möglich.

(5) Nach einiger Zeit des Auftankens können Sie nochmals zur anfänglich belastenden Situation in Gedanken zurückkehren und überprüfen Sie dabei den Grad der Belastung von 0 bis 10.

(6) Nutzen Sie das **bewusste Pendeln zwischen Wohlfühl-Ego-States und Belastungserleben** zur Angstregulation und zur Stärkung Ihres Selbstwirksamkeitserlebens.

(7) Beenden Sie die Übung mit dem Kontakt zur Wohlfühlerfahrung und verankern Sie dieses Gefühl mit BLS.

»Bäume sind Gedichte, die die Erde in den Himmel schreibt.«
Khalil Gibran (1883–1931)

»Machen Sie es sich so bequem wie möglich und genießen Sie es, jetzt ein wenig Zeit für diese Übung zu haben … Sie müssen jetzt nichts tun, nichts leisten, genießen Sie es einfach, soweit Ihnen das im Moment möglich ist, sich zu entspannen. Schließen Sie am besten Ihre Augen dabei und lenken Sie Ihre Aufmerksamkeit nach innen …

Stellen Sie sich jetzt eine für Sie angenehme Landschaft vor … Schauen Sie sich ein wenig um, ob dort ein Baum ist, der Ihnen gefällt … Stellen Sie sich einen Baum vor, der alles hat, was er braucht … Nehmen Sie sich etwas Zeit dazu … Wenn Sie möchten, können Sie mir, in dem Sie Ihre Augen geschlossen lassen, davon erzählen, was vor Ihrem inneren Auge auftaucht, Sie können das aber auch ganz für sich in Ihrer Vorstellung belassen …

Wenn Sie möchten, nehmen Sie mit all Ihren Sinnen Kontakt zu dem Baum auf. Sie betrachten den Baum … Achten Sie dabei auf alle Details, die Ihnen etwas bedeuten … Vielleicht ist Ihnen dabei auch die Jahreszeit wichtig oder auch die Tageszeit … Spüren Sie, was für Sie von Bedeutung ist, wenn Sie sich mit diesem, Ihrem Baum beschäftigen … Vielleicht hören Sie auch etwas, z. B. den Wind in den Ästen und Zweigen oder irgendetwas anderes, das für Sie angenehm ist …

Sie können sich alles so ausmalen, dass es für Sie vollkommen schön und angenehm ist … Vielleicht nehmen Sie auch bestimmte angenehme Gerüche wahr, etwa von Holz oder Harz oder Rinde oder Erde oder von etwas anderem, das Ihnen angenehm ist. Vielleicht haben Sie Lust, den Baum näher zu betrachten, wenn Sie möchten, nehmen Sie Kontakt zu dem Baum auf.

Sie ertasten den Baumstamm oder ganz speziell die Rinde. Wenn Sie möchten, können Sie sich jetzt auch vorstellen, sich an den Baum anzulehnen, oder Sie stellen sich vor, dass Sie ganz mit dem Baum eins sind, dass Sie der Baum sind … Sie spüren die Wurzeln des Baumes in der Erde … Sie spüren den Baumstamm … Sie nehmen die Äste und Zweige im Licht und in der Luft wahr und genießen die Gefühle von Weite und Freiheit, die damit verbunden sein können … Wenn Sie möchten, spüren sie Gefühle von zärtlicher Leichtigkeit und Beschwingtheit von den Ästen oder den Blättern im Wind …

Atmen Sie tief ein und aus und achten Sie dabei gleichzeitig darauf, wie es ist, sich verwurzelt zu fühlen … Wie angenehm es sein kann, Halt zu spüren durch die verzweigten Wurzeln in der Erde … Oder Sie spüren, wie gut es tun kann, Kraft aufzutanken durch das Sonnenlicht …

Jetzt können Sie einmal ganz bewusst darauf achten, welche Nahrung Sie jetzt brauchen, was Ihnen fehlt … und all das nehmen Sie ganz achtsam auf, über die Energie der Wurzeln und die Energie des Sonnenlichts. Sie genießen, wie viel Kraft und Lebensenergie aus der Erde für Sie da ist, und lassen diese in Ihren Körper strömen … Sie spüren auch, wie Sie durch die Energie der Sonne und der Luft auftanken, und spüren, wie gut es ist, dafür nichts tun zu müssen, je mehr Energie Sie brauchen, umso mehr ist für Sie da …

Wenn Sie das Gefühl haben, genug aufgetankt zu haben, stellen Sie sich darauf ein, dass Sie sich von Ihrem Baum, von dieser Übung wieder verabschieden, begleiten Sie dies mit einem kleinen Lächeln auf Ihren Lippen … und treten Sie dann wieder in Ihrer Vorstellung aus dem Baum heraus, oder wenn Sie sich angelehnt hatten, entfernen Sie sich innerlich ein paar Schritte von Ihrem Baum …

Wenn Sie möchten, können Sie sich auch bei Ihrem Baum bedanken in dem Wissen, dass Sie jederzeit wieder zu ihm Kontakt aufnehmen können. Dann nehmen Sie noch einmal den Baum aus der Distanz wahr und wenn Sie möchten, können Sie auch die umgebende Landschaft noch einmal betrachten und verabschieden Sie sich dann in Ihrem persönlichen Rhythmus von dieser Imaginationsübung … lenken Sie dann Ihre Aufmerksamkeit wieder nach außen, nehmen die Entspannung zurück, in dem Sie sich räkeln und strecken, öffnen Sie wieder Ihre Augen und dann sind Sie wieder mit Ihrer Aufmerksamkeit zurück in diesem Raum.«

Hinweis. Sie können einmal in der Natur darauf achten, wie Bäume mit Verletzungen umgehen, indem Sie auf die Vernarbungen in der Rinde achten. Da sind oftmals unglaubliche Resilienzkräfte der Bäume zu entdecken und zu ertasten – und jeder Baum heilt anders, keine Überwachsung einer Verletzung gleicht einer anderen, wenn man genau hinschaut.

Variation. Malen Sie spontan mit Wachsmalstiften ein Bild von Ihrem Ressourcen-Baum.

Fragebogen zu angenehmen Baumerfahrungen

Versuchen Sie, sich an angenehme Augenblicke mit Bäumen für jedes Ihrer Lebensjahrzehnte zu erinnern. Lassen Sie in Gedanken zu jedem Lebensjahrzehnt ein oder zwei Geschichten zu Ihren persönlichen angenehmen Baumerinnerungen dazu auftauchen. Sind bestimmte Menschen dabei wichtig oder Orte oder bestimmte Lebensereignisse, achten Sie auf einige Details, die Ihnen dazu einfallen und notieren Sie spontan einige Stichworte dazu:

1. Jahrzehnt (0–10 Jahre)

....

....

2. Jahrzehnt (11–20 Jahre)

....

....

3. Jahrzehnt (21–30 Jahre)

....

....

4. Jahrzehnt (31–40 Jahre)

....

....

5. Jahrzehnt (41–50 Jahre)

....

....

6. Jahrzehnt (51–60 Jahre)

....

....

7. Jahrzehnt (61–70 Jahre)

...

...

8. Jahrzehnt (71–80 Jahre)

...

...

9. Jahrzehnt (81–90 Jahre)

...

...

10. Jahrzehnt (91–100 Jahre)

...

...

Je nachdem wie alt Sie gerade sind, kommen da einige Jahrzehnte zusammen. Das Gute bei dieser Baum-Erfahrungsreise ist, dass Sie sich die ein oder andere Baumbegegnung in Gedanken noch schöner ausmalen können, als sie vielleicht real war. Zum Abschluss können Sie dann noch für ein oder gerne auch für mehrere zukünftige Jahrzehnte eine Vision von wohltuenden Baumerlebnissen auftauchen lassen, die Ihnen gefallen und die Ihnen guttun.

Welche Bäume sind Ihre Lieblingsbäume?

...

Gibt es Baumerfahrungen auf Ihrem Lebensweg, an die Sie sich besonders gerne erinnern?

...

...

Haben Sie schon einmal einen Baum umarmt? Wenn ja, wie hat sich das angefühlt? Wenn nein, wann könnten Sie es einmal tun?

....

....

Schenken Sie einmal einem Baum ein Kompliment – es kann auch ein Fantasiebaum sein. Welches Kompliment wäre das?

....

Haben Sie schon einmal einen Baum selbst gepflanzt? Wann war das – und was war der Anlass?

....

Falls Sie noch keinen Baum gepflanzt haben – oder falls Sie weitere Bäume pflanzen möchten: Wann und wo und welchen Baum würden Sie dann pflanzen wollen?

....

Mit inneren Helfern unterwegs sein

Die Übung wird mit einer kurzen Entspannungsübung eingeleitet. Nach kurzer Zeit bitten Sie die Patientin, sich mit geschlossenen Augen Folgendes vorzustellen:

»Stellen Sie sich bitte vor, dass Sie in einer Ihrer Lieblingslandschaften unterwegs sind, aber auch alles andere, was auftaucht, ist recht. Wenn ein Bild da ist, nehmen Sie so viele Details wie möglich wahr (evtl. fokussieren: welche Jahreszeit, Tageszeit, was gefällt Ihnen?).«

[*Wenn emotionale Resonanz spürbar ist, gehen Sie in Ruhe mit folgender Instruktion weiter.*]

»Sie genießen es, unterwegs zu sein, und spüren mit allen Sinnen, was Ihnen guttut, was Ihnen Wohlfühlenergie schenkt und was Ihnen gefällt. Dann schauen Sie sich ein wenig um und halten Ausschau nach einem Platz, an dem Sie sich ausruhen können.

Wie sieht dieser Platz zum Ausruhen aus? Sie können sich diesen Platz in Ihrer Fantasie so schön wie möglich ausmalen. Wie soll dieser Platz beschaffen sein? Dort angekommen setzen Sie sich hin und legen, falls Sie Gepäck dabeihaben, dieses neben sich. Dann schauen Sie sich völlig unbeschwert ein wenig um und entdecken, dass auf einmal in der Nähe oder in der Ferne ein hilfreiches, freundliches Wesen, ein Tier oder ein Mensch oder auch ein Symbol auftaucht und Ihnen ein Geschenk überreicht.

Lassen Sie alles auf die Art, in der es erscheint, kommen und akzeptieren Sie es, so wie es ist … Manchmal ist es auch einfach ein direktes Gefühl, was auftaucht … Indem Sie die Augen weiter geschlossen halten, können Sie einmal Kontakt aufnehmen mit Ihrem inneren Helfer bzw. mit dem, was da gerade aufgetaucht ist … und wenn Sie möchten, können Sie sich bedanken und können ihr oder ihm in Ihrer Vorstellung von Ihrer momentanen Lebenssituation erzählen …

Sie können auch Fragen zu Ihrer momentanen Situation stellen … und achten Sie dann sorgfältig auf die Antwort Ihres inneren Helfers … Sie stellen sich vielleicht vor, sie oder er, je nachdem was aufgetaucht ist als innerer Helfer, als Krafttier oder als Symbol, redet mit Ihnen oder Sie haben einfach ein direktes Gefühl zu der »Botschaft« über eine andere Bedeutungsebene … Erlauben Sie ihr/ihm, es auszudrücken, auf welchem Weg auch immer … Wenn Sie sich unsicher sind über die Bedeutung des Ratschlages oder wenn Sie andere Fragen haben, setzen Sie die ›Unterhaltung‹ so lange fort, bis Sie fühlen, dass Sie alles erfahren haben, was Sie augenblicklich erfahren können.«

[*Nach einer längeren Pause laden Sie die Patientin dazu ein, dass sie bei angenehmen Gefühlen diese Erfahrungen mit dem sog. Tapping verankern kann. Dann laden Sie zum nächsten Schritt ein.*]

»Wenn Sie das betrachten, was Ihr innerer Helfer Ihnen geschenkt und geantwortet hat, stellen Sie sich vor, wie Ihr Leben wäre, wenn Sie den Impuls annähmen, den Sie bekommen haben … Wenn Sie mehr Fragen haben, setzen Sie die Unterhaltung fort oder verabreden Sie sich zu einem neuen Treffen. Wenn Sie möchten, bedanken Sie sich bei Ihrem inneren Helfer für das Treffen und fragen Sie nach der leichtesten, sichersten Methode, wieder Verbindung aufzunehmen … Denken Sie daran, dass Sie jederzeit ein neues Treffen haben können, wann immer Sie die Notwendigkeit für eine Begegnung oder eine Unterstützung sehen …

Jetzt setzen Sie Ihren Weg wieder fort mit dem Gepäck, das Sie weiter mit dabei haben wollen, und verabschieden Sie sich nun auf die Ihnen geeignet erscheinende Weise und kommen dann mit Ihrer Aufmerksamkeit und einem Lächeln auf Ihren Lippen wieder zurück in diesen Raum … Nehmen Sie die Entspannung zurück, indem Sie sich räkeln und strecken, noch einmal tief ein- und ausatmen, dann öffnen Sie wieder die Augen und sind mit Ihrer Aufmerksamkeit wieder zurück in diesem Raum.

Welche Botschaft, welches Geschenk hat Ihnen Ihr innerer Helfer übermittelt? Manchmal ist es einfach ein unmittelbares Gefühl.«

AB 50 Kombinierte Anwendung von trustBildern und trustKarten

Die trustKarten (AB 15 und 16) greifen eine alte Tradition auf: Die Anregung innerer Prozesse durch Karten-Sets, die bestimmte Impulse geben. Jede der 50 trustKarten repräsentiert ein Thema, das in einer bestimmten Lebenslage eine besondere Bedeutung haben kann. Die zufällig gezogenen Karten können einen Impuls geben, sich mit diesem Thema zu befassen. Es gibt auch ein Karten-Set mit 64 trustBildern (www.trustandgo.de).

Die kombinierte Anwendung der trustBilder mit den trustKarten ist in der praktischen psychotherapeutischen Arbeit im Einzelsetting entstanden und trägt in spielerischer Weise dazu bei, gewohnte Denk- und Wahrnehmungsmuster zu verändern. Alternativ zu den trustBildern können Sie auch ressourcenorientierte Fotos, Bilder, Postkarten etc. für die Übung nutzen.

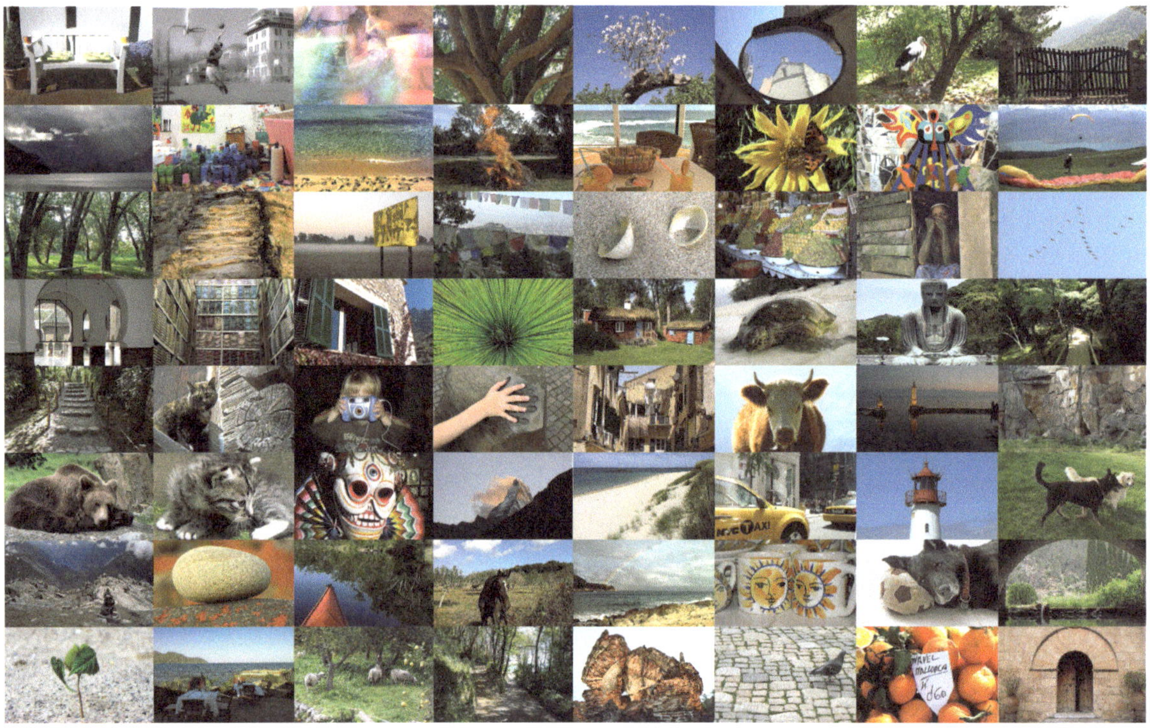

1. Phase

Zuerst ziehen Sie bitte per Zufall *vier Bilder* und zwar jeweils nacheinander mit folgendem Fokus:

- ein Bild für den gegenwärtigen Moment
- ein Bild für die Vergangenheit bzw. für einen vergangenen Zeitabschnitt
- ein Bild für die nahe Zukunft
- ein Bild als Joker oder als Visionskarte für ein Thema oder die Zukunft

Danach werden alle vier Bilder gemeinsam angeschaut und die Therapeutin bittet um freie und spontane Assoziationen zu jedem Bild und dem dazugehörigen Thema / Zeitabschnitt.

Oft werden dadurch besonders »dichte« und berührende Erfahrungszusammenhänge und Gefühle aktiviert. Die eigenen Erfahrungen werden über die zufällig ausgewählten Bilder und eine neue, erweiterte Perspektive gespürt. Kreative Zusammenhänge werden ausgelöst und geben häufig neue Impulse für das Erleben der momentanen Lebenssituation im Kontext des entstandenen Assoziationsraumes. Ein zentraler Effekt ist dabei auch, die gewohnten »automatischen« Gedanken intuitiv zu erweitern und so die Beziehung zu sich selbst, zur Welt und zur Zukunft zu variieren.

2. Phase

In einem weiteren Schritt laden Sie dann dazu ein, aus dem Stapel der 50 trustKarten, wiederum per Zufall, diesmal *6 bis 8 Karten* zu ziehen, und dann bitten Sie darum, spontan jeweils die gezogenen Worte den vorher bereits besprochenen Bildern zuzuordnen.

So entsteht ein neuer kognitiv-emotionaler Begegnungsraum, der wiederum das Potenzial hat, neue Aspekte des Erlebens wachzurufen.

Diese einfache, auf den Zufall angewiesene Übung kann sehr gut zur Schulung der eigenen Achtsamkeit und des Gewahr-Werdens von vielfältigen Optionen beitragen. Sie können zum Abschluss noch ein Handyfoto von dem gesamten Prozess machen.

Bilder wecken Ressourcen

P

Ähnlich wie die trustKarten kann die Beschäftigung mit den trustBildern oder mit anderen Bildmotiven hilfreich sein, um eingefahrene kognitive und emotionale Muster aufzulockern und den Blick wieder zu weiten (www.trustandgo.de).
Lassen Sie die Fotos auf sich wirken und beantworten Sie spontan die drei Fragen:

(1) Welche Ressourcen werden bei Ihnen beim Betrachten der Fotos geweckt?

....

....

(2) An was werden Sie erinnert?

....

....

(3) Welche Wünsche werden bei Ihnen geweckt?

....

....

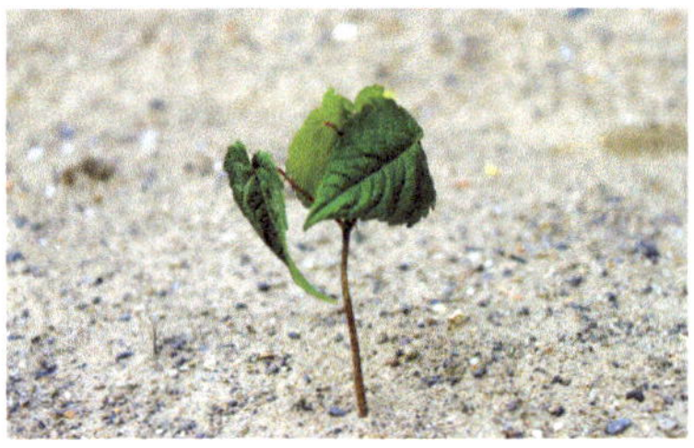
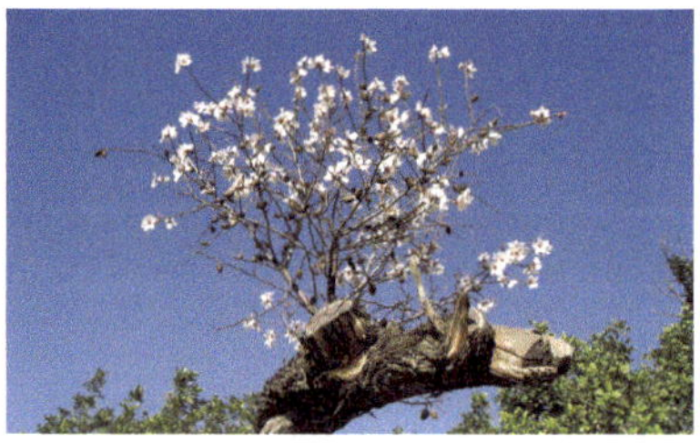
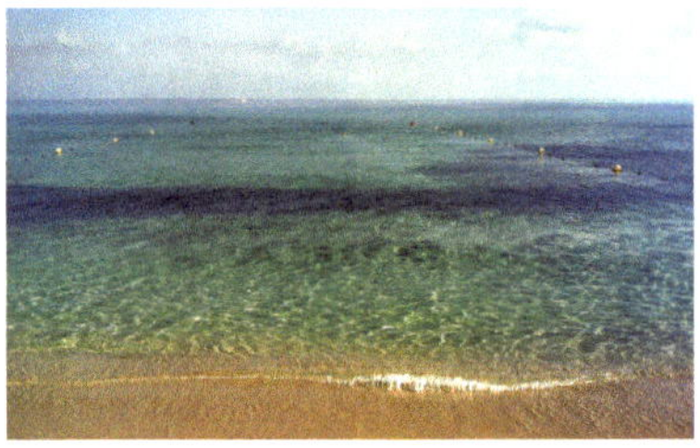
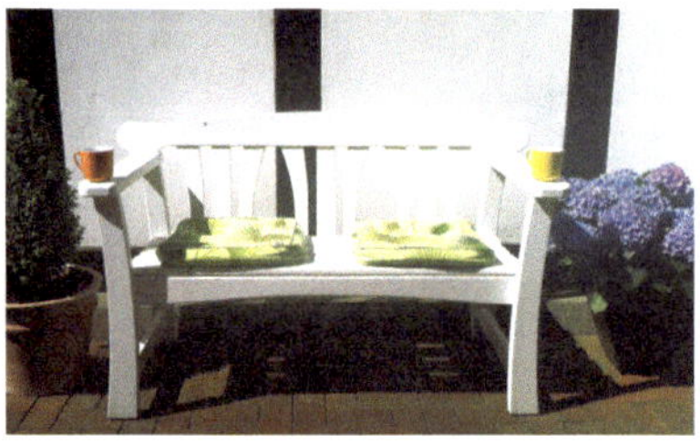
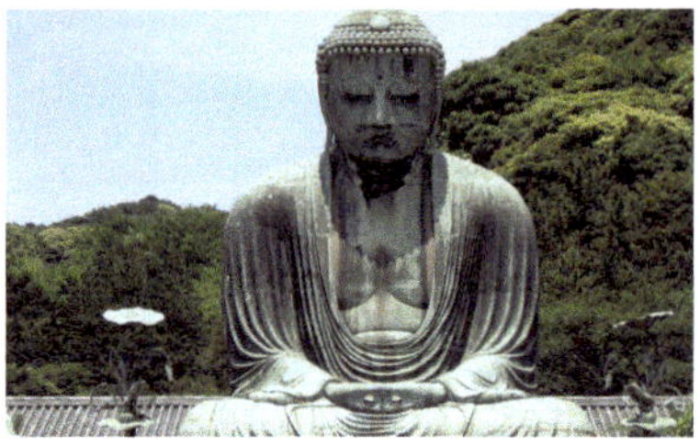

Aaron Antonovsky hat in den 1970er-Jahren das Salutogenese-Konzept entwickelt (Antonovsky, 1979). Er ging der Frage nach: Warum bleiben Menschen trotz extremer Belastungen gesund? Antonovsky wollte herausfinden, unter welchen Bedingungen Menschen unkontrollierbaren Stress bewältigen konnten, ohne krank zu werden.

Salutogenese, die Lehre von Gesundheit, fokussiert auf Bedingungen, die Gesundheit ermöglichen – im Unterschied zur Pathogenese, der Lehre zur Entstehung und Entwicklung einer Krankheit.

Antonovsky entwickelte die Sichtweise, dass Krankheit und Gesundheit keine unabhängigen Dimensionen sind, vielmehr gibt es stets ein Krankheits-Gesundheits-Kontinuum. Selbst bis zum letzten Atemzug ist jemand niemals nur krank, sondern es gibt immer auch gesunde Anteile. Das zentrale Kernstück des Salutogenesemodells ist das Konstrukt des *Kohärenzgefühls*. Es geht dabei darum, die Grundeinstellung des Menschen, das Vertrauen in das eigene Leben zu erfassen.

Das Kohärenzgefühl (sense of coherence, SOC) setzt sich aus drei Dimensionen zusammen:
(1) Gefühl der Verstehbarkeit (sense of comprehensibility)
(2) Gefühl von Handhabbarkeit bzw. Bewältigbarkeit (sense of manageability)
(3) Gefühl von Sinnhaftigkeit bzw. Bedeutsamkeit (sense of meaningfulness)

Je stärker ausgeprägt das Kohärenzgefühl ist, umso eher können Menschen auch extreme Belastungen bewältigen. Psychoonkologische Interventionen im Sinne der Salutogenese stärken das Kohärenzerleben. Belastende Lebensereignisse, die unvorhergesehen auftreten, werden eher bewältigt, wenn der Kontext und die damit verbundene Herausforderung handhabbar ist und verstanden werden kann. Die Sinnfindung erschließt sich häufig erst im Prozess der Krankheitsbewältigung. In einer Arbeit von Bachem und Maercker (2016) wird, ausgehend von Antonovsky, ein revidiertes Kohärenzgefühl eingeführt. Dieses wird definiert als die generelle Fähigkeit, Lebensphänomene als miteinander verbunden wahrzunehmen und positive und negative Bewertungen in Balance bringen zu können. Es fokussiert mehr auf ein grundsätzliches Wir-Gefühl im Leben.

Gefühl der Verstehbarkeit (sense of comprehensibility)

- Informationen über den medizinischen Behandlungsweg, global und spezifisch, z. B. einzelne Behandlungsintervalle oder die Information über spezielle Medikamente zur besseren Verträglichkeit der Chemotherapie
- Psychoedukation bezuglich spezifischer Reaktionen der Stressverarbeitung und deren »Normalisierung«, Information über z. B. Fatigue
- Information über Besonderheiten der medizinischen Behandlung (inkl. Nebenwirkungen). Die differenzierte Einschätzung der Situation hilft den Patientinnen dabei, diffuse Gefühle von Kontrollverlust zu verändern.

Gefühl von Handhabbarkeit bzw. Bewältigbarkeit (sense of manageability)

- Bereits vom Erstkontakt an kann das Interesse an dem, was bisher im Leben dazu beigetragen hat, nach Belastungen immer wieder in Balance zu kommen, das Lösungsverhalten und die Flexibilität auch bezogen auf die gegenwärtige Situation stärken.
- Das Gefühl der Handhabbarkeit kann durch tägliche systematische Rituale gestärkt werden: Entspannungsübungen, Imaginationen, Morgen- und Abendrituale, »ABC des Wohlbefindens« oder Beschäftigung mit Ressourcen.
- Informationen über Studien zu Achtsamkeit, Meditation, Bewegung, Ernährung können das Gefühl der Handhabbarkeit fördern.

Gefühl von Sinnhaftigkeit bzw. Bedeutsamkeit (sense of meaningfulness)

- Ermutigung für neue Sichtweisen. Bereits die Aussage, dass eine unerwartete Krankheit auch dazu auffordert zu überdenken, was wirklich wichtig ist im Leben, kann dazu einladen, sich eher für neue Antworten zu öffnen oder auch bestätigen, was das Leben bislang bereitgehalten hat.
- Fragen nach den eigenen Kraftquellen, also den subjektiven Ressourcen explizit und regelhaft stellen.
- Die bewusste Aktivierung von Ressourcen kann bereits in Aufklärungs-, Visitengesprächen oder psychotherapeutischen Erstgesprächen dazu beitragen, dass Patienten auch kognitiv aufnahmefähig bleiben können.
- Interesse an Spiritualität, Glaube, Heimatgefühl durch entsprechende Fragen und Aufmerksamkeit vermitteln

Was stärkt mein Kohärenzgefühl? Welche Ressourcen gegen die Angst kenne ich?

Ressourcen gegen die Angst

Vertrauen ist das beste Mittel gegen die Angst. Dieser Fragebogen gibt Ihnen Gelegenheit, sich mit ganz persönlichen Erfahrungen in den Bereichen Vertrauen in eigene Fähigkeiten, Vertrauen in soziale Beziehungen und Vertrauen in die Welt / Spiritualität zu beschäftigen. Und zwar jeweils aus der Perspektive der Gegenwart, der weit zurückliegenden Vergangenheit und der fernen Zukunft. Bitte füllen Sie die Fragenbereiche nacheinander, möglichst spontan, ohne langes Nachdenken aus.

Diese Fragen fördern die Selbstreflexion und sollen Sie darin unterstützen, die Verbindung zu sich selbst einmal aus unterschiedlichen Blickwinkeln zu erleben. Vielleicht inspirieren und motivieren Sie die Fragen auch dazu, sich mehr mit Ihren vertrauensbildenden Ressourcen zu beschäftigen.

Vertrauen in eigene Fähigkeiten

Was kann ich gut, in welchen Situationen fühle ich mich kompetent, was macht mir Freude?
(Beruf, soziales Umfeld, Freizeit, Urlaub, Hobbys …)

(1) bezogen auf die Gegenwart

....

....

(2) bezogen auf einen Zeitpunkt in der Vergangenheit, z. B. vor ca. 20 Jahren

....

....

(3) bezogen auf einen zukünftigen Zeitpunkt: Wie würden Sie »REGEDA« gerne in z. B. 20 Jahren ausfüllen wollen?

....

....

Vertrauen in soziale Beziehungen
Auf wen kann ich mich verlassen, wem kann ich vertrauen?
(Freundschaften, Familie, Nachbarschaft, Kolleginnen, Vereinsmitglieder, Hausärztin …)

(1) bezogen auf die Gegenwart

....

....

(2) bezogen auf einen Zeitpunkt in der Vergangenheit, z. B. vor ca. 20 Jahren

....

....

(3) bezogen auf einen zukünftigen Zeitpunkt: Wie würden Sie »REGEDA« gerne in z. B. 20 Jahren ausfüllen wollen?

....

....

Vertrauen in die Welt / Spiritualität
An was glaube ich, was ist mir wirklich wichtig in meinem Leben, was gibt mir Kraft?
(Religion, moralisch-ethische Werte, Natur …)

(1) bezogen auf die Gegenwart

....

....

(2) bezogen auf einen Zeitpunkt in der Vergangenheit, z. B. vor ca. 20 Jahren

....

....

(3) bezogen auf einen zukünftigen Zeitpunkt: Wie würden Sie »REGEDA« gerne in z. B. 20 Jahren ausfüllen wollen?

....

....

Das Resilienz-Konzept

Die Entwicklungspsychologin Emmy E. Werner gilt als Pionierin der Resilienzforschung. Sie untersuchte seit den 1970er-Jahren kontinuierlich über 40 Jahre lang Kinder (auf der Insel Kauai / Hawaii), die teilweise unter schwierigen Umständen aufwachsen mussten. Trotz sozialer, finanzieller und anderer Belastungen entwickelte sich ein Drittel der Kinder positiv – sie waren »resilient«. Werner hat in jahrzehntelanger Forschung herausgefunden, wie wichtig stabile Bindungserfahrungen in der Kindheit für die psychische Gesundheit im Erwachsenenalter sind. Trotz Risikofaktoren (Armut, Gewalt in der Familie, Trennung oder Scheidung der Eltern, Alkoholmissbrauch der Eltern etc.) haben diejenigen Erwachsenen eine relativ normale Gesundheit entwickelt, die in der Kindheit verlässliche Rollenmodelle / Bindungspersonen für eine konstruktive Lebensbewältigung innerhalb oder auch außerhalb der Primärfamilie hatten. Zuverlässige Bindungserfahrungen in der Kindheit wirkten sich lebenslang als Schutzfaktor gegenüber unkontrollierbarem Stress aus (Werner, 2000).

Die heutige Resilienzforschung bestätigt, dass sich Resilienzkompetenzen lebenslang interaktiv zwischen dem Individuum und seiner psychosozialen Umwelt entwickeln (Wustmann, 2005). Die Forschungen über Resilienz bestätigen auch die klinischen Erfahrungen, dass Menschen, die resilient sind, besser mit extremen Belastungen umgehen und dabei oft unglaubliche Bewältigungskompetenzen entwickeln.

Ein positiver Einfluss der psychischen Widerstandsfähigkeit auf psychische Belastungen und die Krankheitsbewältigung wurde auch bei Krebspatientinnen beschrieben (Molina et al., 2014).

Im Bereich der Traumaforschung bestätigt sich als grobe Regel, dass hohe Resilienz einhergeht mit geringeren posttraumatischen Stress-Symptomen und einem allgemein besseren Gesundheitsstatus, obwohl die Wechselwirkungen zwischen Trauma und psychologischem Distress selbstverständlich komplex sind.

Die Forschung zeigt, dass resiliente Menschen charakterisiert sind durch:

- eine optimistische, dynamische und energievolle Haltung
- Neugier, Offenheit für neue Erfahrungen
- die Fähigkeit, positive Gefühle und Achtsamkeit im Alltag zu mobilisieren

Resilienz ist auch bei dem einschneidenden Erleben einer lebensbedrohlichen Erkrankung als Schutzfaktor gegenüber psychischem Distress bedeutsam. Für den Bereich der Psychoonkologie sollten die Resilienz fördernden Interventionen unmittelbar auf eine Verbesserung der Affektregulation zielen und die Mobilisierung von Bewältigungsressourcen unterstützen.

Das Konstrukt der Resilienz sollte Mut machen, selbst bei extremen Belastungssituationen auf die individuelle psychische Widerstandskraft zu vertrauen.

Aus systemischer Sicht wird unter Resilienz die Fähigkeit von Menschen verstanden, Krisen im Lebenszyklus unter Rückgriff auf persönliche und sozial vermittelte Ressourcen zu meistern und als Anlass für Entwicklung zu nutzen (Welter-Enderlin, 2006).

Auch ein *System* (z. B. Klinik, Beratungsstelle, Familie) gilt als resilient, wenn es über ein großes Repertoire an Fähigkeiten, Verhaltensweisen und Wissen verfügt. Ein Grundbaustein ist dabei ein empathisches und aufeinander bezogenes Klima von Wertschätzung. Weitere ganz einfach wirkende Grundbausteine von Resilienz sind:

Grundbausteine von Resilienz, die sich im Laufe des Lebens entwickeln

- **Wertschätzung**: Menschen und soziale Bezugssysteme, die mich gerne haben, mich schätzen und mir helfen
- **Selbstachtung**: Sich selbst und auch andere als liebenswerte Personen respektvoll anerkennen
- **Problemlösefähigkeit**: Zuversicht, Probleme lösen zu können

Resilienz definiert sich wie folgt:

Definition

Psychologische Resilienz ist

- die Fähigkeit, sich positiv an Lebensbedingungen anzupassen,
- ein dynamischer Prozess, der sich im Zeitverlauf entwickelt und eine Form des adaptiven Funktionierens beinhaltet, die uns speziell erlaubt, mit Schwierigkeiten umzugehen,
- durch das Wiederherstellen einer ursprünglichen Balance auch eine Gelegenheit zum posttraumatischen Wachstum.

(nach Sisto et al., 2019)

Grundbausteine von Resilienz

P

Wertschätzung: Menschen und soziale Bezugssysteme, die mich gerne haben, mich schätzen und mir helfen
Wer oder was fällt Ihnen dazu ein? Bitte nennen Sie möglichst ein oder zwei Personen oder Lebensbereiche, von denen Sie Wertschätzung entgegengebracht bekommen.

....

....

Selbstachtung: Sich selbst und auch andere als liebenswerte Person respektvoll anerkennen
Wer oder was fällt Ihnen dazu ein? Bitte nennen Sie möglichst ein oder zwei Erfahrungsbeispiele, in denen Sie sich selbst oder andere Personen respektvoll und liebenswert anerkannt haben.

....

....

Problemlösefähigkeit: Zuversicht, Probleme lösen zu können
Was fällt Ihnen dazu ein? Bitte nennen Sie möglichst ein oder zwei Erfahrungsbeispiele, bei denen Sie mit Zuversicht Probleme bewältigt haben.

....

....

Zehn Wege zum Aufbau von Resilienz

In Anlehnung an die Empfehlungen der American Psychological Association (2020) sind folgende zehn Wege zum Aufbau von Resilienz sinnvoll:

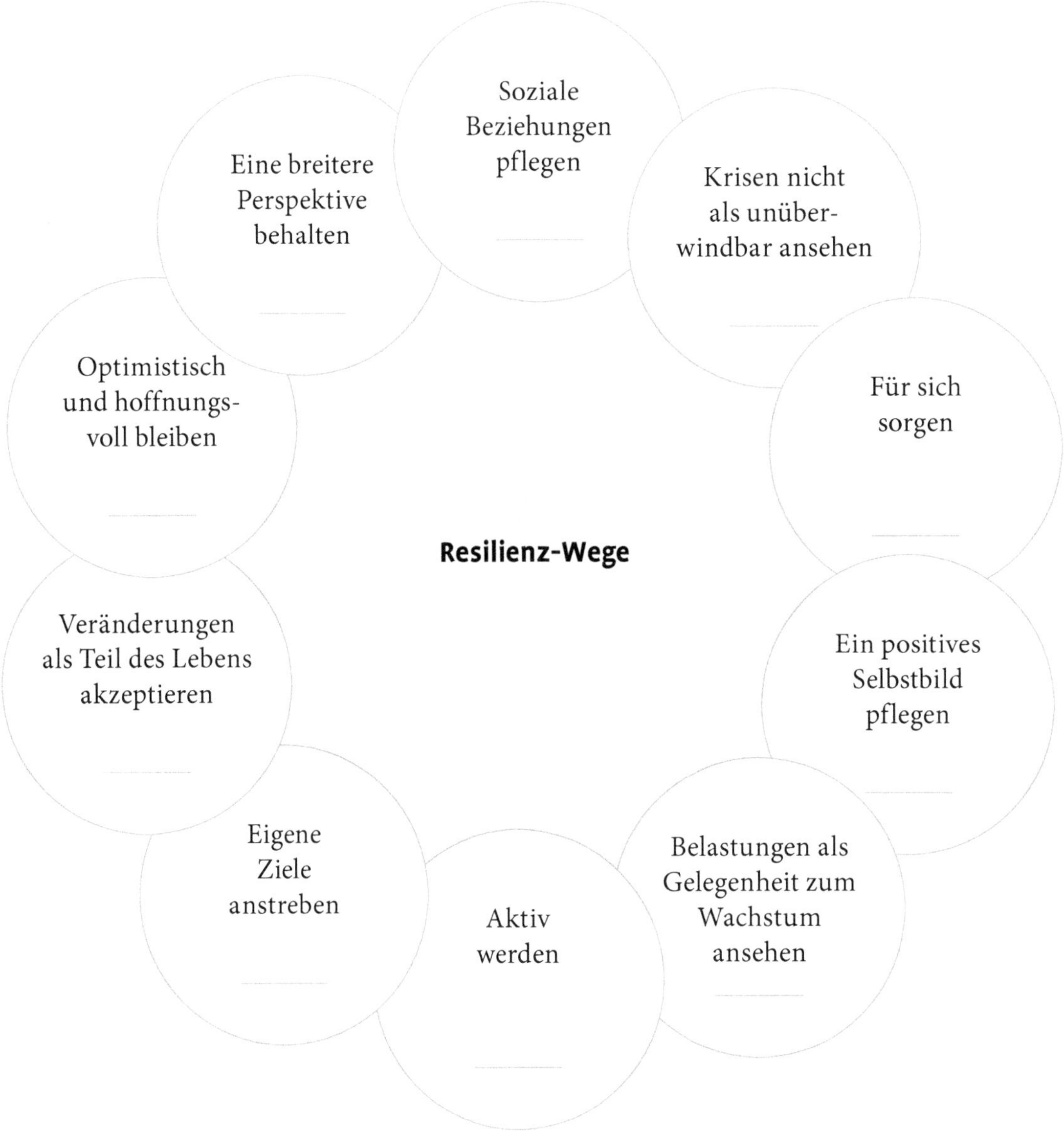

Zehn Wege zum Aufbau von Resilienz

Bitte schätzen Sie ein, wie ausgeprägt Sie folgende Resilienz-Wege bereits im Alltag nutzen. Kreuzen Sie dazu eine Zahl auf einer Skala von 1 = überhaupt nicht bis 10 = regelmäßig an.

(1) soziale Beziehungen pflegen	☐ 1	☐ 2	☐ 3	☐ 4	☐ 5	☐ 6	☐ 7	☐ 8	☐ 9	☐ 10
(2) Krisen nicht als unüberwindbar ansehen	☐ 1	☐ 2	☐ 3	☐ 4	☐ 5	☐ 6	☐ 7	☐ 8	☐ 9	☐ 10
(3) Veränderungen als Teil des Lebens akzeptieren	☐ 1	☐ 2	☐ 3	☐ 4	☐ 5	☐ 6	☐ 7	☐ 8	☐ 9	☐ 10
(4) eigene Ziele anstreben	☐ 1	☐ 2	☐ 3	☐ 4	☐ 5	☐ 6	☐ 7	☐ 8	☐ 9	☐ 10
(5) aktiv werden	☐ 1	☐ 2	☐ 3	☐ 4	☐ 5	☐ 6	☐ 7	☐ 8	☐ 9	☐ 10
(6) Belastungen als Gelegenheit zum Wachstum ansehen	☐ 1	☐ 2	☐ 3	☐ 4	☐ 5	☐ 6	☐ 7	☐ 8	☐ 9	☐ 10
(7) ein positives Selbstbild pflegen	☐ 1	☐ 2	☐ 3	☐ 4	☐ 5	☐ 6	☐ 7	☐ 8	☐ 9	☐ 10
(8) eine breitere Perspektive behalten	☐ 1	☐ 2	☐ 3	☐ 4	☐ 5	☐ 6	☐ 7	☐ 8	☐ 9	☐ 10
(9) optimistisch und hoffnungsvoll bleiben	☐ 1	☐ 2	☐ 3	☐ 4	☐ 5	☐ 6	☐ 7	☐ 8	☐ 9	☐ 10
(10) für sich sorgen	☐ 1	☐ 2	☐ 3	☐ 4	☐ 5	☐ 6	☐ 7	☐ 8	☐ 9	☐ 10

Bitte wählen Sie die Nummern der Resilienz-Wege aus, die Sie bereits regelmäßig nutzen, und versuchen Sie, diese beizubehalten bzw. sie noch öfter anzuwenden. Bei denjenigen Wegen, die Sie bisher am geringsten oder gar nicht nutzen, überlegen Sie sich bitte, welches der kleinste Schritt sein könnte, um auch diese Bereiche noch mehr in Ihrem Alltag als Resilienz-Weg zu nutzen.

Resilienz-Wege, die ich bereits regelmäßig nutze:

....

....

....

Resilienz-Wege, die ich mehr nutzen möchte:

....

....

....

AB 55 Meine Resilienz-Schatzkiste

P

Die individuelle Resilienz verändert sich im Laufe des Lebens in Abhängigkeit davon, was wir erleben und wie wir dies kognitiv-emotional bewerten. Die Beschäftigung mit Ihrer Resilienz-Schatzkiste kann Sie darin unterstützen, sich Ihrer psychischen Widerstandskraft bewusst zu werden und diese auch weiter zu stärken. Notieren Sie spontan, was Ihnen zu den einzelnen Resilienzbereichen einfällt. Das können kleine zufällige Momente im Alltag sein und auch Vertrautes, das Ihnen guttut. Sie können diese Beispiele dann auch zusätzlich auf extra Kärtchen schreiben oder diese gestalten und ggf. auch Fotos, Postkarten oder andere Schätze sammeln und diese dann in Ihrer Resilienz-Schatzkiste aufbewahren. In bestimmten Situationen haben Sie so auch für »Notfälle« eine individuelle Schatzsammlung, die Sie wieder in Kontakt mit Ihrer psychischen Widerstandskraft bringen kann. Zu jedem Buchstaben des Wortes RESILIENZ können Sie sich Ihre individuelle Schatzkiste zusammenstellen.

R essourcen: Welche Kraftquellen kenne ich?

....

E ntspannung: Welche Möglichkeiten der Entspannung kenne ich und nutze ich?

....

S oziale Kontakte: Wer oder was fällt mir dazu ein?

....

I magination: Welche stärkenden inneren Bilder fallen mir ein?

....

L iebe / Selbstliebe: Mit wem oder mit was fühle ich mich liebevoll verbunden? Was mag ich an mir?

....

I nnehalten: Welche Momente oder Rituale schenken mir im Alltag kleine Auszeiten?

....

E nthusiasmus: Was begeistert mich? Wofür engagiere ich mich mit Freude?

....

N atur: Welche schönen Naturerfahrungen fallen mir ein?

....

Z eit: Wofür nehme ich mir Zeit? Welche stärkenden Lebenszeiten fallen mir ein?

....

INFO 18 Vorbilder

T

In der psychoonkologischen Arbeit ist es manchmal schwierig, immer wieder Mut und Zuversicht zu vermitteln, wenn man als Behandlerin gesund ist. Eine Möglichkeit der glaubhaften Vermittlung von Mut und Zuversicht ist der Bezug auf Vorbilder, auf Menschen, die es geschafft haben, trotz widrigster Umstände zu einem Leben mit Freude und Hoffnung (zurück-)gefunden zu haben.

Einer davon ist **Viktor Frankl**. Er hat als Psychiater das Konzentrationslager überlebt und in seinem Buch *Trotzdem Ja zum Leben sagen* sehr anschaulich beschrieben (Frankl, 2008), wie er zum Überleben ganz gezielt »Tricks« zur Selbstberuhigung angewandt hat, indem er beispielsweise innere Bilder wachgerufen hat, in denen er die Kontrolle hatte, oder er hat sich Situationen in der Fantasie vorgestellt, in denen er sein Leben genießt. Sein Lebenswerk hat viele Impulse hinterlassen, wie man trotz traumatischer Lebenskrisen zur individuellen Sinnfindung kommen kann.

Ein anderes Beispiel ist die Pianistin **Alice Herz-Sommer** (Piechocki & Müller, 2011). Sie ist Überlebende des Konzentrationslagers Theresienstadt und berichtet in dem Buch *Ein Garten Eden inmitten der Hölle* über ihre Erfahrungen, die ihr geholfen haben, ein gutes Leben trotz vieler existenzieller Schicksalsschläge zu gestalten. Sie starb als älteste Holocaust-Überlebende mit 110 Jahren am 23. Februar 2014 in London. Zuvor hat sie noch im Alter von 107 Jahren in berührenden YouTube-Videos darüber gesprochen, was ihr geholfen hat, zeitlebens Zuversicht, Geborgenheit und Glück zu empfinden.

»Life is beautiful« war ihr Lebensmotto, das sie tagtäglich in ihrer Liebe zur Musik und der Achtsamkeit für die Natur und ihr jeweiliges Hier und Jetzt gelebt hat. Sie spricht in den Videos auch von ihrer Krebserkrankung, als Mitte 80-Jährige und wie wichtig es für sie dabei war, sich stets für die Hoffnung entschieden zu haben.

Solche Biografien machen Mut, aber es gibt auch zahlreiche Vorbilder der Gegenwart (Pausch & Zaslow, 2008), die als Orientierung für existenzielle Lebensfragen hilfreich sein können. Das Arbeitsblatt 56 »Vorbilder« ist dafür gedacht, sich einmal näher damit zu befassen.

Vorbilder

Welche Menschen, außerhalb Ihrer Familie sind Vorbilder für Sie – und warum? Machen Sie bitte einige Notizen dazu.

(1) ....

(2) ....

(3) ....

(4) ....

(5) ....

Wen gibt oder gab es in Ihrer Familie, in Ihrem Freundeskreis oder näheren sozialen Umfeld, den oder die Sie als Vorbild für den Umgang mit Krankheit oder mit Krisen kennen und schätzen – und wenn ja, was könnte Sie daran stärken?

....

....

....

....

....

....

....

INFO 19 Positive Psychologie

T

Die Fachrichtung Positive Psychologie wurde in den USA Ende der 1990er-Jahre ins Leben gerufen. Maßgeblich dafür waren die Forschungsinitiativen um Martin Seligman, der bis dahin vor allem wegen seiner bahnbrechenden Erkenntnisse im Bereich der Depressionsforschung bekannt war (Seligman & Csikszentmihalyi, 2000). Auf ihn geht das Konzept der *erlernten Hilflosigkeit* zurück, das ausgehend von Ergebnissen aus Tierversuchen postuliert, dass auch Menschen depressiv reagieren, wenn sie aufgrund ihrer Lebensumstände öfter eine fehlende Kontingenz zwischen Handlung und Handlungsergebnis machen mussten. Diese Erfahrungen können zu gelernten Erwartungen führen, in zukünftigen Situationen sich auch hilflos ausgeliefert zu fühlen bzw. Situationen nicht beeinflussen zu können. Als Konsequenz folgt daraus die erlernte Hilflosigkeit, die sich in depressiven Symptomen und in einer Einengung des individuellen Verhaltens äußert. Später mit der sog. kognitiven Wende der Verhaltenstherapie wurde das Modell der erlernten Hilflosigkeit erweitert. Der Attributionsstil eines Individuums gibt demnach den Ausschlag, ob jemand mit Kontrollverlust auf negative Ereignisse im Leben reagiert. Inzwischen wurde das Modell der erlernten Hilflosigkeit dahingehend korrigiert, dass Passivität als Reaktion auf beispielsweise einen Schock oder ein traumatisches Ereignis nicht erlernt wird, sondern eine standardmäßige normale Stressreaktion auf längere aversive Ereignisse ist (Maier & Seligman, 2016). An diesen Veränderungen von Konzepten kann man sehr gut nachverfolgen, wie Forschungsergebnisse, hier z. B. durch die Traumatherapie-Forschung initiiert, zu einem Paradigmenwechsel führen können.

Als Mitbegründer und somit Pionier der Positiven Psychologie wollte Seligman mithilfe wissenschaftlicher Studien herausfinden, welche fördernden Bedingungen dazu führen, dass Individuen im Leben eher gesund und nachhaltig glücklich sein können.

Die Fachrichtung Positive Psychologie als Wissenschaft vom sinnerfüllten Leben wird immer noch zu oft mit »positivem Denken« verwechselt. Es geht aber darum, Faktoren und Kriterien für eine Lehre von Gesundheit zu erforschen. Mittlerweile haben zahlreiche Studien im Rahmen der positiven Psychologie viele bahnbrechende Erkenntnisse hervorgebracht (Seligman, 2003).

Folgende fünf Faktoren wurden gefunden, die für das allgemeine Wohlbefinden im Leben hauptsächlich verantwortlich sind:

(1) **Positive Gefühle** (positive emotions), also das bewusste Glücksempfinden und die allgemeine Lebenszufriedenheit

(2) **Anteilnahme** bzw. Einsatz (engagement), ob man etwa in einer Aufgabe völlig aufgeht und die Zeit dabei vergisst

(3) **Sinn erleben** (meaning), also die Bedeutung, die man den alltäglichen Dingen oder Ereignissen in seinem Leben gibt

(4) **Errungenschaften** (achievements, accomplishments) meinen jene Dinge, die unabhängig von den anderen Faktoren verfolgt werden und den Menschen das Gefühl geben, es zu etwas gebracht zu haben oder nützlich gewesen zu sein.

(5) **Positive Beziehungen** (positive relationships) bedeuten eine größere Vielfalt von Lebensperspektiven durch soziale Beziehungen.

Glück und allgemeines Wohlbefinden

Fünf Bereiche sind zentral, um Glück und Wohlbefinden im eigenen Leben zu stärken. Nehmen Sie sich täglich etwas Zeit dafür und gewöhnen Sie sich Rituale an, um Ihre Erfahrungen von Glück und Wohlbefinden selbst zu stärken. Für jeden der fünf Bereiche, die nachhaltig Ihre Zufriedenheit und Ihr Glücksempfinden im Leben steigern können, haben wir Beispiele zusammengestellt. Notieren Sie dazu bitte eigene Erfahrungsbeispiele.

(1) **Positive Gefühle** sind ein direkter Weg, um die allgemeine Lebenszufriedenheit zu stärken. In Krisenzeiten ist es oft schwer, Gefühle von Freude, Glück oder Zuversicht zu spüren – daher versuchen Sie, sich an kleinen Dingen zu erfreuen, denn so nehmen Sie Einfluss auf Ihr Stress-System und mit einem »ausgeglichenen« Gehirn können Sie letztlich bessere Entscheidungen treffen und Ihre Selbstwirksamkeit stärken.
Welche Momente können Sie genießen? Welches ist die wertvollste Zeit für Sie jeden Tag?

....

Was war besonders schön am heutigen Tag?

....

(2) Wofür **engagieren** Sie sich im Alltag? Bei welchen Aufgaben gehen Sie völlig auf, können die Zeit dabei vergessen?
Wenn ich anregende und interessante Erlebnisse gehabt habe?

....

Wenn ich etwas für meine Gesundheit und Fitness getan habe?

....

(3) Was gibt Ihrem Leben **Sinn** – welche alltäglichen Dinge oder Ereignisse in Ihrem Leben fallen Ihnen dazu ein?
Wenn ich mir Zeit genommen habe, mich auf mich selbst zu besinnen?

....

Wenn ich religiöse oder spirituelle Erlebnisse gehabt habe?

....

(4) Welche **Errungenschaften** und Handlungen geben Ihnen das Gefühl, es zu etwas gebracht zu haben oder nützlich gewesen zu sein?
Wann habe ich etwas erledigt, was schon seit einiger Zeit angestanden hat?

....

Was und wann habe ich etwas erlebt, auf das ich stolz sein kann?

....

(5) Welche **positiven Beziehungen** kennen Sie in Ihrem Leben?
Durch wen fühle ich mich wahrgenommen, gestärkt, beflügelt oder anerkannt?

....

Gibt es Erlebnisse in der Natur, die das Gefühl von Verbundenheit bei mir auslösen? Was wäre das?

....

AB 58 Worüber habe ich mich heute gefreut – Wofür bin ich heute dankbar? P

Empfehlung: Nehmen Sie sich abends im Bett vor dem Einschlafen ein paar Minuten Zeit, sich damit zu beschäftigen, worüber Sie sich heute gefreut haben. Versuchen Sie jeden Tag *mindestens fünf Dinge* wahrzunehmen, für die Sie dankbar sind. Diese fünf Erfahrungen können Sie auf Ideen bringen, worüber Sie sich jeden Tag erneut freuen können. So stärken Sie jeden Tag Ihre Wahrnehmung für die angenehmen und wohltuenden Dinge in Ihrem Leben und können im Laufe der Zeit auch besser erkennen, was Sie glücklich macht. Diese Beschäftigung mit den schönen Erfahrungen, die jeder Tag bereithält, wird dazu beitragen, dass Sie lernen, sich selbst immer einfacher in Balance zu bringen, besonders dann, wenn Sie stark belastet sind. Sie werden schon nach ein paar Wochen feststellen, wie diese kleine tägliche Angewohnheit eine große Kraft entfaltet, Sie zu stärken.

Worüber habe ich mich heute gefreut – wofür bin ich heute dankbar? Notieren Sie fünf Erfahrungen:

(1) ....

....

(2) ....

....

(3) ....

....

(4) ....

....

(5) ....

....

Psychologische Grundbedürfnisse und Wirkfaktoren für gelingende Psychotherapie

Konsistenztheorie

Die Konsistenztheorie nach Grawe (2004) geht davon aus, dass jeder Organismus nach Übereinstimmung bzw. Vereinbarkeit der gleichzeitig ablaufenden neuronalen und psychischen Prozesse strebt. Diesen Zustand bezeichnete Grawe als *Konsistenz*. Aufgrund seiner umfassenden wissenschaftlichen Untersuchungen postuliert er, dass jeder Mensch bestimmte Grundbedürfnisse / Potenziale hat, um im Sinne seiner Konsistenztheorie immer wieder in Balance zu kommen.

Grundbedürfnisse

Jeder Mensch habe vier Grundbedürfnisse, die evolutionär angelegt und auf Bedürfnisbefriedigung angelegt seien:

(1) Bindung und Zugehörigkeit
(2) Orientierung, Kontrolle und Selbstbestimmung
(3) Selbstwerterhöhung und -schutz
(4) Lustgewinnung und Unlustvermeidung

Grawe zufolge bilden sich zeitlebens in der Interaktion mit dem eigenen Lebensumfeld sog. motivationale Schemata heraus mit dem Ziel, diese Grundbedürfnisse zu befriedigen. Dabei gebe es Annäherungsschemata und Vermeidungsschemata.

Annäherungsschemata zielen auf die Erfüllung der Grundbedürfnisse und Vermeidungsschemata dienten der Verhinderung von Verletzungen, Bedrohungen oder Enttäuschungen der Grundbedürfnisse. Falls die aktivierten motivationalen Ziele nicht erreicht werden, tritt Inkongruenz auf. Konsistenz wird erreicht, wenn die Grundbedürfnisse ausgeglichen und die motivationalen Ziele erreicht werden.

Das Erleben von Inkongruenz (also von Nichtbefriedigung von Bedürfnissen) wird zum Antrieb für die Weiterentwicklung des Individuums. Ressourcen sind die Mittel, die Menschen zur Verfügung haben, um bedürfnisbefriedigende Erfahrungen herbeizuführen. Reichen die aktuellen verfügbaren Ressourcen nicht aus, um eine genügend gute Bedürfnisbefriedigung zu erfahren, wird dies dazu führen, dass vorhandene Ressourcen ausgebaut oder neue Ressourcen erworben werden.

Im psychoonkologischen Kontext sind in vielerlei Hinsicht unterschiedliche annähernde und vermeidende Gefühlswelten gleichzeitig aktiviert, was die Notwendigkeit der Erfüllung und die persönliche Einflussnahme auf die Grundbedürfnisse unterstreicht. Dazu gibt es sehr unterschiedliche Herangehensweisen.

Die Forschungsarbeiten von Grawe zielten darauf, den Schulenstreit zwischen verschiedenen psychotherapeutischen Richtungen zu überwinden und die Grundlagen für eine Allgemeine Psychotherapie darzustellen. Grawe beschreibt fünf grundlegende Wirkfaktoren, die therapieschulenübergreifend *notwendige Voraussetzungen* für das Gelingen von Psychotherapie sind:

Übersicht

Fünf Wirkfaktoren für gelingende Psychotherapie nach Grawe (2004)

(1) **Therapeutische Beziehung:** Die Qualität der Beziehung zwischen Psychotherapeut und Patient wirkt sich signifikant auf ein besseres oder schlechteres Therapieergebnis aus.

(2) **Ressourcenaktivierung:** Die individuellen Eigenarten von Patientinnen werden als positive Ressource für das therapeutische Vorgehen genutzt. Das betrifft vorhandene motivationale Bereitschaften, Fähigkeiten und Interessen der Patienten.

(3) **Problemaktualisierung:** Die Probleme, die in der Therapie verändert werden sollen, werden in der therapeutischen Situation unmittelbar erfahrbar gemacht. Besondere therapeutische Techniken, wie z. B. Rollenspiele, Imaginationsübungen oder die Konfrontation mit realen Situationen, fokussieren auf ein aktualisiertes Erleben der Probleme.

(4) **Motivationale Klärung:** In der Therapie geht es darum, dass der Patient ein klareres Bewusstsein für die Zusammenhänge (Ursprünge, Hintergründe, aufrechterhaltende Faktoren) seines problematischen Erlebens und Verhaltens gewinnt.

(5) **Problembewältigung:** Die Behandlung unterstützt die Patientin mit gezielten problemspezifischen Maßnahmen (direkt oder indirekt) darin, positive Bewältigungserfahrungen im Umgang mit ihren Problemen zu machen.

Vier Grundbedürfnisse

P

Besonders in Zeiten von Krankheit ist es wichtig, darauf zu achten, dass die vier psychologischen Grundbedürfnisse im Alltag erfüllt sind, um die individuellen Quellen des Glücks, der Zufriedenheit und der Dankbarkeit auch zur Krankheitsbewältigung nutzen zu können. Was tun Sie dafür?

Bindung und Zugehörigkeit

Welche Menschen, Bezugspersonen, Gruppen oder Orte vermitteln Ihnen das Gefühl der Zugehörigkeit und Bindung?

Bitte machen Sie dazu ein paar Stichworte.

....

....

Orientierung, Kontrolle und Selbstbestimmung

In welchen Bereichen Ihres Lebens haben Sie das Gefühl, relativ viele Handlungsalternativen zu haben?
Bitte machen Sie dazu ein paar Stichworte.

....

....

Selbstwerterhöhung und -schutz

Zur Stärkung des Selbstwertgefühls braucht es eine wertschätzende Umgebung. Welche sozialen Kontakte schenken Ihnen Selbstbestätigung? Wer traut Ihnen etwas zu?
Bitte machen Sie dazu ein paar Stichworte.

....

....

Lustgewinnung und Unlustvermeidung

Was tun Sie, um Ihr Bedürfnis nach Lustgewinn zu erfüllen? Was können Sie tun, um Unlust zu vermeiden?
Bitte machen Sie dazu ein paar Stichworte.

....

....

Gelingende Psychotherapie

Die psychotherapeutische Behandlung möchte Sie darin unterstützen, neue Erfahrungen mit Ihren Belastungen und individuellen Problemen zu machen. Der folgende Kurzfragebogen kann Sie darin unterstützen, mir zu vermitteln, in welchen Bereichen diese Unterstützung besonders gelingt bzw. wo es möglicherweise Veränderungsbedarf gibt. Dazu beantworten Sie bitte die folgenden fünf Fragen – ohne lange nachzudenken.
Bitte kreuzen Sie an 0 = gar nicht hilfreich, 1 = etwas hilfreich, 2 = hilfreich, 3 = sehr hilfreich, 4 = ausgesprochen hilfreich.

In der psychoonkologisch / psychotherapeutischen Behandlung erlebe ich folgende Komponenten / Therapiebausteine als hilfreich:

....

....

Die individuellen Zusatzfragen beantworten Sie bitte spontan mit Stichworten – ohne lange nachzudenken.

Ich fühle mich durch die therapeutische Beziehung unterstützt.

☐ 0 ☐ 1 ☐ 2 ☐ 3 ☐ 4

Was tut Ihnen besonders gut?

....

....

Meine individuellen Eigenarten werden als positive Ressource in der Therapie genutzt.

☐ 0 ☐ 1 ☐ 2 ☐ 3 ☐ 4

Welche persönlichen Ressourcen sind das?

....

....

Besondere therapeutische Techniken, wie z. B. Rollenspiele, Imaginationsübungen oder die Konfrontation mit realen Situationen, helfen mir dabei, meine Probleme / Herausforderungen zu meistern.

☐ 0 ☐ 1 ☐ 2 ☐ 3 ☐ 4

Welche therapeutischen Impulse sind besonders hilfreich?

....

....

In der Therapie bekomme ich ein klareres Bewusstsein für die Zusammenhänge meiner aktuellen Belastungen.

☐ 0 ☐ 1 ☐ 2 ☐ 3 ☐ 4

Welche Erkenntnisse stärken Sie?

....

....

Ich fühle mich durch die psychoonkologisch / psychotherapeutische Behandlung bei der Bewältigung meiner Probleme unterstützt und ich mache dadurch positive Bewältigungserfahrungen im Umgang mit meiner Krebserkrankung.

☐ 0 ☐ 1 ☐ 2 ☐ 3 ☐ 4

Was fällt Ihnen spontan dazu ein?

....

....

Die Diagnose und Behandlung einer Krebserkrankung wird meist als Zäsur, als Einschnitt im Lebensweg empfunden, was häufig auch mit ungewohnten Zukunftsängsten einhergeht. Es werden dadurch Ich-Zustände (Ego-States) erlebt, die mit Hilflosigkeit und Hoffnungslosigkeit assoziiert sind.

Eine *gezielte Ressourcenaktivierung* kann daher entscheidend dazu beitragen, dass Menschen in Krisensituationen oder auch allgemein mit Herausforderungen im Leben besser klarkommen.

Die Arbeit mit der Lebenslinie der Ego-States ist eine ungewohnte ressourcenaktivierende Konfrontation mit dem bisherigen Leben. Es werden stärkende Ego-States herausgearbeitet, die auf Wertschätzung und auf die Bewusstwerdung von Kohärenzgefühlen zielen.

Jeder Mensch sammelt im Laufe des Lebens verschiedene Ego-States (Ich-Zustände), die auch zur Krankheitsbewältigung bewusst genutzt werden können. Die meisten solcher gesunden Ego-States entstehen schon in der Kindheit, andere im Laufe der Entwicklung im Jugend- und Erwachsenenalter und haben viel mit den Alltagsrollen-Erfahrungen zu tun. Durch die oftmals ungewohnte Rolle als Erkrankte, die neue Erfahrungen von Hilflosigkeit und/oder Ausgeliefertsein wachrufen können, kann das bisherige Ego-State-Repertoire blockiert sein oder es werden frühere Muster/Rollenerfahrungen oder Traumatisierungen mit der aktuellen Situation verknüpft und das kann auch zu übermäßigen Blockaden der Verhaltenssteuerung führen. Die Erfahrungen mit der Lebenslinie der Ego-States ist hervorragend dazu geeignet, das eigene Lebenspanorama mit Achtsamkeit, Selbstverständnis und würdevollem Respekt verständnisvoll (nach-) zu spüren. Oftmals werden auch neue, bisher nicht bewusste Ich-Anteile entdeckt. Am einfachsten ist es, dazu einzuladen, zwischen Kindheits-Anteilen und Erwachsenen-Anteilen in bestimmten Situationen unterscheiden zu lernen.

Instruktion und Ablauf der Übung

»Ich möchte Ihnen eine Übung vorstellen, bei der Sie einmal mit Wertschätzung Ihr bisheriges Leben betrachten können. Dazu bitte ich Sie, jetzt mit mir zusammen aufzustehen. Dann schauen Sie sich einmal im Raum um und stellen Sie sich vor, Ihr bisheriges Leben verläuft wie auf einer gedachten Linie quer durch den Raum. Sie suchen sich aus, von welcher Stelle oder welcher Wand des Raumes ausgehend Ihre Lebenslinie beginnt und in welcher Richtung diese gedachte Linie durch den Raum verläuft.

Dann suchen Sie auf dieser gedachten Lebenszeitlinie einmal die Stelle aus, die dem heutigen Zeitpunkt entspricht. Sie gehen mit mir zu diesem Punkt. Dort angekommen frage ich Sie, womit Sie an diesem heutigen Tag beschäftigt sind. [*Sagen wir bspw., heute ist der 02.02.2020.*] Dann bitte ich Sie darum, mir überblicksmäßig zu erzählen, womit konkret Sie heute beschäftigt sind.«

[*Hier können Sie als Therapeutin nach dem Vornamen der Patientin fragen und sie mit diesem Vornamen ansprechen. Beispielsweise dann im weiteren Verlauf folgendermaßen:*]

»Was beschäftigt Luisa heute konkret? Woran haben Sie heute beim Aufwachen gedacht? etc.«

[*Nach einiger Zeit des Austauschs (wenn möglichst mehrere Details ausgesprochen sind) bitten Sie die Patientin jetzt:*]

»Versuchen Sie, sich einmal daran zu erinnern, womit Sie z. B. heute vor zehn Jahren, also am … [*02.02.2010*] beschäftigt waren. Wie alt waren Sie damals?«

[*Hier geschieht dann spontan ein Suchprozess, der sich oft an markanten Lebensereignissen (Studium, Beruf, Familie, Wohnort, Urlaubsreisen, Freundschaften, welche Hobbys etc.) orientiert. Wenn irgendetwas Konkretes auftaucht bitten Sie die Patientin darum, auf der gedachten Lebenslinie mit Ihnen einmal zehn Jahre zurückzugehen – dort angekommen fragen Sie wie zu Beginn danach, womit Luisa damals, also vor zehn Jahren, am … (02.02.2010) beschäftigt war. Falls die Patientin nicht spontan etwas erinnert, dann fragen Sie zur Einstimmung auf Erinnerungen nach bestimmten Lebensbereichen, wie z. B.:*]

»Wo haben Sie damals gewohnt? Mit wem haben Sie die Weihnachtstage verbracht? Falls eigene Kinder vorhanden sind: Wie alt waren Ihre Kinder / Ihr Kind zum damaligen Zeitpunkt?« etc.

[*Dann hören Sie achtsam zu und vertiefen durch Nachfragen den Fokus auf Wertschätzung und Anerkennung, indem Sie betonen lassen, was in der Zwischenzeit bis heute alles bewältigt wurde. Offene Beispielfragen sind etwa:*]

»Wenn Sie aus der Perspektive der jüngeren Luisa auf die zehn Jahre ältere blicken, welche Gefühle haben Sie dann? Sind Sie da ein wenig stolz, was Luisa alles bewältigt hat und hinbekommen hat! Haben Sie damals daran gedacht, was alles auf Sie zukommen könnte?«

[*Es findet ein kurzer Austausch darüber an der Stelle vor zehn Jahren statt. Dann bitten Sie die Patientin wieder, gemeinsam mit Ihnen zu der Stelle auf der Lebenslinie zurückzukehren, die dem gegenwärtigen Tag entspricht. Manchmal können Sie dort angekommen auch bewusst dazu auffordern, sich für alles, was erlebt wurde einmal ausdrücklich zu bedanken. Etwa mit den Worten:*]

»Wenn Sie auf all das, was in den vergangenen zehn Jahren war, zurückblicken, dann haben Sie wirklich viel erlebt! Vielleicht möchten Sie sich einmal dafür bedanken, was Sie alles hinbekommen haben.«

[*Gegebenenfalls sind weitere Erinnerungen aus einem anderen Lebensjahrzehnt aufgetaucht, dann bietet es sich an, auch zu dieser Stelle auf der gedachten Lebenslinie zu gehen und dort ähnliche Reflexionsprozesse anzuregen wie oben beschrieben. Zu den geschilderten Erlebnissen / Erfahrungen (z. B. Umzug in eine neue Wohnung, Geburt eines Kindes, Tod eines Angehörigen, Heirat oder Trennung, berufliche Erfolge oder Probleme, Urlaubsreisen) tauchen die jeweiligen Ego-States auf und die damit verbunden Gefühle werden gespürt.*

Wenn es bspw. viele Krisenzeiten auf dem Lebensweg gab, kann man auch anregen sich vorzustellen: Was hätte ich damals gebraucht? Wer hätte es mir schenken können? Was würde ich selbst aus der heutigen Erwachsenenperspektive dem jüngeren Ich sagen können? Solche kurzen inneren Pendelbewegungen zwischen verschiedenen Ego-States wirken oft sehr berührend und sind mit Beruhigung und manchmal auch Traurigkeit verbunden. Die Anerkennung der Traurigkeit wirkt oft heilsam, weil es wichtig ist anzuerkennen, dass damals etwas gefehlt hat.

Zum Abschluss der Arbeit mit der Lebenslinie gehört der Blick in die Zukunft. Hierzu laden Sie die Patientin zum nächsten Schritt der Übung ein. Von der Stelle des gegenwärtigen Tages ausgehend bitten Sie die Patientin, die bisherige Lebenslinie um eine Vision zu erweitern:]

»Stellen Sie sich bitte einmal vor, womit Sie am … [*02.02.2025*], also in fünf Jahren beschäftigt sein werden.«

[*Laden Sie dazu explizit ein, in der Vorstellung darüber etwas zu übertreiben.*]

»Gehen Sie bitte auf Ihrer Lebenslinie fünf Jahre weiter.«

[*Dann gehen Sie mit der Patientin zu dem Punkt auf der Lebenslinie in fünf Jahren und stellen ein paar Fragen, hier ein paar Beispiele:*]

»Wie alt sind Sie dann in fünf Jahren? Was wünschen Sie sich für diese Zeit? Womit werden Sie dann beschäftigt sein?«

[*Konkret kann man nachfragen, falls es Kinder oder Enkelkinder gibt:*]

»Wie alt sind dann Ihre Enkelkinder oder Kinder? Wo möchten Sie leben? Welche Urlaubsreise möchten Sie unternehmen?«

[*Falls die Patientin schon älter ist oder aufgrund einer fortgeschrittenen Krebserkrankung die Sorge hat, in fünf Jahren möglicherweise nicht mehr zu leben, dann variieren Sie die Instruktion bspw. folgendermaßen:*]

»Falls Sie denken, Sie könnten in fünf Jahren vielleicht nicht mehr leben, dann könnten Sie sich vielleicht Folgendes einmal vorstellen:

Was wünschen Sie, wie in fünf Jahren über Sie gedacht wird? Für wen werden Sie über Ihren Tod hinaus bedeutsam bleiben?«

[*Von der Perspektive in fünf Jahren ausgehend bitten Sie darum, einmal zu der heutigen Luisa zu schauen:*]

»Welchen Rat könnten Sie sich (Luisa) geben, damit es in fünf Jahren so ist, wie Sie es sich heute vorstellen? Was können Sie heute dafür tun, damit es auch so wird, wie Sie es sich momentan vorstellen?«

[*Zum Abschluss gehen Sie dann gemeinsam mit Luisa zu dem gegenwärtigen Tag zurück und fragen nach:*] »Wie fühlen Sie sich jetzt? Was hat Ihnen bei der Beschäftigung mit Ihrer Lebenslinie heute gutgetan?«

Abschluss der Übung. [*Jetzt setzen Sie sich zum Abschluss der Übung nochmal hin und tauschen sich noch etwas über das Erlebte aus. Sie können zum Abschluss der Übung noch ein Kompliment zur Validierung der gemachten Erfahrungen machen und bspw. sagen:*]

»Seien Sie nach dieser Sitzung besonders liebevoll mit sich und spüren Sie das ein oder andere nochmal nach. Diese Kurzreise durch Ihr ganzes Leben wirkt oft noch nach, es können weitere Assoziationen und Erkenntnisse auftauchen – wir können uns beim nächsten Termin gerne damit weiter beschäftigen.«

AB 62

Sensibilisierung für Körperreaktionen als Weg zum Entdecken der Weisheit des Körpers

T

Die sog. »Zitronenimagination« (AB 12) ist auch als psychoedukatives Element hilfreich, um zu veranschaulichen, dass allein bildhaft vorgestellte Situationen körperliche Reaktionen (Speichelfluss, der Mund zieht sich zusammen etc.) hervorrufen.

»Spüren Sie einmal die Resonanz in Ihrem Körper auf folgende Worte und Aussagen:

- Ja / Nein
- Angst / Hoffnung
- Freude / Wut
- Neid / Wohlwollen
- Bis zum bitteren Ende / bis zur Vollendung des Lebens
- Schmerzen erleiden / Schmerzen behandeln
- Untröstlich / tröstlich
- Leere / Fülle
- Belastung / Wohlbefinden
- Da kann man nichts mehr machen / Immer ist ›Jetzt‹ die beste Stunde

Die Sensibilisierung für Körperreaktionen kann auch mittels realer Bewegung geschehen.
Beispielsweise indem ich Sie dazu auffordere, einmal aufzustehen, im Raum herum zu laufen, sich selbst abzuklopfen oder einfach mal den Sitzplatz zu wechseln, um so einen Perspektivenwechsel zu ermöglichen.«

Manchmal können auch Papierbälle aus japanischem Seidenpapier oder Luftballons zur Aktivierung von angenehmen, eher spielerischen Körper-Ego-States im Aufeinander-bezogen-Sein genutzt werden. Das Zuwerfen und Auffangen der Bälle geht oft einher mit Lächeln und Blickkontakt, welches wichtige Elemente für das Erleben von Beziehung und Bindung sind.

Body-Scan und Visionen

T

Die Arbeit mit dem Body-Scan ist eine sehr effektive Intervention, um möglicherweise noch unbewusste Aspekte und Bedürfnisse der Krankheitsverarbeitung kommunizierbar zu machen. Ein mehrstufiges Vorgehen zielt darauf, einen kreativen, spielerischen Prozess anzuregen.

Zunächst soll der eigene *Körperumriss* möglichst mit Wachsmalkreide auf ein DIN-A3-Blatt gemalt werden. Danach soll die entstandene *Innenfläche* ausgestaltet werden (mit Farben, Symbolen, Themen oder auch ganz konkret mit Organen). Dann wird dieses Blatt (Body-Scan 1)zur Seite gelegt, es geht jetzt darum, in diesem durch das Malen angeregten Ressourcen-State neue Erfahrungen zu machen bzw. eine neue Perspektive, eine Vision auftauchen zu lassen. Dazu ist es gut, die Augen zu schließen und mit Bilateraler Stimulation (BLS) zu tappen und dabei lediglich offen zu sein für eine Vision, für etwas, was für diesen Körper hilfreich oder noch besser ist.

Stellen Sie dazu die Frage: »Was könnte dieser dargestellte Körper jetzt gebrauchen, was würde dem Körper guttun, was wäre jetzt eine angenehme Vorstellung dazu? Es kann wieder ein Körperumriss dazu auftauchen oder etwas ganz anderes. Sobald ein Bild oder ein Gefühl dazu auftaucht, stellen Sie dies bitte spontan auf einem neuen Blatt (Body-Scan 2) dar.«

Die Erfahrung zeigt, dass dabei ganz erstaunliche, oft auch spirituelle Erfahrungen gemacht werden, die heilsame Hinweise geben bzw. auch ganz konkret neue Perspektiven eröffnen. So können manchmal neue »Ressourcen-Brücken« zum liebevollen Umgang mit dem eigenen Körper auftauchen oder es kommt auf dem zweiten Bild etwas in Bewegung, das auch im Alltag ganz neue Erfahrungen anstößt oder Zugänge eröffnet zu bislang unbewussten Lebensthemen.

Sie können danach, die beiden Body-Scans gemeinsam mit dem Patienten auf sich wirken lassen und im Gespräch Wege überlegen, was zu tun ist, um von Body-Scan 1 zu dem gefühlten (noch) passenderen Body-Scan 2 Lebensgefühl zu kommen.

Vermeiden Sie dabei Deutungen!

Denken Sie dabei daran, dass diese Bilder Anteile von Ego-States repräsentieren und dass es meistens sehr ungewohnt ist, sich auf diesem kreativen Weg einmal mit sich und den eigenen Erfahrungen zu beschäftigen. Daher ist ein besonders wertschätzender Austausch darüber zu empfehlen und die Inspiration für den ersten Schritt hin zu der praktikablen Umsetzung der Vision des zweiten Body-Scans im Alltag anknüpfen zu können, sollte empathisch, ermutigend und aufmerksam erfolgen.

Fallbeispiel

Hier sehen Sie ein Beispiel für einen Body-Scan von einer Patientin mit Brustkrebs. Body-Scan 1 zeigt die Konfrontation mit der Brustkrebserkrankung. Body-Scan 2 zeigt nach der BLS eine Krone als Symbol für die wünschenswerte Erfahrung wieder mehr Selbstbewusstsein zu spüren – trotz der Brustkrebserkrankung, nach dem Motto: Aufstehen – Krone richten – selbstbewusst weitergehen!

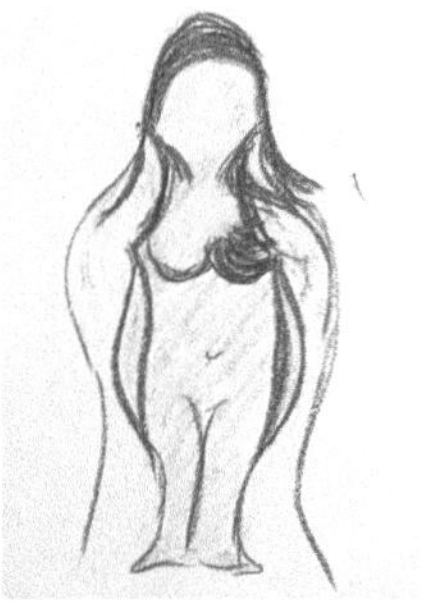

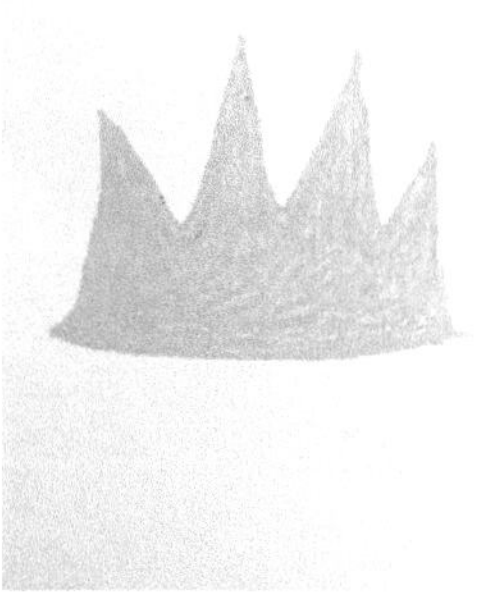

Foto-Momente

Gibt es Fotos, die Ihnen spontan einfallen, wenn Sie Ihre eigene Lebensgeschichte betrachten? Wenn ja, welche sind das?
Notieren Sie spontan, welche Fotos das sind!

....

....

....

Welche Fotos / Selfies aus Ihrer *Zeit mit der Krebserkrankung* erinnern Sie spontan? Wenn ja, wie fühlt sich das heute an? Notieren Sie spontan welche Fotos das sind!

....

....

Probieren Sie einmal, ein Selfie von sich mit Selbstauslöser zu machen! Welches Selfie würden Sie gerne von sich machen?
Variation. Auch ein Selfie in der Fantasie ist möglich, z. B. in einer Traumlandschaft oder einer Wunschsituation. Beschreiben Sie, was Sie auf diesem Selfie sehen.
Welche Fotos würden Sie gerne in Ihre Foto-Ressourcen / Resilienz-Schatzkiste einfügen?

....

....

Wählen Sie dazu 3 bis 10 Lieblingsfotos aus, das können Urlaubsfotos, Menschen, Tiere, Naturaufnahmen, Alltagsszenen oder irgendetwas anderes sein.

AB 65 Selbstbild und Familie in Tieren

P

Neue Rollenerfahrungen, die durch Krisen oder Krankheiten ausgelöst werden, blockieren manchmal Verhaltensmöglichkeiten im Alltag. Daher ist es oft hilfreich sich vorzustellen, einmal in einer anderen, in Gedanken vorgestellten Rolle bestimmte Situationen anzugehen.

Bei dieser Übung können Sie sich in Ihrer Vorstellung mit einem *Tier* identifizieren und spüren, welches Tier Sie bei bestimmten Themen stärken könnte.

Als welches Tier wünschen Sie in welcher Situation aufzutreten?

....

....

Dann beschreiben Sie die Eigenschaften dieses Tieres – und spüren Sie dabei, wie sich Ihre Energie durch dieses Hineinschlüpfen in eine andere Rolle ändert.

....

....

Diese ungewohnten Perspektiven ermöglichen spontan neue Handlungsmöglichkeiten und können dazu beitragen, Ihr Selbstwirksamkeitsgefühl unmittelbar zu stärken.

....

....

In weiteren Schritten könnten Sie sich dann auch in Ihrer Vorstellung Ihre Familie oder Ihren Arzt oder Ihre Ärztin oder andere, für Sie wichtige Personen in der Gestalt von Tieren vorstellen.

....

....

Genießen Sie die stärkenden Eigenschaften der Tiere und rufen Sie sich diese immer dann ins Gedächtnis, wenn Sie diese gut gebrauchen können.
Wenn Sie mögen, malen Sie mit Wachsmalkreide Ihre Tier-Identifikationen auf einem Blatt Papier spontan auf!

Persönliche Humor-Ressourcenübung

»Nehmen Sie sich ein paar Minuten Zeit zum Innehalten. Atmen Sie tief ein und dann wieder erholsam aus. Sie können dabei einmal ganz bewusst beim Ausatmen das kleinstmögliche Lächeln auf Ihren Lippen entstehen lassen. Nachdem Sie diesen Wechsel von Einatmen und Ausatmen und Lächeln einige Male bewusst gespürt haben, versuchen Sie, sich jetzt einmal daran zu erinnern, was Ihnen zum Thema Humor spontan einfällt.

Wenn Sie bereits über gut gebahnte ›Humor-Synapsen‹ im Gehirn verfügen, dann werden Ihnen gleich mehrere Humorerfahrungen einfallen. Wenn das nicht so ist, können Sie versuchen zu erinnern, wann Sie das letzte Mal so richtig von Herzen lachen konnten. Wenn Ihnen auch dazu keine Erinnerung einfällt, können Sie sich immerhin vorstellen, wie es wäre zu lachen, denn die gute Nachricht lautet: Auch wenn wir uns selbst nur als lachend imaginieren, ohne es wirklich zu tun, verbessert das die individuellen Glücksgefühle.

Wenn Sie möchten, können Sie die angenehmen Humorgefühle noch mit bilateralem Tapping verankern.«

6 Interventionen nicht nur für das Lebensende

Uns alle verbindet die Gewissheit, dass wir sterben werden. Nur wann und wie, das wissen wir nicht. Eine lebensbedrohliche Krankheit rückt den Fokus auf das Lebensende meist spürbar nah in das Bewusstsein. Selbst wer an Krebs erkrankt ist (oder war), stirbt möglicherweise an etwas ganz anderem. Doch eine Krebserkrankung rüttelt die Fragen ums Sterben und Leben durcheinander und erfordert häufig die Beschäftigung mit den Themen Abschied, Tod und Sterben.

> »The focus on fundamental questions of life and death can lead us to
> some of the deepest sources of anxiety and suffering faced by patients.«
> *Kissane, 2012*

Wie eine Studie von Vehling und Kissane (2018) zeigte, sind die häufigsten Sorgen am Lebensende:

- Sorgen um die Angehörigen nach dem eigenen Tod
- Schmerz oder Leid zu erleben
- eine Belastung für andere zu sein
- keine Zukunft mehr zu haben
- nicht genügend Zeit zur Verfügung zu haben
- nicht zu wissen, was genau zum Lebensende passiert

Allerdings sind Menschen am Lebensende auch in der Lage, zwei eigentlich widersprüchliche psychologische Zustände aufrechtzuerhalten: einerseits die Vorstellung des nahenden Todes und andererseits ein Gefühl von Hoffnung und Lebenssinn. Das heißt, Menschen sind in der Lage, das Wissen um den bevorstehenden Tod zu tolerieren, ohne die Wahrnehmung von Lebenssinn und den Willen zu leben aufzugeben.

Beispiel

Es gibt ein treffendes Cartoon von den Peanuts, da sagt Linus: »Wir leben nur einmal, Snoopy«. Und Snoopy antwortet: »Falsch! Wir sterben nur einmal. Wir leben jeden Tag!«

Welche Perspektiven und Interventionen helfen dabei, das eigene Leben angesichts einer lebenserschütternden Erfahrung möglichst selbstbestimmt und angstfrei leben und gestalten zu können? Bronnie Ware berichtet in dem Buch: *5 Dinge, die Sterbende am meisten bereuen: Einsichten, die ihr Leben verändern werden* über ihre Erlebnisse, die sie bei der Pflege sterbender Menschen gesammelt hatte (Ware, 2013):

(1) »Ich wünschte, ich hätte den Mut gehabt, mein eigenes Leben zu leben.«
(2) »Ich wünschte, ich hätte nicht so viel gearbeitet.«
(3) »Ich wünschte, ich hätte den Mut gehabt, meine Gefühle auszudrücken.«
(4) »Ich wünschte, ich hätte den Kontakt zu meinen Freunden aufrechterhalten.«
(5) »Ich wünschte, ich hätte mir erlaubt, glücklicher zu sein.«

Sie beschreibt darüberhinausgehend sehr anschaulich, wie wertvoll es ist, wenn es gelingt, den eigenen Tod anzunehmen, schon bevor die Zeit des Lebensendes gekommen ist. Dann können wir achtsamer und unabhängiger von der Meinung anderer unsere Prioritäten im Leben setzen.

Der »gewohnte« Umgang mit Sterben und Tod ist jedoch in vielen Ländern und auch in Deutschland noch überwiegend verbunden mit Angst, Vermeidung und Tabuisierung.

! Gestaltete Angst verliert an Bedrohlichkeit!

»Ich habe keine Angst davor zu sterben. Ich möchte nur nicht dabei sein, wenn es passiert«, sagte einmal der Pop-Art Künstler Andy Warhol. Wir sehen das anders: »Dabei sein wollen« ermöglicht einen gestalteten und gewollten Umgang mit den Themen Abschied, Sterben und Tod. Vorstellungen verändern sich durch Erfahrungen – und dadurch wird auch die eigene psychische Widerstandskraft (Resilienz) gestärkt. Auch auf der letzten Wegstrecke des Lebens kann man noch entscheidende, wertvolle Erfahrungen machen und auch gewohnte Angststrukturen können noch verändert werden.

Dieses Kapitel gibt einige Impulse, um den Tod mehr ins Leben zu holen, ganz im Sinne von:

> Wenn der eigene Tod, oder auch der von anderen Menschen, mit denen wir uns verbunden fühlen, früher als erwartet eintritt, dann ist es gut, wenn man vorher ein individuelles Leben gestaltet hat.

Mut machende Zitate der Gründerin der modernen Hospizbewegung Cicely Saunders:

> »Es geht nicht darum, dem Leben mehr Tage zu geben, sondern den Tagen mehr Leben.«
> »Sie sind wichtig, weil Sie eben Sie sind. Sie sind bis zum letzten Augenblick Ihres Lebens wichtig und wir werden alles tun, damit Sie nicht nur in Frieden sterben, sondern auch bis zuletzt leben können.«
> »Du zählst, weil Du du bist.«

Reaktionen der Angehörigen

Für Angehörige sind am Lebensende eines nahestehenden Menschen häufig folgende Belastungen deutlich (Trachsel & Maercker, 2016):

- die Auseinandersetzung mit Rückzug und Depressivität des Erkrankten (z. B.: die Erkrankten halten die Augen geschlossen; Angehörige haben das Gefühl, dem »Entschwinden zuschauen«)
- das Beobachten des weiteren physischen Verfalls einschließlich der Minimierung der Nahrungsaufnahme
- Versuche, die Ängste von Patientinnen vor dem Tod zu lindern
- Antizipation von eigener Einsamkeit nach dem Tod von Patienten

Manchmal kann es auch sein, dass Angehörige aus diesen Gründen Besuche vermeiden und motiviert werden müssen, sich »zu trauen«.

Psychotherapeutische Ziele

Die psychotherapeutischen Ziele in der palliativen Versorgung sind:

- Präsenz und Nicht-Aufgabe
  - Begleitung der Patientin durch den Verlauf der Behandlung und des Sterbeprozesses
  - dem Anderen dabei volle Aufmerksamkeit schenken
- Unterstützung bereitstellen
- »Höhergesteckte« Ziele?
  - Akzeptanz des Lebens, das ein Patient gelebt hat
  - Unterstützung bei der Erreichung eines Gefühls der Vollendung des Lebens, Sinn, Kohärenz, Vermächtnis
  - Akzeptanz des Todes
  - Spiritualität
- siehe auch INFO 21 zur Würdezentrierten Therapie

Als Wirkfaktoren haben sich dabei erwiesen:

- Freundlichkeit
  - Schaffung einer Atmosphäre für Gemeinsamkeit und Kommunikation
- Zuhören
  - und auf die andere so eingehen, dass sich die Patientin verstanden fühlt
  - Empathie
- Zeit
- Transparenz
  - über (therapeutische) Interventionen
- *Eigene Angst* aushalten und nutzen, z. B. um sich eigener Ängste, aber auch Ressourcen bewusst zu werden
- Respekt
  - vor den Entscheidungen und Überlegungen des Patienten, so ungewöhnlich sie auch erscheinen mögen

Vertiefung

Aktives Zuhören – nicht nur am Lebensende – beinhaltet

- empathische und offene Grundhaltung
- authentisches und kongruentes (gleichartiges) Auftreten
- positive Beachtung und Akzeptanz der anderen Person
- kurze bestätigende Äußerungen oder Nachfragen, ohne Überflüssiges zu sagen (»Mehr zuhören, weniger reden«)
- Gefühle der Patientin benennen und Raum für weitere Ausführungen dazu geben
- nonverbale Kommunikation: Hinwendung des Oberkörpers und des Kopfes sowie passende Mimik, Augenkontakt, Nicken
- Geduld, d. h. Patienten nicht unterbrechen, sondern ausreden lassen
- keine Ratschläge oder Alternativen benennen
- ablenkende oder belanglose Themen als »Umwege« zu schwierigen Gesprächsinhalten (z. B. Reiseerfahrungen, Familie, Hobbys, Sport etc.)

(nach Trachsel & Maercker, 2016)

Die Arbeits- und Infoblätter dieses Kapitels geben Anregungen für den Umgang mit Fragen (nicht nur) am Lebensende.

Elemente eines »guten« Sterbens

Ein plötzlicher Tod verhindert oft die Möglichkeit, sich auf den Umgang mit dem Tod vorzubereiten, außer man hat sich schon vorher damit beschäftigt. Damit geht oft einher, vorher Dinge zu erledigen, die einem wichtig sind. Sicherlich kann man sich nicht »richtig« vorbereiten, denn das Leben ist immer von allen möglichen Zufällen begleitet – und das ist auch gut so! Doch was wir tun können, ist angesichts der Endlichkeit des eigenen Lebens und der Gewissheit der Endlichkeit allen Lebens, mit dem, womit wir uns verbunden fühlen, aufmerksamer zu werden für das, was uns selbst wirklich wichtig ist.

Max Frisch (2020) hat in den 1970er-Jahren Fragen zum Thema Tod formuliert, wie z. B.:

- Haben Sie schon einmal gemeint, dass Sie sterben, und was ist Ihnen dabei eingefallen:
  - was Sie hinterlassen?
  - die Weltlage?
  - eine Landschaft?
  - dass alles eitel war?
  - was ohne Sie nie zustande kommen wird?
  - die Unordnung in den Schubladen?

- Wissen Sie, wo Sie begraben sein möchten?
- Wenn der Atem aussetzt und der Arzt / die Ärztin es bestätigt: Sind Sie sicher, dass man in diesem Augenblick keine Träume mehr hat?

Eine Studie von der Palliativmedizinerin Susan D. Block, die sich mit dem Sterbeerleben von Patienten beschäftigt, konnte aufzeigen, dass das Erleben des Sterbens angstfreier ist, wenn wir uns vorher schon damit beschäftigt haben (Wright et al., 2008). Neuere Studien beschäftigen sich zunehmend auch mit der Bereitschaft, sich mit dem Lebensende auseinanderzusetzen, z. B. in ein Hospiz zu gehen. Dabei zeigt sich, dass eine frühe Aufklärung über die Möglichkeiten auf das eigene Lebensende Einfluss zu nehmen, letztlich auch zu einer signifikant höheren Lebensqualität am Lebensende beiträgt (Chen et al., 2019).

Übersicht

Was ist ein »guter« Tod?

Ein »guter« Tod

- ist frei von Schmerzen
- bewahrt Würde und Autonomie
- bringt den Sterbenden Zuwendung und Liebe entgegen

Viele Patientinnen sorgen sich vor *Schmerzen* am Lebensende, daher ist es wichtig, eine wirksame Behandlung von Schmerzen und anderen Symptomen sicher zu stellen und frühzeitig eine palliative Versorgung anzubieten. Auch sollte das Leben nicht sinnlos verlängert werden.

Darüber hinaus sollten auch am Lebensende die *Würde* und der *Autonomiewunsch* der Patienten geachtet werden. Dazu gehört z. B. auch die Einhaltung der Privatsphäre oder die Selbstbestimmung, wer in der letzten Phase des Lebens anwesend ist. Auch die Auswahl des Sterbeorts und genügend Zeit für den Abschied zu haben, können das *Kontrollgefühl* stärken, ebenso wie ein gewisses Maß an Kontrolle über die Abläufe, zu wissen, was auf einen ungefähr zukommt und aktiv informiert zu sein (Trachsel & Maercker, 2016).

Arbeits- und Informationsmaterialien

INFO 21 Würdezentrierte Therapie (WT)

Der Kanadier Harvey Max Chochinov (2017) entwickelte die Würdezentrierte Therapie als therapeutische Kurzintervention für terminal erkrankte Patienten. Dieses Informationsblatt beschreibt das Konzept und gibt konkrete Beispiele zu Elementen der Würdezentrierten Therapie.

AB 67 Abschiedsdokument

Dieses Arbeitsblatt gibt Anregungen für die Gestaltung eines individuellen Dokuments, das man nahestehenden Menschen hinterlassen möchte.

AB 68 13 Fragen zur Selbstreflexion inspiriert von der Würdezentrierten Therapie

Dieses Arbeitsblatt weckt persönliche Assoziationen für einen wertschätzenden Blick auf das eigene Leben.

AB 69 Perspektiven für Angehörige für den Umgang mit dem Verlust

Dieses Arbeitsblatt greift einige Themen auf, die dazu anregen, sich mit dem Verlust eines Angehörigen zu beschäftigen.

INFO 22 Zen-Kreis mit Visionen

Dieses Informationsblatt nimmt Bezug auf die Bedeutung des Zen-Kreises in der japanischen Kultur. Im Zen-Buddhismus hat die Kreisform eine tiefe spirituelle symbolische Bedeutung.

AB 70 Zen-Kreis mit Visionen

Auf diesem Arbeitsblatt wird das konkrete Vorgehen für die Arbeit mit dem ZEN-Kreis mit Visionen vorgestellt. Die Übung eignet sich besonders als niederschwelliges Angebot, um in Kontakt mit einem Zustand von innerer Ruhe, Gelassenheit und Stille im Hier und Jetzt zu kommen.

AB 71 Checkliste Bestattung und Abschied

Mit dem Tod eines Menschen sind einerseits viele Verwaltungsaufgaben verbunden und andererseits gibt es viele emotionale Aufgaben, die den Prozess des Abschiednehmens betreffen. Diese Checkliste geht auf beide Themen ein und kann schon zu Lebzeiten dabei helfen, sich damit zu beschäftigen. Dazu werden auf dem Arbeitsblatt zahlreiche Anregungen gegeben.

AB 72 Dankbarkeitsbrief und Happy End

Dieses Arbeitsblatt gibt Anregungen für das Schreiben eines Dankbarkeitsbriefes an bestimmte Menschen und inspiriert dazu, sich Gedanken zu machen, welches »Happy End« in der Vorstellung sich gut anfühlen könnte.

AB 73 Ressourcenorientierte Sterbemeditation

Dieses Arbeitsblatt enthält eine Anleitung für eine individuell ausgerichtete Sterbemeditation. Es gibt Anregungen, sich mit Patienten mit dem Thema Sterben oder Tod zu beschäftigen. Es geht dabei darum, sich in achtsamer und wohlwollender Weise mit diesem besonderen Lebensthema zu beschäftigen.

AB 74 Humor und Psychoonkologie

Dieses Arbeitsblatt gibt Impulse für den Austausch zum Thema Humor im onkologischen Kontext.

INFO 23 Akzeptanz- und Commitmenttherapie (ACT)

Das Informationsblatt stellt Aspekte des von Steven C. Hayes entwickelten therapeutischen Ansatzes der ACT für die psychoonkologische Arbeit vor.

AB 75 ACT-Impulse

Mit diesem Arbeitsblatt können Sie mit Patienten konkrete sprachlich-gedankliche Prozesse zur aktiven Krankheitsbewältigung ausarbeiten. Dysfunktionales Verhalten kann so identifiziert und im Sinne einer passenderen Ausrichtung auf eigene Ziele und Wertvorstellungen modifiziert werden.

AB 76 Es ist nie zu spät, um als glückliche Leiche begraben zu werden

Therapeuten können das Arbeitsblatt dazu nutzen, um fehlende bisherige Erfahrungen von Glück oder Liebe zu validieren und diese dann in weiteren Schritten imaginativ auszuarbeiten.

AB 77 Verluste spüren

Das Arbeitsblatt enthält eine konkrete Anweisung für die imaginative Konfrontation mit (plötzlichen) Verlusten.

INFO 24 Sinnfindung und posttraumatisches Wachstum

Das Informationsblatt thematisiert Aspekte des posttraumatischen Wachstums für das Leben mit einer Krebserkrankung.

AB 78 Reifungserfahrungen aufgrund der Erkrankung

Das Arbeitsblatt enthält verschiedene Fragen, die einen Austausch zum Thema Reifungserfahrungen aufgrund der Krebserkrankung anregen.

Würdezentrierte Therapie (WT)

Chochinov (2017) hat die Würdezentrierte Therapie (WT; engl. *Dignity Therapy, DT*) als eine empirisch entwickelte therapeutische Kurzintervention für terminal erkrankte Patienten entwickelt. Auf der Grundlage von Interviews mit unheilbar erkrankten Menschen hat er durch folgende Fragen ein Würde-Modell entwickelt:

- Wie definieren Sie Würde vor dem Hintergrund Ihrer Erkrankung?
- Was stärkt Ihr Würdegefühl?
- Was mindert Ihr Würdegefühl?
- Haben Sie bestimmte Erfahrungen gemacht, die Ihr Würdegefühl verletzt haben?
- Haben Sie bestimmte Erfahrungen gemacht, die Ihr Würdegefühl gestärkt haben?
- Was müsste passieren, damit Ihnen Ihre Würde genommen würde?
- Manche halten ein Leben ohne Würde für nicht lebenswert – wie sehen Sie das?
- Denken Sie, dass Würde eher etwas ist, das in Ihnen selbst begründet liegt? Und / oder ist Würde etwas, das von anderen gegeben oder genommen werden kann?

Das entwickelte Würde-Modell beinhaltet folgende drei Dimensionen:

(1) **Krankheitsbezogene Belange:** physisches und psychisches Leid, Unabhängigkeitsgrad und Symptombelastung
Würdebewahrende Fragen hierzu: Wie geht es Ihnen? Was können wir tun, damit Sie sich besser fühlen? Wie gehen Sie mit der Situation um?

(2) **Psychische Ressourcen:** Verhaltens- und Denkweisen, die das Würdegefühl aufrechterhalten
Würdebewahrende Fragen hierzu: Gibt es Bereiche bei Ihnen, die unberührt von der Krankheit bleiben? Was genießen Sie noch? Gibt es Dinge, die Sie positiv ablenken?

(3) **Soziale Würde:** Würde bezogen auf interpersonelle Interaktionen und Beziehungen
Würdebewahrende Fragen hierzu: Was ist Ihnen in Bezug auf Ihre Privatsphäre wichtig? Wer sind Ihre engsten Vertrauten und was sind die Sorgen, die Sie um die Menschen haben, die Sie zurücklassen werden?

Das therapeutische Vorgehen der WT ist zeitaufwendig und in der Praxis nur bedingt umsetzbar. Es beinhaltet mehrere Schritte und zielt darauf, ein sog. *Generativitätsdokument* zu erstellen.

Übersicht

Überblick über den Ablauf der Kurzintervention der Würdezentrierten Therapie

- Vorstellung der Intervention
- Semistrukturiertes Interview an ein bis zwei Terminen (wird aufgezeichnet)
- Transkription der Audioaufnahme
- Editieren des Interviews
- Vorlesen des vorläufigen Dokuments
- Erstellen eines Generativitätsdokuments
- Übergabe des Dokuments

Chochinov (2017, S. 103) hat folgenden Fragenkatalog der WT zur Erstellung des Generativitätsdokuments erstellt:

- Erzählen Sie mir ein wenig aus Ihrer Lebensgeschichte; insbesondere über die Zeiten, die Sie am besten in Erinnerung haben oder die für Sie am wichtigsten sind.
- Wann haben Sie sich besonders lebendig gefühlt?
- Gibt es etwas Besonderes, das Sie Ihrer Familie über sich mitteilen wollen?
- Gibt es bestimmte Dinge, die Ihre Familie von Ihnen in Erinnerung behalten soll?
- Was sind die wichtigsten Aufgabenbereiche, die Sie in Ihrem Leben eingenommen haben (Rollen in der Familie, im Beruf, im Sozialleben etc.)?
- Warum waren Ihnen diese Aufgaben wichtig und was haben Sie Ihrer Meinung nach darin erreicht?
- Was sind Ihre wichtigsten Leistungen, worauf sind Sie besonders stolz?
- Gibt es etwas, von dem Sie merken, dass es gegenüber Ihren Lieben noch ausgesprochen werden will?
- Oder etwas, das Sie gern noch einmal sagen möchten?
- Was sind Ihre Hoffnungen und Wünsche für die Menschen, die Ihnen am Herzen liegen?
- Was haben Sie über das Leben gelernt, das Sie gern an andere weitergeben möchten?
- Welchen Rat oder welche Worte, die Ihre/n … [*Tochter, Sohn, Ehefrau, Eltern, andere Menschen*] leiten können, würden Sie gern weitergeben?
- Gibt es konkrete Empfehlungen, die Sie Ihrer Familie mitgeben möchten, um Sie für die Zukunft vorzubereiten?
- Gibt es speziell für dieses Dokument noch etwas, das Sie hier mit aufnehmen wollen?

Bedeutung der Würdeorientierten Therapie

Chochinov konnte aufzeigen, dass 91 % der Patientinnen die Intervention als hilfreich empfunden haben. Auch Angehörige haben davon profitiert: 95 % der Angehörigen würden sie weiterempfehlen, sie gaben an:

- Die WT war sehr hilfreich für Patienten (95 %).
- Die WT war eine Hilfe während der Trauer (78 %).
- Die WT wird eine Quelle des Trostes bleiben (77 %).

Fazit

Daraus kann man schließen, dass die WT am Lebensende eine hilfreiche und effektive Intervention ist. Aus pragmatischen Gründen empfehlen wir daher Modifikationen, die in der Praxis weniger zeitaufwendig sind, z. B. das Arbeitsblatt 67 »Abschiedsdokument«.

Eine Kernfrage der WT sollte man sich zu Herzen nehmen, und die ist ganz einfach in der Anwendung und lautet in etwa folgendermaßen:

Was glauben Sie, sollte ich von Ihnen wissen, damit ich Sie gut behandeln kann?

Abschiedsdokument

Das eigene Leben ist für die Menschen, die nach unserem Tod zurückbleiben, besser zu bewältigen, wenn es gute Wege des Abschiednehmens gibt. Eine Möglichkeit dazu ist, dass Sie selbst ein Abschiedsdokument hinterlassen. Sie könnten einen Dankbarkeitsbrief verfassen, in dem Sie beschreiben, welche stärkenden Begegnungen Sie am Lebensende erinnern und wofür Sie sich bei bestimmten Menschen, wie z. B. Partnern, Kindern, (besten) Freunden oder Kolleginnen oder Nachbarn oder einem bestimmten Menschen bedanken möchten, oder Sie beschreiben, was Sie mitteilen möchten:

- Das können gemeinsame Erinnerungen sein, die Ihnen wichtig sind.
- Urlaubserlebnisse
- Gefühle von Vertrauen
- Gefühle von liebevoller Verbundenheit
- Dankbarkeit für gemeinsame Lebensmomente

Schreiben Sie Ihren eigenen Nachruf … und denken Sie sich ein Happy End aus, das hat der Philosoph Gregor Eisenhauer (2014) empfohlen – und wenn möglich kommunizieren Sie es. Das Gute dabei ist, solange Sie leben, können Sie sich auch *mehrere Variationen eines Happy Ends* ausdenken. Wir wissen ja inzwischen, dass sich unser Gehirn nutzungsabhängig verändert und je mehr angstfreie Erfahrungen wir zum Leben und Sterben auf unserem Lebensweg sammeln, umso individueller können wir Vorstellungen auch zu unserem eigenen Lebensende oder zu dem Lebensende geliebter Wegbegleiterinnen entwickeln.

Mein Happy End für mein Leben aus der gegenwärtigen Perspektive bedeutet für mich:

....

....

....

....

....

....

....

....

....

....

....

....

AB 68

13 Fragen zur Selbstreflexion inspiriert von der Würdezentrierten Therapie

T P

Lassen Sie die 13 Fragen spontan auf sich wirken. Dann wählen Sie eine oder zwei Fragen aus, um sich näher mit dem jeweiligen Thema zu beschäftigen. Machen Sie sich dazu Notizen. Nehmen Sie sich etwas Zeit für diese Selbstreflexion. Genießen Sie es, allein oder mit anderen diese wertschätzende Biografie-Arbeit zu erarbeiten.

- Was möchte ich, was von mir erinnert wird, wenn es mich mal nicht mehr gibt?
- Welche guten Zeiten in meinem Leben erinnere ich jetzt?
- Was kann ich besonders gut?
- Wann habe ich mich besonders lebendig gefühlt in meinem Leben?
- Was erlebe ich als persönliche Grenzen in meiner täglichen Arbeit / meinem Alltag?
- Wem würde ich gerne einen Dankbarkeitsbrief schreiben?
- Welche Personen haben mich in meinem bisherigen Leben inspiriert?
- Was schiebe ich immer wieder auf in meinem Leben?
- Welchen Traum kann ich mir als nächstes erfüllen?
- Worauf bin ich stolz in meinem privaten und beruflichen Leben?
- Nennen Sie ein Beispiel, an dem deutlich wird, dass ein Perspektivenwechsel Ihnen bei einem Problem wirklich geholfen hat.
- Welche Ereignisse emotional bewegender Momente, Erfahrungen, die unter die Haut gehen, erinnere ich spontan – sowohl positive wie auch negative Erfahrungen?
- Wann fühle ich mich rundum zufrieden?

Notizen:

....

....

....

....

....

....

....

....

....

....

....

Perspektiven für Angehörige für den Umgang mit dem Verlust

Was mache ich ohne den Lebenspartner, die Person?

....

....

....

....

Welche Potenziale könnten sich nach dem Verlust eröffnen?

....

....

....

....

Was würde man aus der Perspektive des eigenen Todes anders machen oder beibehalten?

....

....

....

In welchen Bereichen wird mir .... (Name des Menschen) besonders fehlen?

....

....

....

Was kann ich heute tun, um mich auf einen Verlust vorzubereiten?

....

....

....

Zen-Kreis mit Visionen

»Zen ist nicht irgendein Trend, sondern die Konzentration auf eine alltägliche Routine«, sagt Suzuki (2016), einer der bedeutendsten Zen-Meister des 20. Jahrhunderts.

Definition

Als **Zen** wird eine Richtung des Buddhismus bezeichnet, die ihren Ursprung im Japan des frühen 13. Jahrhunderts hat. Inzwischen gibt es sehr viele Meditationswege, die sich auf den Zen-Buddhismus beziehen. Das übergeordnete Ziel im Zen-Buddhismus ist das Leben im Hier und Jetzt. Um diesen Zustand des völligen Eins-Seins mit dem, was ist, zu erlangen, gibt es viele Wege der Meditation und der Achtsamkeit.

Vertiefung

Die Gestaltung eines Zen-Kreises wird in der japanischen Tradition Ensó genannt, es ist das japanische Wort für Kreis. In Japan wird das Ensó meist mit Tinte in einer Farbe und in einem Schwung / Pinselstrich auf wertvolles Seiden- oder Reispapier gemalt, als geschlossener Kreis oder auch mit einer Öffnung. Das Malen eines Ensó gilt als Ausdruck für den gegenwärtigen Moment, in dem das ganze individuelle Leben sich ausdrückt. Es gibt Zen-Meister, die jeden Tag als Mediationspraxis ein Ensó zeichnen – und es gibt inzwischen viele Modifikationen dieser Form der Begegnung mit dem Hier und Jetzt.

Übung: Kreis-Projekt für schwere Zeiten

Eine Zen-Meditation hat der Kalligraphie-Künstler Tanahashi (2018) entwickelt, er nennt es: das Kreis-Projekt für schwere Zeiten. Er empfiehlt dabei als ersten Schritt, sich drei Farben (Pastellkreidestifte) auszuwählen und dann mit jeder Farbe sieben übereinanderliegende, zusammenhängende Kreise zu malen, dann werden mit der zweiten Farbe erneut sieben übereinanderliegende und zusammenhängende Kreise über die ersten gemalt und zum Abschluss werden ebenso mit der dritten Farbe wiederum sieben Kreise darüber gemalt. In dieser Phase des Malens, soll man darauf achten, welcher hilfreiche Satz auftaucht, der stärkend für schwere Zeiten sein kann. Diesen Satz oder den Gedanken, der auftaucht soll man dann auf die Rückseite des Bildes schreiben und beim Betrachten des Bildes wachrufen, um das Bewusstsein auf einen konstruktiven Umgang mit schweren Zeiten vorzubereiten. Für diese Einstimmung auf das Hier und Jetzt ist die Übung auf dem Arbeitsblatt 70 »Zen-Kreis mit Visionen« ein Angebot, um in Kontakt mit einem Zustand von innerer Ruhe, Gelassenheit und Stille zu kommen.

Zen-Kreis mit Visionen

P

Übungsanleitung

Nehmen Sie sich ein Blatt Papier, das Format können Sie frei wählen. Dann wählen Sie drei, für Sie im Moment angenehme Farben aus. Am besten wäre Mal- oder Pastellkreide, wenn Sie andere Farben aussuchen, dann ist das auch okay.

(1) Beginnen Sie auf dem Blatt mit der ersten Farbe 7 Kreise übereinander zu malen.
(2) Danach nehmen Sie die zweite Farbe und malen wiederum über die ersten Kreise nochmal 7 Kreise.
(3) Jetzt malen Sie mit der dritten ausgewählten Farbe über die Kreise nochmal 7 Kreise. Achten Sie einmal darauf, ob Sie beim Malen der Kreise mit dieser dritten Farbe eine innere Botschaft, ein Motto oder irgendein Wort oder Gefühl wahrnehmen, dass Ihnen guttut.
(4) Notieren Sie das, was aufgetaucht ist, auf der Rückseite Ihres Zen-Kreises.
(5) Legen Sie das erste Bild mit den Kreisen zur Seite und dann schließen Sie Ihre Augen und beginnen Sie zu tappen (BLS). Dabei achten Sie darauf, was eine noch schönere Vision für die nächste Zeit wäre. Lassen Sie alles auftauchen, ohne es zu bewerten, und malen Sie das, was aufgetaucht ist, auf ein neues Blatt. Das können wieder Kreise sein oder auch etwas ganz anderes.
(6) Zum Abschluss betrachten Sie die beiden Bilder und tauschen Sie, wenn Sie möchten, noch ein paar Gedanken dazu aus.

Diese Malerfahrung wirkt wie eine schöne Form der meditativen Selbstversenkung. Erleben Sie diese Momente der Achtsamkeit und lassen Sie die Erfahrung ohne Bewertung einfach wirken.

Variation. Sie können auch versuchen, die jeweils sieben Kreise nacheinander in den drei ausgewählten Farben mit geschlossenen Augen zu malen.

Die folgenden zwei Beispiele zeigen, wie individuell die ZEN-Kreise mit Visionen gestaltet werden.

Zen-Kreis: Schmerzpatient palliative Situation (Bild 1: Entspannungserfahrung, Bild 2: Rückseite Satz mit neuer Perspektive, Bild 3: Vision nach BLS »Unendlichkeitsgefühl«)

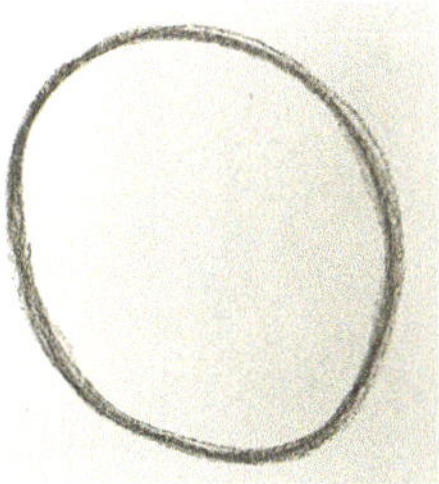

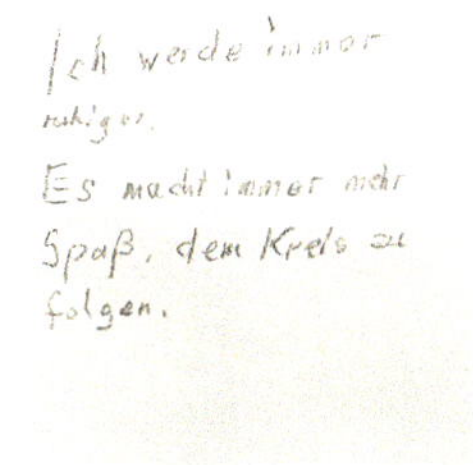

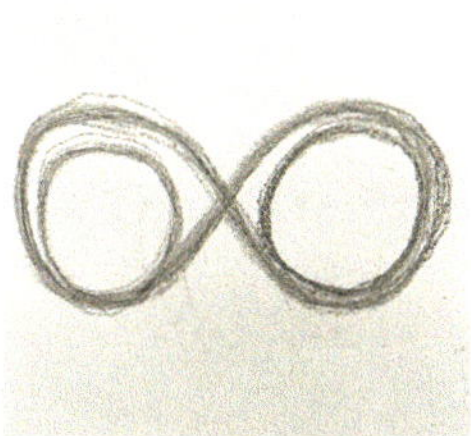

Zen-Kreis: Psychoonkologin Thema Selbstfürsorge (Bild 1: Selbstwahrnehmung »Alles läuft rund«, Bild 2: Rückseite Satz mit neuer Perspektive, Bild 3: Vision nach BLS »Leichtigkeit und Lebensfreude«)

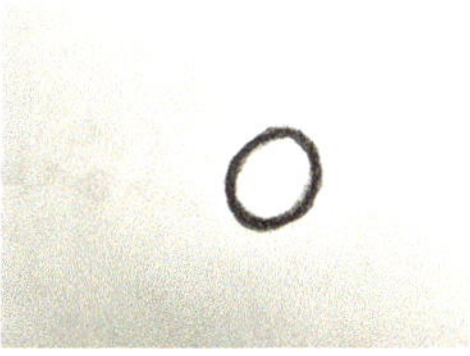

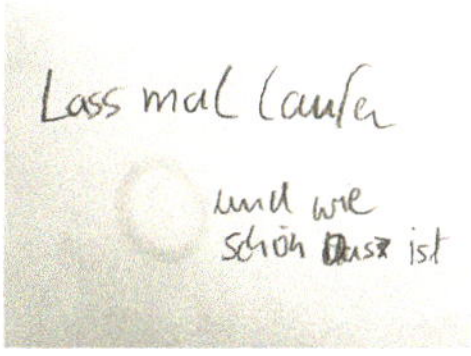

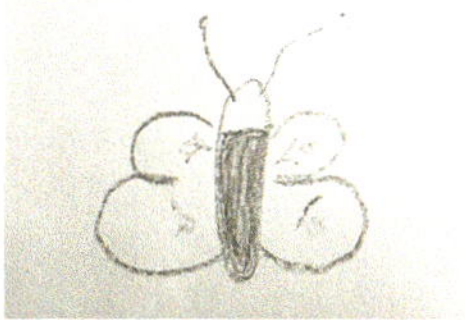

Checkliste Bestattung und Abschied

Mit dem Tod eines Menschen sind einerseits viele Verwaltungsaufgaben verbunden und andererseits gibt es viele emotionale Aufgaben, die mit dem Prozess des Abschiednehmens verbunden sind. Diese Checkliste geht auf beide Themen ein und kann schon zu Lebzeiten dabei helfen, sich damit zu beschäftigen. Diese Checkliste ist keinesfalls als abgeschlossen anzusehen, sondern soll eine erste Annäherung für das eigene Lebensende ermöglichen – oder falls Angehörige von einer lebensverkürzenden Krankheit betroffen sind, kann diese Checkliste auch dabei unterstützen, miteinander zum Thema Bestattung und Abschied ins Gespräch zu kommen.

Legen Sie einen Ordner an mit allem, was zu finden sein sollte:

- ☐ Übersicht von wichtigen Verträgen
- ☐ Versicherungsunterlagen
- ☐ Bankvollmachten und Angaben zu regelmäßigen Abbuchungen
- ☐ Liste mit Passwörtern für den Zugang zu Computer, Handy oder Online-Banking
- ☐ ggf. Ihr schriftlich verfasstes Testament oder Angaben darüber, wo Ihr Testament hinterlegt ist
- ☐ die letzte standesamtliche Urkunde (Heiratsurkunde, bei Geschiedenen das Scheidungsurteil, bei Singles ist es die Geburtsurkunde)
- ☐ Kopien von Ihren Ausweisen
- ☐ ggf. stellen Sie eine sog. Bestattungsverfügung aus mit den Angaben Ihres Wunschbestattungsunternehmens

  Angaben dazu, welche Art der Bestattung Sie wünschen:
  - Erdbestattung im Sarg
  - Urne
  - Seebestattung
  - ggf. wo und wie Sie bestattet werden möchten:

  ....

  - Wer übernimmt die Kosten dafür?
  - Wer soll sich um Ihre Bestattung kümmern?

  ....

▶ Wer soll über Ihren Tod informiert werden? Gibt es eine Adressliste?

....

....

▶ Wie soll die Benachrichtigung erfolgen? Telefonisch, per E-Mail, mit Trauerkarten?

....

▶ Möchten Sie eine Todesanzeige in einer Zeitung? Und wenn ja, in welcher Zeitung?

....

▶ Stellen Sie eine Gästeliste auf, mit Vorschlägen, wen Sie auf Ihrer eigenen Beerdigung haben möchten – und ggf. wen nicht!
Platz für Hinweise, Vorschläge, Gedanken:

....

....

....

....

▶ Wünschen Sie, dass die Gäste auf Ihrer Bestattung / Abschiedsfeier eine bestimmte Kleidung tragen sollten? Sie können einfach ankreuzen, was Sie sich in der Vorstellung wünschen:

- eher festliche Kleidung: ☐ ja / ☐ nein
- fröhliche, farbige Kleidung: ☐ ja / ☐ nein
- Kleidung casual (wie im Alltag): ☐ ja / ☐ nein
- Ich habe keine Wünsche bezüglich der Kleidung: ☐ ja / ☐ nein
- Ich wünsche mir

....

....

▶ Wenn Sie daran Interesse haben, sammeln Sie Musikvorschläge, Gedichte, Texte oder Fotos, von denen Sie glauben, dass sie zu Ihrer Abschiedsfeier passen, um Ihren Angehörigen die Erinnerung an Sie in Ihrem Sinne anzubieten.

- Welche Musikvorschläge möchten Sie nennen?

....

- Gibt es Gedichte oder Texte, die anlässlich Ihrer Abschiedsfeier oder Bestattung vorgelesen werden sollen?

....

- Welche Fotos sollen auf Ihrer Abschiedsfeier von Ihnen gezeigt werden?

....

- Weitere Ideen oder Wünsche

....

....

- Ggf. verfassen Sie einen Dankbarkeitsbrief (AB 72) für bestimmte Menschen zum Vorlesen oder zur Übergabe an diese Person während oder nach Ihrer Bestattung.
  – Wem würden Sie gerne einen Dankbarkeitsbrief / Dankbarkeitsnotiz hinterlassen?

  ....

  ....

- Wer soll sich um Ihren Nachlass kümmern?

  Name ....

  Adresse und Telefonnummer ....

  ....

- Möchten Sie bestimmte Dinge aus Ihrem persönlichen Nachlass einer Person / Freund oder Freundin oder mehreren bestimmten Personen hinterlassen? Sie könnten dazu eine Liste aufstellen mit den Namen und den zugedachten Dingen und auch Briefe oder kleine Kommentare für diese Personen verfassen und zu der Liste hinzufügen.

  ....

  ....

- Meistens beantragt das beauftragte Bestattungsunternehmen die Bestattungsgenehmigung und die Sterbeurkunde beim zuständigen Standesamt. Die Sterbeurkunde wird später überall da benötigt, wo Hinterbliebene etwas erhalten oder ausgezahlt bekommen: beim Nachlassgericht, bei Rentenanträgen und bei Versicherungsleistungen. Für die Kündigung von Verträgen reicht meist auch eine Kopie der Sterbeurkunde.
  Gibt es ein Wunschbestattungsunternehmen?

  ....

  ....

- Was sollte von Ihnen in Erinnerung bleiben?

  ....

  ....

- Denken Sie daran: Gestaltete Angst verliert an Bedrohlichkeit – und seien Sie mutig und denken Sie auch über ein »Happy End« Ihres eigenen Lebens nach.

  ....

  ....

Dankbarkeitsbrief und Happy End

Wem möchten Sie (gerne) einen Dankbarkeitsbrief schreiben? Denken Sie dabei daran, es kann auch ein Brief an jemand sein, der oder die nicht mehr lebt – oder zu der oder dem Sie keinen Kontakt mehr haben.
Oft ist es gar nicht wichtig dabei, dass dieser Brief auch tatsächlich ankommt. Es geht manchmal darum, diese Dankbarkeit mit sich selbst spüren zu können und dafür Worte zu finden.
Selbstverständlich können Sie auch dafür sorgen, dass der Brief auch in Wirklichkeit ankommen kann.

- Welche Themen sollen darin vorkommen?
- Welches Happy End wünschen Sie sich für diese (innere) Begegnung mit dem Menschen, an den oder die Sie den Brief schreiben?

Beginnen Sie hier mit der Formulierung Ihres Briefes, und beginnen Sie mit den ersten Worten oder mit der passenden Anrede einfach, ohne lange nachzudenken. Lassen Sie dabei Ihrer Fantasie freien Lauf.

....

....

....

....

....

....

....

....

....

....

....

....

....

....

....

....

....

Ressourcenorientierte Sterbemeditation

Dieses Arbeitsblatt gibt Ihnen Gelegenheit, sich mit Patienten mit dem Thema Sterben und Tod zu beschäftigen. Das Thema kann der eigene Sterbeprozess oder Tod sein – oder der bereits erfolgte Tod oder der zukünftige Abschied von einem nahestehende Menschen. Es geht dabei darum, *sich in achtsamer und wohlwollender Weise mit diesem besonderen Lebensthema* in einem geschützten Raum zu beschäftigen.

Thema

Bitte wählen Sie im kurzen Gespräch ein Thema aus und nehmen es dann als Fokus für die Sterbemeditation:

- Sie liegen probeweise im Sarg: Welche Themen, Assoziationen und Gefühle sind für Sie damit verbunden?
- Sie stellen sich vor, Sie erleben JETZT die letzte Stunde Ihres Lebens: Was würden Sie da tun, mit wem würden Sie diese letzte Stunde verbringen wollen?
- Sie bekommen die Nachricht von Ihrer Ärztin oder Ihrem Arzt über fehlende Heilungsmöglichkeiten und hätten nur noch wenige Lebenswochen: Was wünschen Sie sich für diese Zeit?
- Sie sind schon gestorben und halten Rückschau auf Ihr Leben: Was fällt Ihnen dazu ein?
- Sie beschäftigen sich in Gedanken mit dem bereits erfolgten Tod eines nahen Menschen: Welches Happy End würden Sie dieser Person aus der heutigen Perspektive wünschen? Lassen Sie dazu heilsame Vorstellungen in Ihrer Fantasie auftauchen.
- Ein eigenes Thema: ……………………………………………………………………………………

Durchführung

Nehmen Sie sich für diese Meditation etwa 30 Minuten Zeit in einer entspannten Rahmensituation. Planen Sie 20–30 Min. zum Austausch und zur Reflexion über die Erfahrungen in der Meditation ein.
Beginnen Sie mit einer kurzen Entspannungsinstruktion, die in etwa so möglich ist:
»Stellen Sie sich darauf ein, dass Sie jetzt ein wenig Zeit zur Entspannung und zum Innehalten haben. Dazu können Sie in Gedanken auf Ihren *Atem* achten. Sie spüren, wie sich beim Einatmen Ihre Bauchdecke hebt und beim Ausatmen wieder senkt, lassen Sie Ihren Atem ganz natürlich ein und wieder ausströmen. Sie spüren, wie Sie sich mit jedem Ein- und wieder Ausatmen immer mehr entspannen.

Im nächsten Schritt stellen Sie sich jetzt bitte Folgendes vor: [*hier das vorher ausgewählte* **Thema** *aussprechen*]

Welche *inneren Bilder* tauchen dazu auf? Stellen Sie sich alles so detailliert wie möglich vor. Achten Sie dabei auf möglichst viele Details, die Ihnen wichtig sind. In Ihrer Fantasie können Sie sich alles so ausmalen, wie es für Sie angenehm und heilsam ist. Sind es bestimmte Farben, Geräusche oder Düfte … Spüren Sie mit allen Sinnen, was Ihnen dabei guttun würde. Lassen Sie dazu bitte heilsame Vorstellungen in Ihrer Fantasie auftauchen. Vielleicht möchten Sie etwas Bestimmtes sagen oder fragen, das ist alles in Ihrer Fantasie möglich und erwünscht. Nehmen Sie sich Zeit zu spüren, was Ihnen wichtig ist. Sie dürfen alles mit einbeziehen, was Ihnen dazu einfällt.«

[*Nach einer gewissen Zeit der ruhigen Meditation leiten Sie dann den Abschluss der Fantasiereise ein, z. B.:*]

»Suchen Sie sich jetzt in Ihrer Vorstellung einen für Sie angenehmen Ort aus, von dem aus Sie sich von dieser inneren Reise verabschieden können. Vielleicht geben sie diesem *Ort* spontan einen Namen – oder Ihnen fällt ein passendes Motto dazu ein. Kommen Sie dann in einer für Sie passenden Art und Weise mit Ihrer Aufmerksamkeit und vielleicht einem Lächeln auf Ihren Lippen hierher zurück in diesen Raum – Sie öffnen Ihre Augen, räkeln und strecken sich vielleicht etwas dabei – und sind dann wieder ganz da.«

Tauschen Sie sich über die erlebten Erfahrungen aus, ohne diese zu bewerten oder zu interpretieren.

Machen Sie darauf aufmerksam, dass auch im Nachhinein noch Ideen dazu auftauchen können, die bei einem weiteren Treffen ausgetauscht werden können. Zum Abschluss ermutigen Sie dazu, dass es bei einem so existenziellen Thema besonders ratsam ist, mit sich besonders *wertschätzend und liebevoll* zu sein.

Humor und Psychoonkologie

T P

Es gibt erst wenige Studien über Humor im Terminalstadium einer lebensbedrohlichen Erkrankung (Diegelmann, 2011a). In einer Studie mit Patienten im Endstadium (max. Prognose der Lebenserwartung von 6 Monaten) gaben immerhin 85 % der Befragten an, dass sie Humor in dieser Phase ihrer Erkrankung als hilfreich erlebten. 64 % meinten, dass Humor sie befähige, ihre Wahrnehmung von Situationen zu verändern, die ansonsten überwältigend wären (Joshua et al., 2005). Es gibt aber einige empfehlenswerte Bücher, die anschauliche Beispiele für die Anwendung von Humor im onkologischen Kontext enthalten (Korp, 2014; Müller, 2019; Schwikart, 2015).

Definition

Humor im onkologischen Kontext

Humor ist jede Intervention, die Gesundheit und Wohlbefinden durch die Anregung von spielerischem Entdecken, Ausdruck und Wertschätzung der Absurdität oder Inkongruenz von Situationen des Lebens fördert. Diese Intervention kann Gesundheit verbessern oder kann als ein komplementär-therapeutisches Behandlungselement genutzt werden, um Heilung zu fördern oder die Krankheitsbewältigung, also entweder physiologisch, emotional oder spirituell (Joshua et al., 2005).

Impulsfragen dazu

Was fällt Ihnen dazu ein?

....

....

....

Wann hat Ihnen ein humorvoller Perspektivenwechsel im eigenen Leben geholfen?

....

....

....

Welche Beispiele erinnern Sie aus Ihrem Privatleben?

....

....

....

Wann könnten Sie Humor nutzen?

....

....

Die Akzeptanz- und Commitmenttherapie ist ein erlebnisorientierter psychotherapeutischer Ansatz, der u. a. klassische verhaltenstherapeutische Vorgehensweisen mit achtsamkeitsbasierten Techniken zur Klärung von Werten und Lebenszielen kombiniert (Hayes et al., 2011).

ACT unterstützt Patienten darin, dysfunktionale Kontrollversuche abzubauen und einen akzeptierenden Umgang mit sich selbst auf der Grundlage der eigenen Werteorientierung zu lernen. Es geht darum, in kleinen Schritten zu lernen und zu spüren, wovon man sich im eigenen Leben leiten lassen will. ACT unterstützt Erfahrungsprozesse, die neues Verhalten zum Ziel haben und dabei die veränderten Lebensbedingungen, z. B. bedingt durch existenzielle Krankheiten, aufgreifen. Die Verhaltensziele orientieren sich daran, was die betroffene Person als wertvoll und sinnhaft im individuellen Leben bewertet. Es geht letztlich um eine Flexibilisierung und Erweiterung des bisherigen Verhaltensrepertoires. Die Umsetzung der Therapie ist daher an den bisherigen individuellen Erfahrungen der Betroffenen ausgerichtet und zielt darauf, Vermeidungsverhalten abzubauen und werteorientiertes und engagiertes Handeln aufzubauen.

ACT kann auch Folgendes bedeuten:

- Accept
- Choose
- Take Action

Mit dem Arbeitsblatt 75 »ACT-Impulse« können Sie diese Aspekte mit Patientinnen erarbeiten.

Die sechs Dimensionen bei ACT

Die therapeutische Arbeit der ACT bezieht sich auf folgende sechs Dimensionen, die oft in Form eines sechszackigen Sterns (Hexagramm / auch Hexaflex genannt) dargestellt werden.

(1) Akzeptanz / Bereitwilligkeit

Lernen, aktiv anzunehmen, was ohnehin da ist. Betroffene sollen lernen, ihre Aufmerksamkeit auf das zu lenken, was sie unternehmen können, um das, was in der Gegenwart unkontrollierbar oder belastend erlebt wird, nicht zu bekämpfen oder die Auseinandersetzung damit zu vermeiden. Vielmehr geht es darum, Verhaltensoptionen kennenzulernen und auszuprobieren, worauf sich der eigene Lebensweg ausrichten will.

(2) Kognitive Defusion

Defusion heißt zu lernen, innerlich einen Schritt zurückzutreten und die eigenen Gedanken zu beobachten und Abstand zur inneren Gedanken- und Gefühlswelt zu erlangen. Unsere Gedanken, Gefühle und unsere Verhaltensimpulse werden als miteinander verschmolzen – fusioniert – erlebt, was dazu beiträgt, das Erleben innerer wie äußerer Gegebenheiten und Abläufe als Realität aufzufassen. Die kognitive Defusion eröffnet neue Perspektiven, indem wir lernen, Gedanken als Gedanken zu identifizieren und auch ändern zu können und damit auch das Erleben der eigenen Realität auf der Gefühls- und Verhaltensebene unmittelbar zu ändern.

(3) Achtsamkeit

Achtsamkeit bedeutet gegenwärtige Präsenz, Achtsamkeit für die Gegenwart. In unserem Kulturkreis wird oft zu wenig Wert auf die Wahrnehmung der Gegenwart gelegt. Die Bewusstheit für die Gegenwart kann man mithilfe von Achtsamkeitsübungen und körperbezogenen Mind-Body-Interventionen üben.

(4) Selbst-als-Kontext

Das bedeutet, das Selbst als kontextabhängig oder als kontextverbunden, als Freiraum zur individuellen Gestaltung erleben zu können. Welche Rahmenbedingungen unterstützen die eigene Selbstentfaltung, was können wir bewirken, indem wir Einfluss auf unseren Kontext nehmen? Eine einfache Metapher zur Veranschaulichung: der Blick in den eigenen Kleiderschrank, welches Kleidungsstück passt zu welchem Anlass und wie wähle ich aus, was ich wann trage? Welches Kleidungsstück stärkt welche Ego-States / Ich-Zustände?

(5) Werte

Die Formulierung von Zielen leitet sich von den individuellen Werten der Person ab. Daher ist die Offenheit und Neugier vonseiten der Psychotherapeutinnen für kreative Suchprozesse nach Wertorientierungen der Betroffenen eine wichtige Voraussetzung, um Therapieziele und Therapieschritte gemeinsam entwickeln zu können. Beispielsweise kann die Frage nach Hobbys, Freizeitaktivitäten oder Urlaubsgewohnheiten ganz spielerisch und ressourcenorientiert die Sensibilisierung für zugrundeliegende individuelle Wertesysteme unterstützen.

(6) Engagement (Commitment)

Engagement meint Interventionen auf selbstverpflichtendes und engagiertes Handeln, die auch die Entschlossenheit zum Handeln unterstützen. Zum Beispiel mit der Metapher »Sprungbrett«: *Wenn man springen möchte, ist es ein erster Schritt sich auf das Sprungbrett zu stellen. Aber die Bereitschaft, auch springen zu wollen, gehört dazu – und dann auch den Sprung zu wagen.* Mithilfe dieser Metapher kann man sehr schön veranschaulichen, ob die eigenen Ziele realistisch sind oder ob etwas Entscheidendes fehlt, um den Sprung wagen zu können. Umsetzbare, individuell erreichbare Ziele erhöhen den Mut zu springen. Oder: *Wer Blumen pflücken möchte, muss erst welche pflanzen und den Boden dafür vorbereiten bzw. wissen, wo es bereits welche zu pflücken gibt.*

ACT-Impulse

Beschreiben Sie, welche Erfahrungsbeispiele oder Ziele Ihnen zu den drei Bereichen einfallen.

Accept

Was haben Sie durch das Erleben Ihrer Krebserkrankung gelernt zu akzeptieren, bzw. was fällt Ihnen schwer zu akzeptieren?

....

....

....

....

Choose

Welche neuen Ziele haben Sie?

....

....

....

....

Take Action

Was könnten Sie als Nächstes tun, um sich zu stärken?

....

....

....

....

AB 76 Es ist nie zu spät, um als glückliche Leiche begraben zu werden

T

Immer mehr Studien und klinische Erfahrungen belegen die Wirksamkeit und Bedeutung von achtsamkeitsbasierten Interventionen für ein erfülltes und glückliches Leben und auch für ein angstfreieres Sterben. Ressourcenorientierte, imaginative, hypnotherapeutische und kreative Interventionen tragen dazu bei, das Gehirn gewissermaßen in einen »arbeitsfähigen Zustand« zu bringen, in dem Sie das Stress-System in Balance bringen, um auch in existenziellen Lebenssituationen immer wieder Ideen zu finden, mit Krisen, Ängsten oder Herausforderungen selbstwirksam und schöpferisch umgehen zu können.

Sie können das Arbeitsblatt dazu nutzen, um Prozesse der Selbsterfahrung bewusst zu machen bzw. auch um fehlende bisherige Glückserfahrungen im Leben im Sinne einer Validierung für eine Nachbeelterung (»Was hätte ich mir in meiner Kindheit anders gewünscht?«) oder Selbsttröstung zu würdigen (»Wie kann ich mir heute aus der Erwachsenenperspektive eine bessere Situation vorstellen?«). Im Folgenden finden Sie Themenbeispiele sowie Impulsfragen für das Gespräch mit dem Patienten.

Erlauben Sie der Patientin ruhig, ein bisschen zu übertreiben – im positiven Sinne!

> »Sich an allen Ecken wundstoßen und ganz bleiben.«
> *Hilde Domin, aus Moltmann-Wendel, 2008, S. 13*

Folgende Themen bieten sich an:

- Biografische Wendepunkte / Krisenzeiten / Schicksalsschläge
- Erkenntnisse / neue Horizonte / Perspektiven
- Brücken und Brüche
- Glücksfälle
- Herausforderungen
- Abschied / Trauer / Verlust
- Posttraumatisches Wachstum

Dazu können Sie folgende Impulsfragen stellen:

- Was fällt mir dazu ein?
- Worauf kann ich zurückblicken (privat und / oder beruflich)?
- Was hat mir dabei gutgetan und geholfen?
- Was hat gefehlt?
- Was wäre noch gut, was hätte ich mir gewünscht?
- In welcher Weise haben mich diese Erfahrung(en) verändert?
- Welche Visionen tauchen zu dem Thema auf?

PS: Denken Sie daran: Das Gehirn ändert sich nutzungsabhängig und das Prinzip der neuronalen Plastizität wirkt bis zum Lebensende.

Verluste spüren

Bei der Übung »Verluste spüren« geht es darum, sich damit zu konfrontieren, dass durch einen (plötzlichen) Verlust neue intensive Erfahrungen auftauchen.

Durchführung

Händigen Sie der Patientin *fünf gleiche Zettel* aus. Danach bitten Sie darum, dass auf jeweils einen Zettel einer der unten erfragten Begriffe geschrieben wird:

- ein materieller Gegenstand, an dem die Patientin sehr hängt
- ein Ziel, das die Patientin unbedingt in ihrem Leben erreichen will
- ein Mensch, mit dem der Patient noch etwas Wichtiges zu klären hat
- eine körperliche Fähigkeit, die dem Patienten viel bedeutet
- der Name des Menschen, der der Patientin im Moment am nächsten ist, bei dem sie Liebe und Geborgenheit empfindet

Lassen Sie den Patienten diese unterschiedlichen Aspekte einige Augenblicke auf sich wirken!

- Dann bitten Sie die Person, einen der fünf Zettel auszuwählen, auf den sie *am ehesten verzichten* kann.
- Als zweites soll sie den nächsten Zettel mit dem Thema auswählen, auf den sie am zweit ehesten verzichten könnte.
- Als drittes kommt jetzt die Konfrontation mit der Frage: »Auf was können Sie jetzt von den drei verbleibenden Begriffen noch am ehesten verzichten?« Lassen Sie auch diesen Zettel zur Seite legen.

Dann sind »nur« noch zwei wertvolle Begriffe übrig.

- Im nächsten Schritt »spielen Sie Schicksal«: Nehmen Sie zufällig einen der zwei verbliebenen Zettel weg.

Im **Nachgespräch** geht es darum, sich über diese plötzlichen Verlusterfahrungen auszutauschen. Die gemeinsame Reflexion darüber sollte unbedingt auch thematisieren, was individuell bei existenziellen Verlusterfahrungen hilft und guttut.

(in Anlehnung an die Verlust-Übung nach Schulz-Kindermann, 2013)

Sinnfindung und posttraumatisches Wachstum

Tedeschi und Calhoun (1995) haben das Phänomen des posttraumatischen Wachstums nach extremen Lebensereignissen konzeptualisiert. Als posttraumatisches Wachstum werden psychologische Reifungserfahrungen von Menschen bezeichnet, die durch existenzielle Krisen oder durch Traumatisierung initiiert sind.

Definition

Posttraumatisches Wachstum, auch posttraumatische Reifung, ist ein zusammenfassendes Konstrukt für Veränderungen in kognitiven Schemata, interpersonellen Beziehungen, der Lebensphilosophie und spirituell-religiösen Einstellungen nach belastenden Ereignissen.

Diese psychischen Reifungserfahrungen nach belastenden Ereignissen können sich in folgenden Bereichen zeigen (Maercker, 1998):

- intensivierte Wertschätzung des Lebens und neu gefundener Lebenssinn
- intensivierte persönliche Beziehungen und Verbundenheit
- Bewusstwerden der eigenen Stärke, Zunahme an Handlungskompetenz
- Entdeckung neuer Möglichkeiten, Wissen anwenden, kognitiv-emotionale Bewertungen und Verhalten der Lebenssituation anpassen
- posttraumatisches Wachstum als Bewältigungsstrategie nutzen
- intensiviertes spirituelles Bewusstsein, philosophische Reflexion, religiöse Gläubigkeit

Posttraumatisches Wachstum durch das Erleben einer Krebserkrankung

Die Bewältigung einer lebensbedrohlichen oder schwerwiegenden Erkrankung wird von Betroffenen retrospektiv häufig als bereichernde Erfahrung im Leben bewertet. Es verändert die Sicht auf das eigene Leben und auf die eigene Person. Folgende positive Erfahrungen werden von Patienten berichtet:

- Dankbarkeit im Hinblick auf den Krankheitsverlauf und die Behandlungsmöglichkeiten
- eine größere Wertschätzung für verschiedene Aspekte des Lebens
- mehr Sinn für Spiritualität
- die Stärkung und Neusortierung von Beziehungen und Freundschaften
- positive Erfahrungen im Rahmen der medizinischen Betreuung
- eine veränderte Prioritätensetzung im Leben

Als Einflussfaktoren auf posttraumatisches Wachstum erwiesen sich in einer Studie mit 182 Krebserkrankten (Zimmermann & Stöhner, 2012) die Unterstützung durch das Umfeld, eine hohe Partnerschaftszufriedenheit, geringe Depressions- und Angstwerte, eine geringe psychische Belastung sowie eine längere Zeit seit Diagnosestellung. Alter, Geschlecht, Bildungsstand sowie Krebsart und -stadium hatten dagegen keinen Einfluss auf Posttraumatisches Wachstum.

Am häufigsten werden *intensivere Beziehungen* erlebt:

- stärkere Verbundenheit mit anderen
- Mitgefühl
- Bewusstsein, dass menschliche Verbindungen wichtig sind
- Erfahrung, dass andere gut zu mir sind
- Akzeptanz andere zu brauchen

Der *tiefere Lebenssinn* kann sich folgendermaßen zeigen:

- bemerken, was wirklich wichtig ist im Leben
- das Leben mehr wertschätzen
- auch kleine Dinge zu würdigen

Das folgende Zitat von dem erfolgreichen Künstler Christoph Schlingensief (2009, S. 103), der bereits im Alter von 50 Jahren an Lungenkrebs gestorben ist, stammt aus seinem Buch *So schön wie hier kann es im Himmel gar nicht sein*. Es vermittelt anschaulich, wie sich sein Alltagserleben durch die Erkrankung geändert hat:

> »Es geht um dieses Gefühl, dass es in der Welt, direkt vor meiner Nase, so viele wunderschöne Sachen gibt. Das kann ein Baum sein, ein leckeres Essen, alles, was mir jetzt mehr bedeutet als jemals zuvor.
> Das Normalste ist das Schönste.«

Das Wachstumskonzept ist kulturell eher egozentrisch: »Es geht um mich und meine Entwicklung«. Wir leben aber in sozialen Beziehungen, mit einer Bezugsgruppe und in einer Umwelt. Dies verdeutlicht die Metapher eines brasilianischen Urvolkes:

> »Bambus kann nur wachsen, wenn er in der Gruppe wächst.«

Mithilfe von Arbeitsblatt 78 »Reifungserfahrungen aufgrund der Erkrankung« können Sie mit Patienten posttraumatische Wachstumsprozesse anregen.

Reifungserfahrungen aufgrund der Erkrankung

P

Beantworten Sie bitte zu jedem Statement, welche neuen Erfahrungen Sie bei sich aufgrund der Krebserkrankung wahrnehmen.

Dankbarkeit im Hinblick auf den Krankheitsverlauf und die Behandlungsmöglichkeiten
Was fällt mir dazu ein?

....

....

Eine größere Wertschätzung für verschiedene Aspekte des Lebens
Was fällt mir dazu ein?

....

....

Mehr Sinn für Spiritualität
Was fällt mir dazu ein?

....

....

Die Stärkung und Neusortierung von Beziehungen und Freundschaften
Was fällt mir dazu ein?

....

....

Positive Erfahrungen im Rahmen der medizinischen Betreuung
Was fällt mir dazu ein?

....

....

Eine veränderte Prioritätensetzung im Leben
Was fällt mir dazu ein?

....

....

7 Interventionen mit Paaren

Auswirkungen einer Erkrankung auf das Familienleben

Krebs stellt nicht nur für die erkrankte Person, sondern auch für ihre Angehörigen eine erhebliche Veränderung des bisherigen Lebens dar. Insbesondere die Partner und Partnerinnen spielen eine bedeutsame Rolle in der emotionalen und praktischen Unterstützung der Erkrankten. Auch kann eine Krebserkrankung mit massiven Änderungen der partnerschaftlichen und familiären Funktionsfähigkeit einhergehen, die wesentliche Anpassungsanforderungen an das Paar zur Folge hat – insbesondere bezüglich der partnerschaftlichen Unterstützung, Rollenveränderungen und Sexualität. Partnerschaftliche Kommunikation ist ein bedeutsamer Faktor für eine erfolgreiche partnerschaftliche Unterstützung im Rahmen einer Krebserkrankung, für den Umgang mit Veränderungen von Rollen und zur Bewältigung emotionaler und praktischer Belastungen. Eine Reihe von partnerschaftlichen Interventionen fokussiert daher darauf, die Kommunikationsfertigkeiten eines Paares zu stärken und Paare bei der Bewältigung der Belastungen während und nach einer Krebserkrankung zu unterstützen (Zimmermann, 2018).

Die Auswirkungen einer Erkrankung auf das Familienleben können verschiedene Bereiche betreffen (Hahlweg & Baucom, 2008):

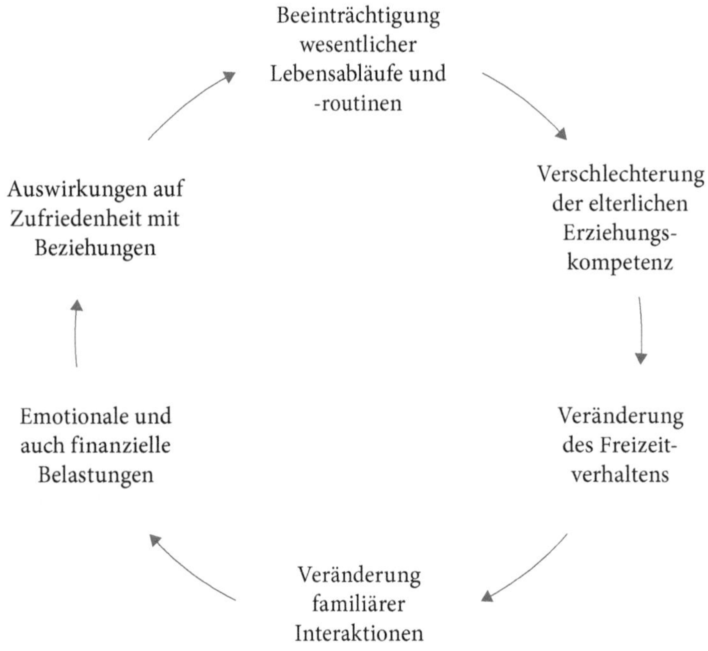

Abbildung 7.1 Auswirkungen einer Erkrankung auf das Familienleben

So kann die Krankheit dazu führen, dass wesentliche Abläufe und Routinen des Lebens gestört werden, z. B. können sich berufliche Pläne ändern, die Organisation des Alltags wird zu einer Herausforderung oder Doppelbelastung. Es zeigt sich auch, dass sich das Erziehungsverhalten der Eltern verschlechtern kann (s. Kap. 8). Im Freizeitverhalten kommt es oft zu Rückzug bis hin zu einer sozialen Isolation. Auch der Umgang mit Freunden verändert sich möglicherweise dahingehend, dass es zu Enttäuschungen führt (z. B. sich unverstanden fühlen). In der Familie bzw. insbesondere beim Paar verändern sich häufig die (familiären) Interaktionen. Wenn Angst die vorherrschende Emotion ist, kann es schwierig sein, Worte dafür zu finden oder dem anderen von seinen Ängsten und Sorgen zu berichten. Einige Themen sind auch schwierig anzusprechen, z. B. Tod und Sterben oder »Was mache ich, wenn du nicht mehr da bist?«. Diese Veränderungen führen häufig zu emotionalen Belastungen (»Angst um den anderen haben«, »Angst vor dem Tod«, »am Ende der Kraft sein«, »Schafft er oder sie das?«). Hinzu kommen auch finanzielle Belastungen, wenn z. B. der Hauptverdiener der Familie erkrankt und ein Teil des Einkommens »wegbricht«. Nicht selten resultiert dies wiederum in Beeinträchtigungen der Partnerschaftszufriedenheit.

Krebs als Stressor für die Partnerin / den Partner

Angehörige und insbesondere die Partnerinnen und Partner erleben häufig ein vergleichbares Ausmaß an psychosozialer Belastung wie Erkrankte (Mehnert et al., 2018). Dazu zählen

- Kontrollverlust, Insuffizienzgefühle
- Wut, Schuldgefühle
- Ängstlichkeit, Depressivität
- Auswirkungen auf die eigene Gesundheit
- *Aber:* Die Angehörigenrolle wird auch positiv und bedeutsam erlebt (Kim et al., 2008).
- Für Patienten ist der Partner / die Partnerin die wichtigste Quelle emotionaler und praktischer Unterstützung (Manne & Badr, 2008).

Auswirkungen einer Erkrankung auf Angehörige

Neue Anforderungen. Die Versorgung eines erkrankten Menschen kann mit neuen Anforderungen an die Organisation und Gestaltung des Alltags verbunden sein. Möglicherweise müssen sich Angehörige neue Fertigkeiten aneignen und sollen darüber hinaus die Erkrankten emotional unterstützen. Dies kann zu einer *Asymmetrie in der Partnerschaft* führen. Eine Person hat in der »Gesundenrolle« alle Pflichten und Aufgaben, die andere Person in der »Krankenrolle« alle »Privilegien«.

Psychische Anpassungsleistungen. Für Angehörige können die Erkrankung und damit einhergehende Veränderungen eine psychische Anpassungsleistungen darstellen: Die Veränderungen bei dem nahestehenden Menschen müssen wahrgenommen, akzeptiert, in die Beziehung integriert werden und es muss gelernt werden, damit umzugehen. Dies kann mehr oder weniger gut gelingen, da es für die Angehörigen häufig auch damit verbunden ist, eigene Ziele oder Lebenspläne zu verändern.

Des Weiteren befinden sich Angehörige oft in einem Spannungsfeld zwischen den Erwartungen der Erkrankten, des sozialen Umfelds und des Behandlungsteams sowie der eigenen Belastung, Ohnmacht und Hilflosigkeit.

Aufgaben der Angehörigen. Die Angehörigen sehen sich häufig mit der Aufforderung konfrontiert, für die Kranken da zu sein, sich liebevoll um sie zu kümmern und alles zu tun, damit es ihnen wieder besser geht (nach dem Motto »Wie in guten so in schlechten Zeiten«). Allerdings leiden Angehörige auch, machen sich Sorgen, fühlen sich überfordert, konfrontiert mit den vielfältigen negativen und ambivalenten Gefühlen, welche eine eigene Störung hervorrufen können. In der Versorgung wird dies meist nicht berücksichtigt, da der Fokus auf den Patienten liegt.

Krebs als Stressor für die Partnerschaft

Verschiedene Stressoren – auf medizinischer, sozialer, emotionaler und existenzieller Ebene – können sich unterschiedlich auf die partnerschaftliche Funktionsfähigkeit auswirken.

Medizinische Stressoren	Behandlung/Medikation, körperliche Symptome, Funktionseinschränkungen, Nebenwirkungen (Schmerzen, Übelkeit, Schlafstörungen, Fatigue)	Treffen von (gemeinsamen) Entscheidungen bzgl. der medizinischen Behandlung, sexuelle Funktionsstörungen
Soziale Stressoren	Auswirkungen/Veränderungen von Beziehungen, Freundschaften, Aktivitäten, Rollen, soziale Isolation, Veränderung der Lebensplanung	Umkehr der Rollenverteilung, Einschränkung gemeinsamer Aktivitäten, Informationsweitergabe an soziales Umfeld
Emotionale Stressoren	Kontrollverlust, Sorgen, Ängste, Trauer, Depression, Hilf- und Hoffnungslosigkeit, Ärger, Wut, Frustration, Progredienzangst, Selbstwert- und Körperbildprobleme	Unsicherheiten bzgl. partnerschaftlicher Unterstützung, Selbstzweifel, Ekel, Schamgefühle, Antriebsmangel
Existenzielle Stressoren	finanzielle Sorgen, berufliche Veränderungen, existenzielle Fragen nach dem Sinn des Lebens, Beschäftigung mit möglichem Leid und Tod, »Warum ich/wir?«-Fragen	»Sprachlosigkeit« über Themen wie Tod und Sterben, Schuldvorwürfe innerhalb der Partnerschaft

Abbildung 7.2 Psychosoziale Belastungsbereiche bei Paaren

Die häufigsten Veränderungen betreffen den partnerschaftlichen Alltag – insbesondere während der medizinischen Behandlung. Oft kommt es zu einer Rollenumkehr. Ist z. B. die Person erkrankt, die sich hauptsächlich um den Haushalt kümmert, muss möglicherweise der andere mehr Aufgaben in diesem Bereich übernehmen. Ist der Hauptverdiener der Familie erkrankt, müssen die finanziellen Einbußen ausgeglichen werden, indem z. B. der andere mehr arbeiten muss, um für finanzielle Sicherheit in der Familie zu sorgen. In vielen Fällen stellen finanzielle Belastungen einen zusätzlichen Stressor für das Paar dar. Die Erkrankung kann somit zu massiven Rollenverschiebungen führen. Hinzu kommen Einschränkungen bisheriger (Paar-)Aktivitäten bis hin zu sozialer Isolation des Paares, die vorübergehend oder dauerhaft sein können. Dies macht deutlich, dass die Diagnose Krebs massive Einflüsse auf den Alltag – sowohl des Einzelnen als auch des Paares – haben kann.

Auch die Informationsweitergabe an das soziale Umfeld wird von vielen als anstrengend oder belastend wahrgenommen. Unsicherheiten bei der Frage nach der »richtigen« partnerschaftlichen Unterstützung beschäftigen insbesondere die Angehörigen. Wenn es auch zu körperlichen Veränderungen im Rahmen der Erkrankung kommt, kann dies bei der betroffenen Person ebenso wie bei Angehörigen Zweifel, Ekel- oder Schamgefühle auslösen.

Auch nach Abschluss der medizinischen Behandlung können die Auswirkungen auf die gesamte Lebens- und Zukunftsplanung (z. B. Familienplanung, berufliche Entwicklung) eine Herausforderung für die Partnerschaft darstellen. Dauerhafte Veränderungen wahrzunehmen, zu akzeptieren und in die Partnerschaft zu integrieren ist ein wichtiger Schritt in der Anpassung des Paares an die Erkrankung (Zimmermann, 2018).

Mögliche partnerschaftliche Entwicklung im Rahmen einer Krebserkrankung und Behandlung

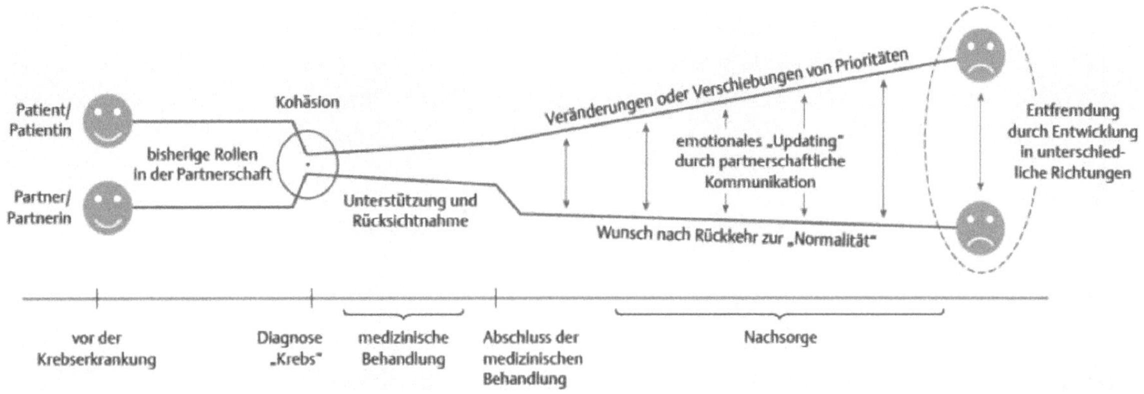

Abbildung 7.3 Mögliche partnerschaftliche Entwicklung im Rahmen einer Krebserkrankung und Behandlung (mit freundlicher Genehmigung: Zimmermann, 2014)

Kohäsion. Wenn die Diagnose Krebs das Leben eines Paares trifft, findet sich in den meisten Fällen zunächst eine »Kohäsion«, d. h. das Paar »rauft sich zusammen« und versucht mit vereinten Kräften, die Erkrankung zu bewältigen. Erst die nachfolgenden alltäglichen Widrigkeiten, mit denen sich das Paar als Folge der Erkrankung und Behandlung auseinandersetzen muss, haben den nachhaltigsten negativen Einfluss auf eine Partnerschaft (»Stress spillover«-Theorie). Da sich die medizinische Behandlung oft über einen langen Zeitraum erstreckt, muss das Paar mit den Belastungen, Veränderungen in den Rollen und im Alltag über eine lange Zeit umgehen. Dies gelingt Paaren unterschiedlich gut: Die einen wachsen in dieser Zeit stärker zusammen, andere erleben zunehmend Partnerschaftsprobleme. Insbesondere für Paare, die schon vor der Krebserkrankung Beziehungsprobleme hatten, ist dies eine starke Belastungsprobe.

Rückkehr zur Normalität. Die meisten Angehörigen versuchen während der medizinischen Behandlung, die Patientinnen bestmöglich zu unterstützen und zu entlasten. Allerdings stellt der Abschluss der medizinischen Behandlung für viele Angehörige auch einen Abschluss der intensiven Betreuung und »Rücksichtnahme« auf die erkrankte Person dar. Eine Rückkehr zur »Normalität« mit den vor der Krebserkrankung vorhandenen Rollen in der Partnerschaft wird angestrebt. Ein Paar kann dabei unterschiedliche »Geschwindigkeit« zeigen bezüglich des Wunsches, zu einem »normalen« Leben zurückzukehren. Die Hauptaufgaben liegen dabei in der Wiederaufnahme

- einer sexuellen Beziehung,
- der Diskussion von Veränderungen der Lebenspläne,
- des Gesundheitsverhaltens und
- der Bedeutung der Krebserfahrung für sich selbst und die Beziehung.

Verschiebungen von Prioritäten. Die Paare haben nach Abschluss der medizinischen Behandlung bereits eine lange Zeit hinter sich, in der die Bewältigung der Krebserkrankung im Mittelpunkt ihres Lebens stand. Diese Zeit kann sehr belastend und anstrengend sowohl für die beiden als Einzelpersonen als auch für beide als Paar gewesen sein. Für viele Patienten kann dieser »Umbruch« zu massiv oder zu schnell sein, sodass sie sich noch nicht bereit fühlen, wieder in die »alte« Rolle von vor der Erkrankung zurückzukehren. Auch kann die Krebserfahrung dazu führen, dass sich Prioritäten verändert haben, sodass eine Rückkehr in die alte Rolle nicht mehr gewünscht wird. Viele Angehörige erleben diese Veränderungen oder Verschiebungen von Prioritäten bei sich selber nicht. Somit kann sich ein Paar auch in unterschiedliche Richtungen entwickeln. Ist das Paar nicht in der Lage, diese gegensätzliche Entwicklung zu erkennen und sich darüber auszutauschen, kann es zu erheblichen Partnerschaftsproblemen bis hin zu einer Entfremdung und Trennung kommen (Zimmermann, 2014).

Allerdings kann es auch ohne eine Krebserkrankung zu einer Entfremdung bei Paaren kommen durch die Entwicklung in unterschiedliche Richtungen. Ein Stück weit ist diese Entwicklung auch normal und nicht schlimm, insbesondere dann nicht, wenn ein sog. emotionales »Updating« erfolgt. Emotionales »Updating« bedeutet

- dem anderen erzählen, was einem wichtig ist (Wünsche, Ziele, Bedürfnisse, Zukunftspläne etc.)
- dem anderen mitteilen, was einen bewegt (Sorgen, Probleme, Nöte ansprechen)
- dem anderen schöne, erfreuliche Erfahrungen mitteilen (was einen erfreut, stolz macht etc.)

! Partnerschaftliche Kommunikation ist die Grundlage für eine gemeinsame Stressbewältigung.

Auswirkungen einer Krebserkrankung auf die Partnerschaft. Eine Krebserkrankung kann sich somit positiv, aber auch negativ auf ein Paar und die partnerschaftliche Funktionsfähigkeit auswirken:

Positive Auswirkungen

- Kohäsion (näher zusammenrücken; gemeinsame Bewältigung)
- Posttraumatisches Wachstum (gemeinsames Team, auf den anderen verlassen können, Stärke etc.)

Negative Auswirkungen

- Herausforderung für die Kommunikation
- interpersonelle Konflikte
- Rollenveränderungen, Auswirkungen auf die Lebens- und Zukunftsplanung
- Einschränkungen bisheriger (Paar-)Aktivitäten bis hin zur sozialen Isolation
- finanzielle Belastungen
- Belastungen der partnerschaftlichen und sexuellen Zufriedenheit

Abbildung 7.4 Auswirkungen einer Krebserkrankung auf die Partnerschaft

Zusammenfassung

Krebs kann somit als Stressor für die Partnerschaft betrachtet werden.

- Chronische Stressbelastungen in der Partnerschaft führen zu:
  - Verschlechterung der partnerschaftlichen Kommunikation
  - Verringerung der Intimität
  - Verringerung des emotionalen Wohlbefindens
- Die Krebserkrankungen ist ein Stressor für beide Partner gleichzeitig.
- Krebs ist demzufolge als »Wir-Erkrankung« zu betrachten – beide Partner leiden, beide haben aber auch Bewältigungsressourcen.
- Gemeinsamer Umgang als Paar mit diesem Stress – das sog. »Dyadische Coping« – ist bedeutsam für die Krankheitsbewältigung und die Stärkung des »Wir-Gefühls« und führt zu einer höheren Partnerschaftszufriedenheit und einem höheren Kohäsionsgefühl.

Interventionsansätze für Paare

Die Mehrheit der Studien zu paarorientierten Interventionen wurde erst in den letzten Dekaden publiziert. Bisherige Metaanalysen und Reviews zeigen, dass Interventionen für Paare signifikant die Bewältigungsfähigkeiten, Lebensqualität, Kommunikation, sexuelle Funktionsfähigkeit und Selbstwirksamkeit eines Paares verbessern bei gleichzeitiger signifikanter Reduktion der Belastung (Appelbaum & Breitbart, 2013; Northouse et al., 2010). Einige randomisiert-kontrollierte Studien finden allgemein positive Effekte partnerschaftlicher Interventionen bei Brustkrebspatientinnen. Scott und Kayser (2009) konnten in ihrem Review zeigen, dass die positiven Effekte partnerschaftlicher Interventionen länger anhielten als die Effekte von Interventionen, die nur auf die Patientin fokussierten. Interventionen mit Paaren sollten früh im Krankheitsverlauf starten und effektive Kommunikation und empathisches Zuhören beinhalten (Li & Loke, 2013). Allerdings konzentrieren sich nur wenige Studien auf die partnerschaftliche Kommunikation. Des Weiteren scheint ein aktives problem- und emotionsorientiertes Coping, bei dem die Paare sowohl über die Krebserkrankung als auch über die Partnerschaft sprechen und sich aktiv bei der Bewältigung der Probleme durch die Erkrankung einbringen, mit Verbesserungen des psychischen und physischen Zustands zusammenzuhängen, wohingegen ein vermeidender Copingstil zu einer Abnahme der partnerschaftlichen Zufriedenheit führen kann (Kraemer et al., 2011). Partnerschaftliche Probleme (wie z. B. Kommunikationsprobleme oder sexuelle Schwierigkeiten) treten selten umgehend nach der Diagnose auf (oder werden zumindest nicht so direkt wahrgenommen wie Ängste und depressive Beschwerden). Sie können sich auch erst Monate später bemerkbar machen, wenn die akute Bedrohung überstanden scheint. Um einem solchen Verlauf vorzubeugen ist eine frühzeitige Intervention notwendig. Beiden Partnern während dieser Zeit beizustehen und zu einer effektiven, gemeinsamen Bewältigung von Stress beizutragen ist das Hauptanliegen des Programms *Seite an Seite*. Das Programm kann aber auch später durchgeführt werden, wenn Paare bereits Probleme wahrnehmen.

Seite an Seite – ein partnerschaftliches Unterstützungsprogramm für Paare

Ziele. Das partnerschaftliche Unterstützungsprogramm *Seite an Seite* (Heinrichs & Zimmermann, 2008; Zimmermann & Heinrichs, 2008) – als Beispiel für eine paarorientierte Intervention – hat das Ziel, Paare während und nach einer Krebserkrankung zu unterstützen. Die Intervention beinhaltet Informationen über die Krebserkrankung und ihre Behandlung, setzt die Diagnose mit einem stressauslösenden Ereignis gleich und bietet Fertigkeiten zur Stressbewältigung an. Bedeutsam ist, dass es sich überwiegend um dyadisch-supportive Skills handelt, wie z. B. die Anleitung, über krebsrelevante Inhalte miteinander zu kommunizieren, die eigene Belastung zu vermitteln, Unterstützung des anderen anzunehmen und Rückmeldung darüber zu geben, wie diese Unterstützung wahrgenommen wurde. Darüber hinaus geht es um die Diskussion existenzieller Fragen, die durch das Erleben einer solchen Bedrohung aufgeworfen werden, und um die Frage, wie man Intimität in der Partnerschaft (neu) erleben kann, während und nachdem man eine Vielzahl von körperlichen Herausforderungen und Veränderungen über-/erlebt hat. Das primäre Ziel liegt in der Vorbeugung zukünftiger psychischer Probleme der erkrankten Person und der Angehörigen sowie der langfristigen Stärkung der Partnerschaft.

Schwerpunkt. Der Fokus liegt auf der Stärkung der partnerschaftlichen Kommunikation und der gemeinsamen Unterstützung. Dazu erlernt das Paar im Rahmen eines Kommunikationstrainings Sprecher- und Zuhörerfertigkeiten und wird angeleitet – im Sinne des dyadischen Copings –, Stress an den anderen zu kommunizieren und effektive partnerschaftliche Unterstützung (problem- oder emotionsorientiert) bereit zu stellen. Darüber hinaus werden die Kommunikationsfertigkeiten auch für den Umgang mit möglichen sexuellen Problemen eingesetzt. Weitere Themen beinhalten die Kommunikation mit minderjährigen Kindern, den Aktivitätenaufbau, den Umgang mit dysfunktionalen Kognitionen sowie Aspekte der posttraumatischen Reifung und Zielsetzung. Neben einem Manual für Therapeutinnen (Heinrichs & Zimmermann, 2008) liegt auch ein Ratgeber für Paare (Zimmermann & Heinrichs, 2008) vor. Die Effektivität dieses Ansatzes konnte im Rahmen einer randomisiertkontrollierten Studie mit Paaren, bei denen die Frau an Brust- oder gynäkologischem Krebs erkrankt war, gezeigt werden (Heinrichs et al., 2012).

Seite an Seite beinhaltet folgende Themen:

- Partnerschaftliche Unterstützung (emotional & praktisch)
- Kommunikation mit Kindern
- Coping (individuell & dyadisch)
- Posttraumatisches Wachstum, Zielsetzung, Aktivitätenplanung
- Sexualität

Partnerschaftliche Kommunikation – emotionale Unterstützung

Grundlage des Paartrainings ist die partnerschaftliche Kommunikation. Warum ist Kommunikation eigentlich so wichtig? Es ist (leider) ein weitverbreiteter Irrtum, dass glückliche Paare sich Wünsche von den Augen ablesen können. Glückliche Paare zeichnen sich vielmehr dadurch aus, dass sie möglichst oft miteinander über ihre Gefühle und Gedanken reden. Auch in Bezug auf krebsrelevante Themen zeigt eine Studie von Robbins et al. (2014), dass krebsrelevante Gespräche hauptsächlich mit dem Partner stattfinden. Allerdings ist hier auch Vorsicht geboten, denn ein häufiges Phänomen bei Paaren ist das sog. »Protective Buffering«. Hier versteckt eine Person die innersten Gefühle, um die andere Person nicht zu belasten (Manne et al., 2007). In der Literatur werden hier häufig die Angehörigen beschrieben, die ihre eigenen Ängste und Sorgen vor der erkrankten Person verstecken, um diese nicht noch zusätzlich zu belasten. Im klinischen Alltag zeigt sich dieses Phänomen allerdings auch umgekehrt: Die erkrankte Person verbirgt ihre Ängste, Sorgen oder auch körperlichen Beschwerden vor dem Partner oder der Partnerin, um diese nicht zu belasten oder aus Sorge, der andere könnte damit nicht umgehen, wäre überfordert oder zu sehr belastet. Problematisch ist hieran, dass dieses in der Regel nur auf Annahmen beruht. Man weiß nicht wirklich, ob der andere überfordert wäre oder nicht, da es nicht besprochen wurde.

Studien zeigen zudem, dass sich Paare viel besser an ein Ereignis wie eine Krebserkrankung anpassen, wenn Verbundenheit und Nähe neu bestimmt werden unter Einbezug von Themen wie Krankheit, ihre Bedeutung und eine mögliche Bedrohung durch einen Verlust (Robbins et al., 2014). Es ist davon auszugehen, dass das »Protective Buffering« eher zu einer schlechteren langfristigen Anpassung beider Personen führt – sowohl individuell (beide zeigen eine höhere individuelle Belastung) als auch dyadisch (die Partnerschaft wird langfristig instabiler, weil beide ihre Intimität nicht erhalten, sondern sich emotional voneinander entfernen). Es konnte gezeigt werden, dass dyadische Interventionen zu einer Reduktion des Distress und einer Erhöhung des dyadischen Copings und der verbesserten Anpassung an die Krebserkrankung führen (Regan et al., 2012).

Allerdings kommt es auf die richtige *Balance* an! Den ganzen Tag über die Erkrankung zu sprechen ist genauso wenig hilfreich wie gar nicht darüber zu reden. Daher ergibt es auch Sinn, mit Paaren unterstützendes Gesprächsverhalten zu üben! Dazu eigenen sich kurze Kommunikationsübungen mit dem Paar, um z. B. die *Sprecher- und Zuhörerfertigkeiten* (s. AB 80 und AB 81) zu vermitteln oder zu festigen.

Auf AB 82 können Paare ihre Gewohnheiten beim Sprechen und Zuhören einschätzen und daraus ableiten, was sie in Zukunft mehr und was weniger machen wollen.

Häufig fällt es Personen schwer, ihre Gefühle genau zu benennen, und Situation werden z. B. nur als »gut« oder »schlecht« eingeschätzt. In diesem Fall kann es hilfreich sein, mit Paaren das Repertoire an möglichen Emotionen und den dazugehörigen Bezeichnungen zu erweitern (s. AB 83).

Praktische partnerschaftliche Unterstützung

Neue Copingstrategien lernen. Im Rahmen der stressreichen Erfahrung einer Krebserkrankung kann es sein, dass bewährte Copingstrategien eines Paares in dieser Situation möglicherweise zur Stressreduktion nicht geeignet sind. War bspw. Humor in der Vergangenheit eine hilfreiche Strategie, um mit Stress-Situationen umzugehen (z. B. bei Stress im Job), kann diese Strategie bei der Bewältigung der Krebserkrankung möglicherweise nicht hilfreich und entlastend sein. Somit kann eine Bewältigungsstrategie, die zuvor in der Partnerschaft gut war, nun nicht mehr funktionieren (z. B. da sich eine Person nicht ernstgenommen oder verstanden fühlt). Dies kann wiederum zu Verunsicherung und Hilflosigkeit bei beiden Personen führen. Paare müssen mitunter neue Copingstrategien erlernen, um sich auch praktisch unterstützen zu können.

Das Ziel der praktischen partnerschaftlichen Unterstützung liegt darin, den anderen mit dem eigenen Verhalten (optimal) zu unterstützen. Insbesondere bei Rollenveränderungen oder Umverteilung von Verantwortlichkeiten kann es hilfreich sein, diese neu zu vergeben. Analog zu Bodenmann (2012) werden zwei Arten partnerschaftlicher Unterstützung unterschieden: *problembezogene* und *emotionsbezogene Unterstützung*.

- **Problembezogen:** Verhaltensweisen, mit denen sich die Personen gegenseitig unterstützen können:
  - Ratschläge
  - Mithilfe
  - Informationsweitergabe
  - Entlastung
  - materielle Unterstützung
  - Ermöglichen von Freiräumen
- **Emotionsbezogen:** Unterstützung bei emotionalen Reaktionen durch Kommunikation, aber auch Körperkontakt oder Zärtlichkeit:
  - Wertschätzung, Verständnis
  - Interesse für den Stress des anderen
  - Mithilfe zur Umbewertung
  - Mithilfe zur Gefühlsberuhigung
  - Solidarisierung
  - Mut machen
  - zärtliche Umarmungen, Körperkontakt

Auf dem Arbeitsblatt 84 werden Übungen zum Unterstützungsverhalten dargestellt.

Dyadisches Coping

Neben individuellem Coping stellt das sog. *dyadische Coping* eine weitere Form des Stressmanagements in Partnerschaften dar.

Definition

Dyadisches Coping beschreibt die Art und Weise, wie Paare gemeinsam mit Stress umgehen, indem sie sich gegenseitig unterstützen, den Stress gemeinsam bewältigen oder Stress in Zeiten von Überlastung aneinander delegieren (Bodenmann, 1997, 2005).

Dabei werden zwei partnerschaftlich relevante Stressarten unterschieden:

(1) ***indirekt*** *partnerschaftsrelevanter Stress*, der außerhalb der Partnerschaft entsteht (z. B. im Berufsleben oder durch eine Krebserkrankung), aber – wenn er nicht individuell bewältigt werden kann – als paarexterner Stress auch auf die Partnerschaft überschwappen kann (Spillover-Theorie)

(2) ***direkt*** *partnerschaftsrelevanter Stress*, der paarintern ist und entweder zwischen beiden Personen entsteht (z. B. durch Meinungsverschiedenheiten, Konflikte) oder aber beide Personen gleichermaßen betrifft, da es um ein für beide relevantes Thema geht (z. B. Probleme mit den Kindern, psychische Belastungen im Rahmen einer Krebserkrankung)

Dyadisches Coping beinhaltet sowohl Stresskommunikation als auch gegenseitige Unterstützung, ist aber mehr als soziale Unterstützung. Beide Personen sind in den Stressbewältigungsprozess eingebunden, indem sie Unterstützung geben und erhalten sowie sich gegenseitig bei der Problemlösung und Emotionsregulation helfen (Bodenmann, 1995). Demzufolge agieren Paare mehr als Einheit denn als Individuen im Umgang mit den Belastungen der Krebserkrankung. Paare, die in der Lage sind, über ihre Ängste, Sorgen und Bedürfnisse offen miteinander zu sprechen, sind besser in der Lage, die Belastungen miteinander zu teilen, und bilden somit auch die Basis, um die Krebserkrankung als »We-Disease« zu betrachten und gemeinsame Bewältigungsstrategien anzuwenden. Dies gelingt am besten, wenn beide die Krebserkrankung als gemeinsamen Stress betrachten. Dann kann es zu einem Zusammenspiel zwischen verbalen und nonverbalen Stress-Signalen einer Person im Sinne der Stresskommunikation und der Wahrnehmung und Dekodierung dieser Signale beim anderen kommen sowie den Reaktionen und gemeinsamen Bewältigungsbemühungen.

Ziele. Das Ziel des dyadischen Copings liegt somit darin, Verständnis für den erlebten Stress des anderen aufzubauen, eventuell relevante zugrundeliegende Schemata, die in der Stress-Situation aktiviert worden sind, zu erkennen, um dann eine Passung des supportiven dyadischen Copings mit den Bedürfnissen des anderen zu erreichen (Zimmermann, 2014).

Dyadisches Coping hat somit zwei Ziele:

(1) Reduktion der Belastung für beide Personen
(2) Beibehaltung oder Erhöhung der Partnerschaftszufriedenheit

Auf AB 86 wird die 3-Phasen-Methode zur Stresskommunikation dargestellt.

Sexualität

Ein Bereich, der häufig eine besondere Beeinträchtigung erfährt und zusätzlich eine hohe partnerschaftliche Relevanz hat, ist die Sexualität. Sexuelle Probleme, die auch die Partnerschaftszufriedenheit beeinträchtigen können, sind weit verbreitet unter Krebserkrankten. Eine Krebserkrankung und -behandlung kann sich auch auf das Körperempfinden auswirken: Das Gefühl von Vollständigkeit und Integrität des Körpers als intakte Einheit wird durch die Krankheit und Behandlung bedroht:

- Der Körper fühlt sich anders an.
- Der Körper macht sich durch Beschwerden und Schmerzen bemerkbar.
- Das Genussverhalten ist generell eingeschränkt.

Im Verlauf der Krebserkrankung und -behandlung kann es zu beeinträchtigenden Störungen der Sexualität (z. B. Erektionsstörungen, Störungen der Appetenz, Schmerzen) kommen, die sich negativ auf die Partnerschaftszufriedenheit auswirken können.

Ursachen. Die Ursachen für die sexuellen Störungen sind vielfältig. Sie können

- direkte Folge der medizinischen Behandlung sein,
- durch Körperbildstörungen aufgrund von Veränderungen der körperlichen Erscheinung (z. B. Narben, Haarverlust, welches z. B. Scham, verminderte Attraktivität auslösen kann) oder
- psychische Belastungen (z. B. Depressivität, Insuffizienzgefühle, Angst, Isolation) entstehen.

Bestimmte Behandlungsformen können die sexuelle Funktionsfähigkeit oder Empfindungen auch dauerhaft (wie z. B. operative Behandlung der Genitalien) oder über einen längeren Zeitraum (wie z. B. Beeinträchtigung der sexuellen Appetenz durch Chemotherapie oder hormonelle Behandlungen) beeinträchtigen.

Folgen. Dies kann Verunsicherungen und Unzufriedenheit in der Partnerschaft auslösen.

- Ist das vielleicht ansteckend?
- Bestimmt will er / sie lieber eine andere / einen anderen?
- Wie kann man denn jetzt an sowas denken?

Kommunikation über Sexualität

Sexualität ist ein wichtiger Aspekt der Lebensqualität und sollte somit auch Bestandteil der psychoonkologischen Behandlung von Paaren sein, da sich sexuelle Zufriedenheit auch als wichtiger Prädiktor für die partnerschaftliche Anpassung an die Erkrankung erwiesen hat. Nicht selten wird das Thema Sexualität jedoch sowohl zwischen dem Paar als auch in Gesprächen mit Experten tabuisiert.

- Die Mehrzahl der Erkrankten wünscht sich von ihren behandelnden Ärztinnen Informationen über die Auswirkungen der Krebserkrankung und -behandlung auf die sexuelle Funktionsfähigkeit.
- Jedoch traut sich nur ein sehr geringer Anteil der Patientinnen, ihren Arzt auch danach zu fragen.

Daher ist auch hier ein offener Umgang zwischen Expertinnen und Patientinnen – im besten Fall initiiert durch die behandelnden Ärzte – wichtig.

Auch innerhalb einer Partnerschaft kann es zu *Sprachlosigkeit* in Bezug auf sexuelle Themen kommen. Unsicherheiten auf beiden Seiten – Erkrankte und Angehörige – erschweren die Wiederaufnahme einer aktiven Sexualität. Insbesondere Störungen der partnerschaftlichen Kommunikation können dazu führen, dass Paare nach der Krebsdiagnose auf jede Form von Sexualität, aber auch auf Zärtlichkeit und Körperkontakt, verzichten – auch dies ist eine Belastung, die häufig erst nach Abschluss der medizinischen Behandlung auftritt oder bewusst wird.

Ist die Kommunikation des Paares über Sexualität beeinträchtigt, kann das zu Missverständnissen führen, insbesondere, wenn Ängste und Wünsche in Bezug auf Sexualität nicht offen geäußert werden. Falls es im Rahmen der Erkrankung oder Behandlung zu einer Unterbrechung der sexuellen Aktivität gekommen ist, haben viele Paare Sorgen vor dem »ersten Mal« nach einer längeren Pause. Manche setzen sich unter Druck oder haben Angst, den anderen zu enttäuschen. Das Bemühen um sexuelle Erregung oder das Erzwingen sexuellen »Funktionierens« kann zu Leistungsdruck, gespannter Erwartung und Versagensangst führen. Hinzu kommen möglicherweise noch Probleme mit dem veränderten Körperbild oder Rollenveränderungen (z. B. von der pflegenden, versorgenden Rolle wieder in die Rolle als Liebende zu wechseln, kann herausfordernd sein). Sexuelle Erregung bleibt aus und es kann zu Verkrampfung führen. Ein typischer Weg zum Misserfolg. Dies führt wiederum zu Resignation und Vermeidung, d. h. es findet keine sexuelle Annäherung mehr statt. Paare können in einen sog. Teufelskreis geraten:

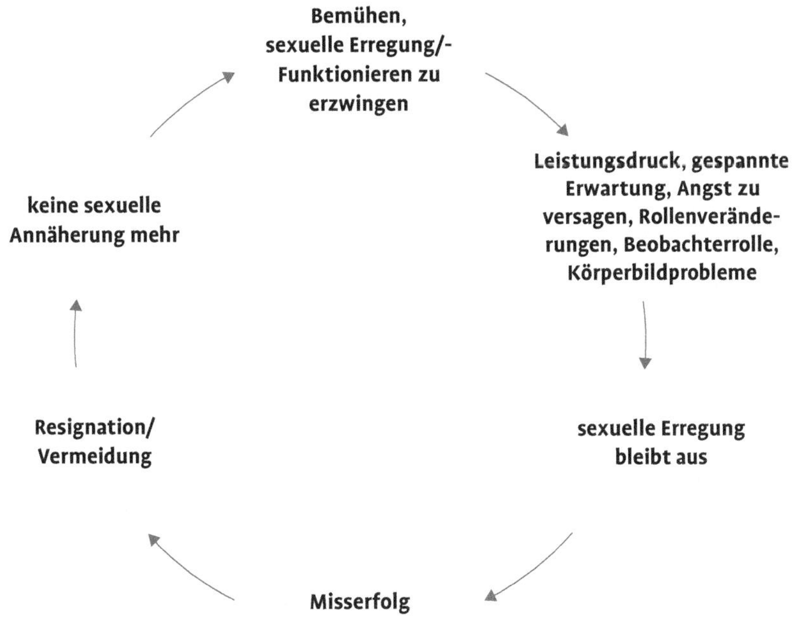

Abbildung 7.5 Teufelskreis Sexualität (adaptiert nach Zimmermann & Heinrichs, 2008)

Da Sexualität als wichtiger Aspekt der Lebensqualität zu betrachten ist und sexuelle Probleme als Folge einer Krebserkrankung häufig auftreten, ist es bedeutsam, Paare darin zu unterstützen, auch nach einer Krebserkrankung eine zufriedenstellende Sexualität zu erleben. Das Initiieren von sexueller Aktivität, die Häufigkeit des Geschlechtsverkehrs und eine erste positive sexuelle Erfahrung nach der medizinischen Behandlung ermöglichen eine bessere sexuelle, emotionale und partnerschaftliche Anpassung an die Erkrankung (Wimberly et al., 2005). Natürlich kann es sein, dass Paare auch schon vor der Erkrankung nicht mehr sexuell aktiv waren und dies auch nach der Erkrankung nicht mehr anstreben. Das ist natürlich zu respektieren und die Wiederaufnahme sexueller Aktivitäten dann auch kein Thema. Wichtig ist aber immer, abzuklären, ob beide Partner mit der Regelung einverstanden sind.

Im Rahmen partnerschaftlicher Unterstützungsprogramme hat sich die partnerschaftliche Kommunikation als hilfreich erwiesen, um sexuelle Probleme angemessen zu thematisieren. Natürlich kann es sein, dass Paare schon vor der Krebserkrankung sexuelle Probleme hatten oder einvernehmlich keine aktive Sexualität mehr erlebt haben. Dennoch sollte der Bereich Sexualität standardmäßig von Expertenseite thematisiert werden und essenzieller Bestandteil einer umfassenden medizinischen Aufklärung sein.

Arbeits- und Informationsmaterialien

INFO 25 Besonderheiten bei der Arbeit mit Paaren
In diesem Infoblatt finden Sie allgemeine Hinweise zum Umgang mit Paaren in der therapeutischen Arbeit.

AB 79 Erarbeiten der Sprecher- und Zuhörerfertigkeiten
Auf diesem Arbeitsblatt finden Sie eine Anleitung, wie Sie mit dem Paar im Gespräch die Sprecher- und Zuhörerfertigkeiten erarbeiten können.

AB 80 Sprecher- und Zuhörerregeln – Kurzform
Hier finden Sie die Sprecher- und Zuhörerfertigkeiten als Kurzform (z. B. als Tischvorlage im Gespräch mit dem Paar).

AB 81 Sprecher- und Zuhörerregeln – Langform
Auf diesem Arbeitsblatt werden die Sprecher- und Zuhörerfertigkeiten mit erklärendem Text aufgelistet.

AB 82 Wie spreche ich normalerweise? Wie höre ich normalerweise zu?
Mithilfe dieses Arbeitsblattes kann man sein eigenes Gesprächsverhalten reflektieren.

AB 83 Beispiele für Emotionen
Dieses Arbeitsblatt kann verwendet werden, wenn Personen Schwierigkeiten haben, unterschiedliche Emotionen zu benennen.

AB 84 Unterstützungsverhalten
Mit diesem Arbeitsblatt können Sie mit Paaren über die Bedeutung von unterstützenden Verhaltensweisen sprechen.

AB 85 Wunschliste für unterstützendes Verhalten
In diesem Arbeitsblatt können sich Paare unterstützende Verhaltensweisen vom anderen wünschen.

AB 86 3-Phasen-Methode zur Stresskommunikation
Dieses Arbeitsblatt liefert eine Anleitung zur Durchführung der 3-Phasen-Methode im Rahmen des dyadischen Copings.

AB 87 Über Sexualität reden
In diesem Arbeitsblatt finden Sie Hinweise darauf, wie Sie das Thema Sexualität und Krebserkrankung mit Paaren besprechen können.

AB 88 Übungskarten »Sexuelle Kommunikation«
Dieses Arbeitsblatt stellt eine Übung für Paare zur sexuellen Kommunikation vor.

Besonderheiten im Therapeutenverhalten bei der Arbeit mit Paaren

Die Arbeit mit Paaren kann sich von der Arbeit im individuellen Setting (mit einer Person) unterscheiden. Einige Aspekte sind dabei als Therapeutin zu berücksichtigen:

- kein Schiedsrichter sein, keine inhaltliche Wertung vornehmen
- nicht die Probleme für das Paar lösen, sondern dem Paar bei der Problemlösung helfen und den Prozess der Problemlösung begleiten
- keine Koalitionen eingehen
- keinen Ratschlag bezüglich einer Trennung geben (dies wäre eine Kompetenzüberschreitung)
- ethische Verpflichtungen einhalten:
  - Schweigepflicht gilt für beide Personen
  - Aufklärung / Transparenz über die Behandlung
- eigene Einstellungen / Werte des Therapeuten (z. B. in Bezug auf Scheidung, außereheliche Beziehungen, Rollenverteilung in einer Partnerschaft, Sexualität) prüfen, da diese möglicherweise die Beziehung beeinflussen können

Besonderheiten im Gesprächsverhalten

- unterbrechen, wenn eine Person zu lange redet (um eine Gleichverteilung in den Äußerungen zu erreichen)
- unterbrechen, wenn zu detailliert oder zu viel von der Vergangenheit gesprochen wird
- wenn A von B spricht, anschließend auch B nach seiner / ihrer Sichtweise fragen
- jede Frage auch an die andere Person richten
- Hinweise geben, einander aussprechen zu lassen
- *Schutzfunktion*: Gesprächsrahmen schaffen, in dem sich beide öffnen können, ohne zu verletzen oder verletzt zu werden, d. h., bei Regelverstößen sofort intervenieren

Interventionsmöglichkeiten (z. B. bei Kommunikationsübungen mit Paaren)

Grundsätzlich muss eine Therapeutin – insbesondere bei Kommunikationsübungen mit Paaren – sehr aufmerksam sein. Sie sollte das Gespräch in der Hand haben, ohne jedoch den Gesprächsverlauf zu stören oder die Aufmerksamkeit zu sehr auf sich zu ziehen. Bei den Gesprächsübungen sollte *nicht inhaltlich* Stellung genommen werden, sondern die Einhaltung und optimale Anwendung der (formalen) Regeln (Kommunikationsregeln) unterstützt werden.

Folgende Interventionsmöglichkeiten für Therapeuten bieten sich an:

- **Kontingente Verstärkung**. Unter kontingenter Verstärkung werden kurze verbale Einwürfe wie z. B. »ja«, »gut« oder nonverbale Gesten wie Nicken verstanden. Die kontingente Verstärkung muss unmittelbar erfolgen (kontingent) und sollte gleichermaßen bei Zuhörer und Sprecher erfolgen (ausgewogenes Intervenieren) – ohne den Gesprächsablauf zu stören (kurz!). Kontingente Verstärkung eignet sich gut, um den gelungenen Einsatz von Kommunikationsregeln zu verstärken (z. B. wenn Gefühle benannt werden oder beim Ich-Gebrauch) und erhöht die Auftretenswahrscheinlichkeit positiver Verhaltensweisen und der Regeleinhaltung.
- **Coaching**. Beim Coaching werden Hinweise auf förderliche Gesprächsregeln gegeben. Um den Gesprächsablauf nicht zu stören, eignen sich kurze Direktiven wie z. B. »zusammenfassen«, »konkret«, »bei sich bleiben«, »Ich«. Die Hinweise sollten mit leiser Stimme erfolgen, kurz und prägnant sein. Coaching eignet sich insbesondere bei Kommunikationsfehlern, Stockungen im Gespräch oder als Hinweis auf den Rollenwechsel Sprecher-Zuhörer.
- **Soufflieren**. Beim Soufflieren werden Formulierungen angeboten (z. B. »Ich fühle mich …«, »Und dabei geht es mir …«), auf Regeln hingewiesen (z. B. »Ich«) oder direkte Gefühlsäußerungen angeboten (z. B. »Ich bin traurig …« oder »Ich bin wütend …«). Dies sollte mit leiser Stimme erfolgen – ohne das Gespräch zu unterbrechen. Auch hier sollte nicht inhaltlich Stellung genommen werden, sondern nur Unterstützung bei der Regeleinhaltung angeboten werden. Soufflieren eignet sich, wenn wiederholtes Coachen nicht hilfreich oder bestrafend war.
- **Schnitt**. Wenn Coachen oder Soufflieren nicht ausreichen, um eine Regeleinhaltung zu erreichen, sollte das Gespräch angehalten werden. Ein Schnitt ermöglicht ein Wiederholen der Übungsanleitung. Für den Wiedereinstieg ins Gespräch sollten Instruktionen für das weitere Vorgehen gegeben werden, z. B. »Bitte teilen Sie dem anderen jetzt Ihre konkreten Wünsche mit«. Der Wiedereinstieg kann auch modellhaft durch die Therapeutin vorgespielt werden. Bei erfolgreicher Umsetzung der Anregungen ist die kontingente Verstärkung (Loben) wichtig. Das Gespräch sollte nicht zu oft unterbrochen und neu begonnen werden, da dies auf Dauer ermüdend oder bestrafend für die Gesprächspartner sein kann.
- **Feedback**. Im Anschluss sollte ein Feedback an die Gesprächspartner gegeben werden. Dabei sollte die gelungene Regeleinhaltung betont werden (»Was hat gut geklappt?«). Mängel sollten als Verbesserungsvorschläge formuliert werden (»Eine weitere Hilfe für das Gespräch ist es, wenn Sie beim nächsten Mal mehr nachfragen würden«). Als hilfreich hat sich auch erwiesen, die Gesprächspartner zunächst um ein Feedback zu bitten, z. B. »In der Sprecherrolle, welche Regeln konnten Sie gut umsetzen? Worauf möchten Sie beim nächsten Mal noch mehr achten?«.

(in Anlehnung an Schindler et al., 2006)

Erarbeiten der Sprecher- und Zuhörerfertigkeiten

Bitten Sie das Paar zu überlegen, woran sie erkennen, wenn der anderen ihnen etwas Wichtiges mitteilen möchte. Ist dann irgendetwas anders, z. B. in der Situation (wir sitzen zusammen) oder im Gesprächsverhalten? Wie verhalten sie sich selber, wenn sie dem anderen etwas Wichtiges erzählen wollen? Wie gewinnen sie die Aufmerksamkeit des anderen? Was sind bisherige Strategien? Wie stellen sie sicher, dass der andere ihnen zuhört. Fragen Sie das Paar, ob es schon Kommunikationsregeln kennt. Häufig sind Paare im beruflichen oder schulischen Kontext mit dem Thema schon in Berührung gekommen. Verwenden Sie die Antworten des Paares, um daraus die Kommunikationsregeln zu erarbeiten.

Beispiel

Frau P. berichtet, dass sie schon einmal gehört habe, dass man von sich sprechen soll. Fragen Sie Frau P., warum dies eine wichtige Regel sein könnte und was damit möglicherweise auch verhindert werden könnte (z. B. Vorwürfe durch »Du-Sätze« etc.).

Benennen Sie den »Ich-Gebrauch« als erste Regel für die Person, die spricht. Falls weitere Regeln genannt werden, gehen Sie genauso darauf ein. Falls keine weiteren Regeln genannt werden, nutzen Sie Prompts (kleine Hinweisreize), um die Regeln zu erarbeiten. Beispielsweise könnten Sie das Paar fragen, woran sie erkennen, wenn der andere ihnen zuhört. Sie können auch die aktuelle Gesprächssituation zwischen Ihnen und dem Paar als Beispiel nehmen und fragen: »Woran kann ich erkennen, dass Sie mir jetzt zuhören, oder woran erkennen Sie, dass ich Ihnen jetzt zuhöre?« Mögliche Antworten können sein »Sie nicken. Sie sehen uns an« etc. Daraus können Sie dann die erste Zuhörerregel, das »aufnehmende Zuhören« ableiten.

Versuchen Sie nach diesem Muster, die drei Sprecher- und die drei Zuhörerregeln mit dem Paar zu erarbeiten.

Lediglich die Regel »Zusammenfassen« kann etwas schwierig in der Herleitung sein. Hier können Sie die Regel einfach erklären. Es ist hilfreich, Paaren gleich zu Beginn zu sagen, dass diese Regel im ersten Moment etwas künstlich erscheint, das Paar aber dann zu fragen, warum sie glauben, dass diese Regel nützlich sein könnte. Meistens werden dann Aspekte wie »Missverständnisse vermeiden«, »Zuhören«, »Ich kann sagen, was ich verstanden habe« genannt.

Im Anschluss können Sie dem Paar das Arbeitsblatt 81 »Sprecher- und Zuhörerregeln (Langform)« geben und die Regeln noch einmal kurz durchgehen.

Fragen Sie dann das Paar, welche Regeln sie schon anwenden, was ihnen leicht- oder schwerfällt und welche Regeln sie zukünftig häufiger anwenden wollen.

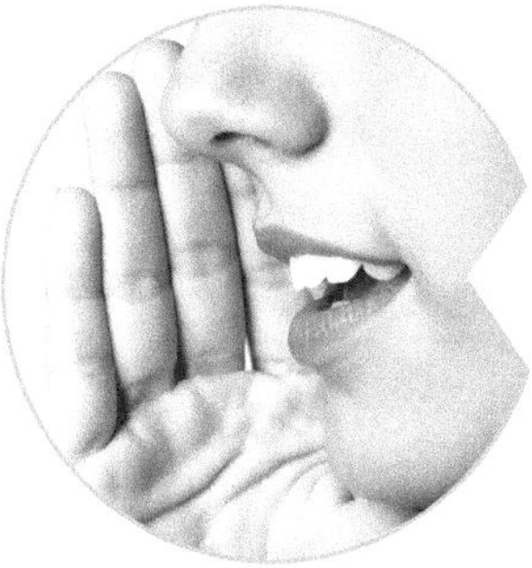

Ich-Gebrauch
Konkretheit: Situationen & Verhalten
Sich öffnen (Gefühle)

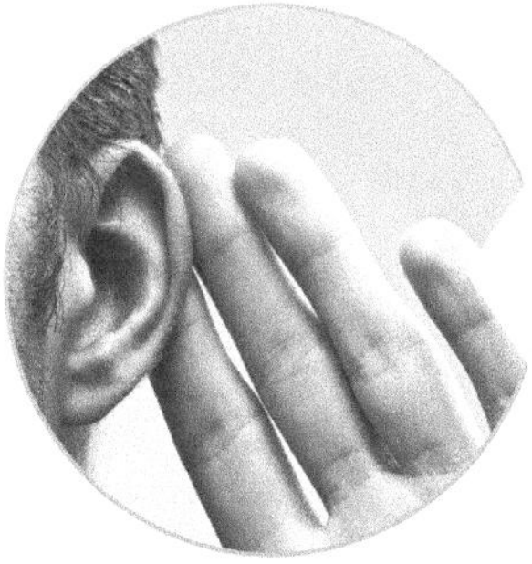

Aktives Zuhören
Zusammenfassen (Paraphrasieren)
Nachfragen (offene Fragen)

(in Anlehnung an Zimmermann & Heinrichs, 2008)

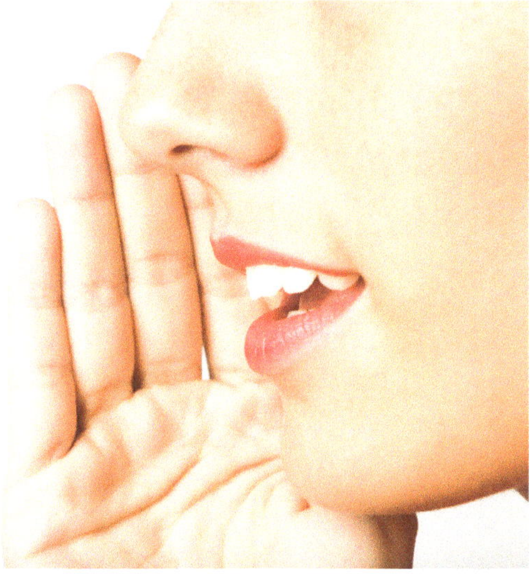

Fertigkeiten der Sprecherrolle

(1) Ich-Gebrauch

Jeder spricht von seinen *eigenen Gedanken und Gefühlen*. Kennzeichen dafür ist der Ich-Gebrauch. Alle Aussagen werden dadurch persönlicher. Äußerungen, die nur auf den anderen gerichtet sind (Du-Sätze), sind meist Vorwürfe oder Anklagen, die als Auslöser für Gegenangriffe oder Rechtfertigungen wirken.

(2) Konkretheit

(a) Konkrete Situationen ansprechen: Jeder spricht konkrete Situationen oder Anlässe an, sodass Verallgemeinerungen (immer, nie) vermieden werden. Verallgemeinerungen rufen meist sofortigen Widerspruch hervor und lenken vom eigentlichen Inhalt – der konkreten Situation – völlig ab. Durch die Einhaltung dieser Regel werden die Aussagen für den Zuhörer anschaulicher.

(b) Konkretes Verhalten ansprechen: Jeder spricht von konkretem Verhalten in bestimmten Situationen, sodass vermieden wird, dem anderen negative Eigenschaften zuzuschreiben. Die Unterstellung negativer Eigenschaften ruft ebenfalls Widerspruch hervor. Kennzeichen solcher Äußerungen sind z. B. »typisch«, »unfähig«, »langweilig«, »nie aktiv«. Wer konkretes Verhalten benennt, erreicht eine bessere Nachvollziehbarkeit seiner Aussagen, nicht nur für den Partner, sondern auch für sich selbst.

(c) Beim Thema bleiben: Jeder spricht vom Hier und Jetzt, da bei Rückgriffen auf die Vergangenheit das Gespräch Gefahr läuft, völlig vom eigentlichen Thema abzuweichen. Das eigene Anliegen wird dadurch klarer.

(3) Sich öffnen (Gefühle)

Jeder soll sich öffnen und beschreiben, was in ihm vorgeht. Anklagen und Vorwürfe lassen sich vermeiden, wenn jeder seine Gefühle und Bedürfnisse direkt äußert. Dann kann auch ein weiterer häufiger Fehler, »das negative Gedankenlesen«, vermieden werden. Hierunter versteht man Äußerungen, die die Reaktionen des anderen vorwegnehmen. Beispiel: »Anders kann man ja nicht mir dir reden« oder »Ich würde was unternehmen, aber du machst ja doch nicht mit«.

(in Anlehnung an Zimmermann & Heinrichs, 2008)

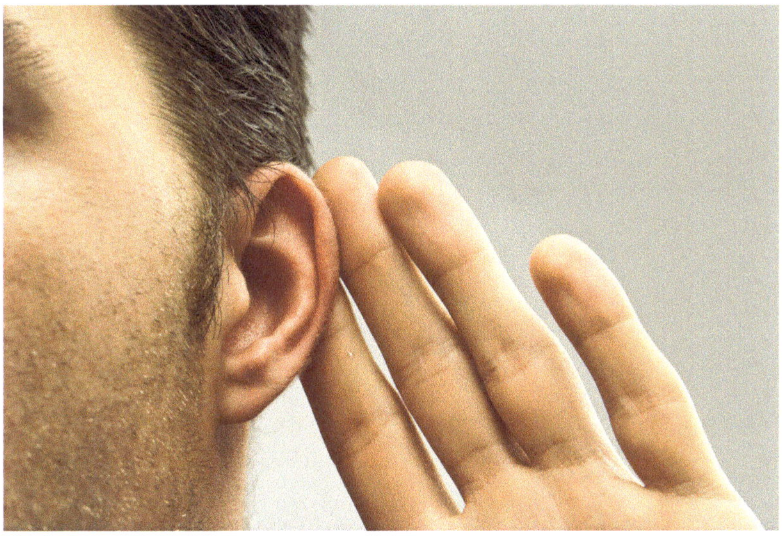

Fertigkeiten der Zuhörerrolle

(1) Aufnehmendes Zuhören

Der Zuhörer soll nonverbal (nicht-sprachlich) zeigen, dass er zuhört und Interesse an den Äußerungen hat. Dies kann z. B. durch Nicken oder kurze Einwürfe wie »hm«, »aha« geschehen. Wichtig ist neben dem Blickkontakt auch eine dem anderen zugewandte Körperhaltung.

(2) Zusammenfassen / Paraphrasieren

Die Zuhörerin soll die wesentlichen Äußerungen des Sprechers möglichst in eigenen Worten rückmelden, um deutlich zu machen, dass sie ihn verstanden hat. Fällt es schwer, die Äußerungen des anderen in eigene Worte zu kleiden, sollte auch vor wörtlichen Wiederholungen nicht zurückgeschreckt werden. Gerade schwierige Gespräche gewinnen mit dieser Fertigkeit an Klarheit und Verständnis.

(3) Nachfragen (offene Fragen)

Wenn der Zuhörer im Verlauf der Unterhaltung Unklarheiten bemerkt, soll er oder sie gezielt danach fragen. Hier ist zu beachten, dass keine Urteile und keine vorschnellen Interpretationen vorgenommen werden, z. B.: »Wie hast du dich da gefühlt?« und nicht: »Das liegt an deiner Schüchternheit!«. Im ersten Fall kann die Sprecherin frei antworten, im zweiten Fall muss sie sich verteidigen.

(in Anlehnung an Zimmermann & Heinrichs, 2008)

AB 82 Wie spreche ich normalerweise? Wie höre ich normalerweise zu?

P A

Bitte kreuzen Sie in der folgenden Liste an, was Sie normalerweise beim Sprechen und Zuhören machen.

Wenn ich spreche ...

- ☐ ... bleibe ich bei mir und verwende das Wort »Ich«.
- ☐ ... bleibe ich beim Thema.
- ☐ ... bin ich klar und verständlich.
- ☐ ... spreche ich über eine konkrete Situation, z. B. »Gestern ...«.
- ☐ ... spreche ich über ein konkretes Verhalten.
- ☐ ... spreche ich über meine Gefühle.
- ☐ ... bleibe ich bei meinen Gedanken.
- ☐ ... schaue ich den anderen an.
- ☐ ... spreche ich mit ruhiger Stimme.
- ☐ ... stelle ich sicher, dass der andere mich verstanden hat.
- ☐ ... bin ich freundlich, aber bestimmt.

- ☐ ... verwende ich oft »Man« oder »Du«.
- ☐ ... komme ich von einem Thema zum anderen.
- ☐ ... hole ich alte Geschichten raus.
- ☐ ... verallgemeinere ich und benutze Wörter wie »nie« oder »immer«.
- ☐ ... benutze ich Wörter wie »typisch«.
- ☐ ... mache ich Vorwürfe.
- ☐ ... beleidige ich den anderen.
- ☐ ... schaue ich den anderen nicht an.
- ☐ ... werde ich laut.
- ☐ ... mache ich Annahmen über die Gedanken oder Gefühle des anderen.
- ☐ ... bin ich ironisch, höhnisch oder sarkastisch.

Wenn ich zuhöre ...

- ☐ ... schaue ich den anderen an.
- ☐ ... zeige ich über meine Körpersprache, dass ich zuhöre, z. B. in dem ich nicke oder »aha«, »hmmh« sagen.
- ☐ ... überprüfe ich, ob ich den anderen richtig verstanden habe, indem ich wiederhole, was der andere gesagt hat.
- ☐ ... warte ich ab und lasse den anderen ausreden.
- ☐ ... stelle ich offene Fragen, wenn ich etwas nicht verstanden habe oder gerne mehr hören möchte (z. B. »Wie war das so für dich?«).
- ☐ ... versuche ich zu verstehen, wie sich der andere fühlt.

- ☐ ... schaue ich den anderen nicht an.
- ☐ ... beschäftige ich mich nebenbei auch mit anderen Dingen (z. B. Fernsehen, Handy).
- ☐ ... gehe ich nicht auf das ein, was der andere gesagt hat.
- ☐ ... überlege ich, wie ich meine Position stärken kann, in dem ich Vorwürfe mache oder mich rechtfertige.
- ☐ ... sage ich oft »ja, ja« oder »ja, aber ...«
- ☐ ... unterbreche ich den anderen oder lasse ihn nicht ausreden.

AB 83 Beispiele für Emotionen

T P A

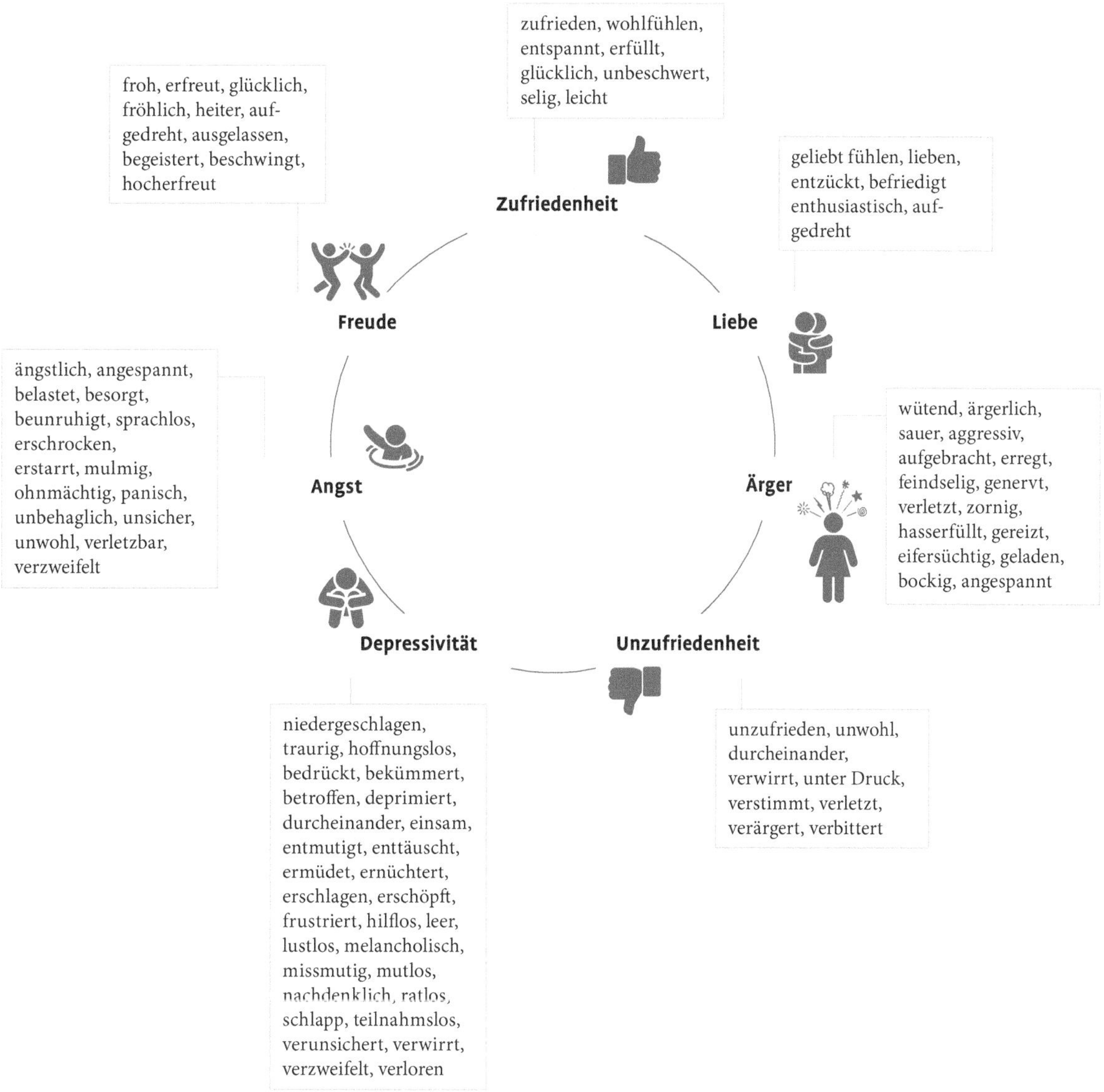

Unterstützungsverhalten

Oft sind sich Paare ihres unterstützenden Verhaltens dem anderen gegenüber nicht bewusst und geben sich dazu keine Rückmeldung. Die folgende Übung kann dabei helfen, Paaren das eigene Unterstützungsverhalten und das des anderen bewusst zu machen und – trotz einer stressreichen Zeit – sich auch positive Aspekte vor Augen zu führen. Diese Übung kann entweder im Gespräch stattfinden oder Sie können das Paar auch bitten, die Antworten auf einem Zettel zu notieren und dann dem anderen vorzulesen.

Sensibilisierung für das Positive

- Wie können Sie den anderen *emotional* unterstützen?
  z. B. Mut machen, in den Arm nehmen, etwas Nettes sagen, wertschätzen
- Wie können Sie den anderen *praktisch* unterstützen?
  z. B. Informationen einholen, Entlasten, Ratschläge geben, Freiräume schaffen
- Was schätzen Sie an *Ihrem bisherigen Umgang* mit der Erkrankung?
- Was schätzen Sie *am anderen im bisherigen Umgang* mit der Erkrankung?
- Hat die Erkrankung auch *positive Auswirkungen* auf Sie, den anderen oder Ihre Partnerschaft?

Um die praktische partnerschaftliche Unterstützung weiter zu festigen oder zu verstärken kann die folgende Übung hilfreich sein:

Die »Wunschliste«: Wie kann mein Partner / meine Partnerin mich unterstützen?

Teilen Sie jeder Person ein Arbeitsblatt 85 »Wunschliste für unterstützendes Verhalten« aus. Bitten Sie das Paar, sich das Arbeitsblatt durchzulesen. Beide dürfen sich *drei* unterstützende Verhaltensweisen aus der Liste auswählen, die der andere in der Zeit bis zum nächsten Termin dem anderen gegenüber zeigen kann.
Erinnern Sie beide daran, dass es wichtig ist, dem anderen *Rückmeldung* bezüglich dieser Verhaltensweisen zu geben.

- War das gewünschte Verhalten hilfreich?
- Hätte ich mir etwas anderes gewünscht?
- Wie genau hätte das aussehen sollen?
- Habe ich dem anderen eine Rückmeldung gegeben, z. B. mich bedankt oder gesagt, dass mir das Unterstützungsverhalten gutgetan hat?

AB 85 **Wunschliste für unterstützendes Verhalten** P A

In dieser Liste finden Sie eine Anzahl von Dingen und Aktivitäten, die andere Paare für einander getan haben und hilfreich fanden. Suchen Sie sich aus dieser Liste *drei Dinge* aus, die Ihre Partnerin / Ihr Partner für Sie tun kann und die Sie als hilfreich empfinden. Sie können sich natürlich auch Dinge wünschen, die nicht auf dieser Liste aufgeführt sind.

- ☐ Mir zuhören, während ich über meine Gefühle und Gedanken rede.
- ☐ Mir versichern, dass du mich so liebst, wie ich bin.
- ☐ Mit mir gemeinsam zu Arztterminen gehen.
- ☐ Wichtige Entscheidungen bezüglich der Krebserkrankung mit mir besprechen.
- ☐ Für unsere Familie die Verantwortung übernehmen.
- ☐ Mir zu verstehen geben, dass du meine Gefühle und Stimmung nachvollziehen kannst.
- ☐ Mich trösten, indem du mir körperliche Zuneigung zeigst.
- ☐ Zusätzliche Zeit mit mir verbringen.
- ☐ Etwas Angenehmes gemeinsam unternehmen (z. B. spazieren gehen).
- ☐ Sich normal verhalten.
- ☐ Mit mir über deine Ängste und Sorgen bezüglich der Krebserkrankung reden.
- ☐ Positiv über die Zukunft sprechen.
- ☐ Mir helfen, über etwas anderes als Krebs nachzudenken.
- ☐ Mir sagen, wenn es Dinge gibt, die ich für dich tun kann.
- ☐ Andere Personen über die Krebserkrankung informieren.
- ☐ Sich um mich kümmern, wenn ich mich unwohl oder krank fühle.
- ☐ Mich zu Terminen fahren.
- ☐ Mich um Sex bitten.
- ☐ Sich besondere Mühe geben, etwas für mich zu tun.
- ☐ Bei Arbeiten im Haushalt helfen.
- ☐ Witze machen, um mich aufzuheitern.
- ☐ Mich liebevoll in den Arm nehmen.
- ☐ Mit mir oder für mich beten.
- ☐ Mit mir kuscheln oder schmusen.
- ☐ Einkaufen oder beim Einkaufen helfen.
- ☐ Mir sagen, dass du mich liebst.
- ☐ Kochen oder beim Kochen helfen.
- ☐ Mich massieren.
- ☐ Mir Zeit für mich allein geben.
- ☐ Mich in erotischer Weise berühren.
- ☐ Mich fragen, wie es mir geht.

(modifiziert nach Heinrichs & Zimmermann, 2008; Zimmermann & Heinrichs, 2008)

Personen können sich sehr stark in der Wahrnehmung von Stress unterscheiden und dementsprechend kann eine Person den Stress und das Stresserleben des anderen auch nicht vorhersehen (hellsehen). Um sich aber hilfreiche Unterstützung geben zu können ist es wichtig, das Stresserleben des anderen nachfühlen zu können, was nicht bedeuten muss, dass man selber genauso empfinden muss. Eine gute Methode, um Paaren dies bewusst zu machen, ist die sog. »Trichtermethode« der Bewältigungsorientierten Intervention (Bodenmann, 2012), mit der im Gespräch eine Tiefe erzeugt werden kann, die eine Bewältigung des Stressors erleichtert. Mit Tiefe ist hier gemeint, dass eine emotionale Aktivierung der sprechenden Person eintreten sollte, die durch diese Übung von der anderen – der zuhörenden – Person gespürt werden kann. Nur so wird ermöglicht, dass die zuhörende Person eine emotional unterstützende Funktion wahrnehmen kann. Wenn es nicht zu einer emotionalen Aktivierung kommt, dann ist es auch schwieriger für die Zuhörerin, angemessene Unterstützung zu zeigen.
Die Übung besteht aus drei Phasen:

- Phase 1: Person A teilt Person B den eigenen Stress mit (anhand der Trichtermethode).
- Phase 2: Person B gibt Person A Unterstützung.
- Phase 3: Person A gibt Person B Rückmeldung über die geleistete Unterstützung.

3-Phasen-Methode zur Stresskommunikation

Vorbereitung. Achten Sie auf ein »dyadisches Setting«, d. h., die Gesprächspartner sollten sich gegenübersitzen, um somit den nonverbalen Kanal zu öffnen (z. B. Blickkontakt). Zudem sollten Sie die »Sprecher- und Zuhörerfertigkeiten« (AB 80) bereithalten. Bitten Sie das Paar, an eine Stress-Situation zu denken, die sie kürzlich erlebt haben und die sie noch beschäftigt. Es muss keine Situation sein, die beide gleichzeitig erlebt haben, sondern kann auch etwas Individuelles sein. Wichtig wäre, dass es ein Stressor ist, der *außerhalb* der Partnerschaft liegt (z. B. etwas im Zusammenhang mit der Erkrankung). Vergeben Sie dann die Sprecher- und Zuhörerrolle.

Phase 1. In der ersten Phase soll Person A (Sprecher) zunächst von der Stress-Situation berichten, unter Berücksichtigung der Sprecherregeln. Achten Sie als Therapeutin auf erste Hinweise im Sprachfluss, die auf *emotionale / bedürfnisorientierte Konstrukte* hindeuten und somit potenzielle »Tauchstellen« (Stellen, an denen eine emotionale Vertiefung möglich wäre) darstellen. Wichtig ist die Auswahl einer klaren, eindeutigen Situation, bei der »getaucht« werden soll, und die vollständige Aktivierung der semantischen Netzwerke in dieser Situation. Die Idee ist, dass das zentrale Konstrukt der Person in einem semantischen Netzwerk eingebettet ist. Je mehr sie in dem Netzwerk aktivieren, desto deutlicher tritt das Konstrukt hervor und desto einfacher ist es, das Konstrukt zu erkennen – und zwar nicht (nur) für Sie als Therapeut, sondern auch und vor allem für das Paar selber.

Leiten Sie das Vorgehen nach folgendem Schema an:

- kurze sachliche Schilderung der Ausgangssituation (max. 2 Minuten; falls mehrere Situationen geschildert werden: Festlegen auf eine Situation)
- Aktivierung der emotionalen Erlebnisse (» … und wie ging es Ihnen in dieser Situation?«)
- breites Sammeln von Emotionen, die in dieser Situation erlebt wurden, und der Gedanken, die der Person durch den Kopf gegangen sind (»Was war da noch?«, »Wie haben Sie sich da gefühlt?«, »Woran haben Sie gedacht?«, »Was ging Ihnen durch den Kopf?«, »Haben Sie in Ihrem Körper etwas gespürt?«, »Wo haben Sie in Ihrem Körper etwas gespürt?«).
- Auswahl der Emotion (»Welches war das wichtigste Gefühl?«)
- Fokussierung auf tieferliegende Gefühle und Kognitionen, Aktivierung des semantischen Netzwerks (»Tauchen«). Achten Sie darauf, das Gespräch zu verlangsamen, denn wir können schnell denken und reden, aber nur langsam fühlen (»Wie fühlt sich das an? Bleiben Sie daran? Was bedeutet das für Sie? Was ist so schlimm daran? Was ist da noch? etc.«).
- Vorstoßen zu den zentralen Konstrukten und Schemata

Phase 1 ist, insbesondere wenn die Übung zum ersten Mal durchgeführt wird, sehr direktiv. Mit Kompetenzzuwachs des Paares zieht sich die Therapeutin immer mehr heraus.

Ziel ist, neben der emotionalen Aktivierung des Sprechenden auch die des Zuhörenden zu erreichen, damit dieser empathisch reagieren kann. Dazu müssen Sie den Zuhörerenden anleiten, die Zuhörerregeln anzuwenden – insbesondere das »Zusammenfassen« hat sich zur emotionalen Aktivierung als hilfreich erwiesen. Achten Sie auf eine verständnisvolle Atmosphäre, denn das Tauchen kann auch bedrohlich sein für den Tauchenden, wenn er kein Verständnis vom anderen erhält oder dies befürchtet (z. B. »Der andere versteht mich sowieso nicht, wird sich über mich lustig machen, etc.«).

Phase 2. Wenn eine emotionale Aktivierung bei Sprecher und Zuhörerin spürbar ist, gehen Sie in die zweite Phase des dyadischen Copings über: die Unterstützung durch den Zuhörenden. Die zuhörende Person wird aufgefordert, im Sinn des supportiven dyadischen Copings auf den Sprechenden einzugehen. Wichtig ist, dass auf derselben Ebene Unterstützung geliefert wird, auf der der Stress geäußert wurde – meist ist dies die emotionsbezogene Unterstützung.

Phase 3. In der dritten Phase soll Person A, zurückmelden, wie die Unterstützung angekommen ist:

- Wie zufriedenstellend war die Unterstützung?
- Wie wirksam war sie?
- Was hätten Sie sich zusätzlich noch gewünscht?

(nach Bodenmann, 2012, modifiziert aus Heinrichs und Zimmermann, 2008)

AB 87 **Über Sexualität reden** T P

Sexualität ist von Paar zu Paar und auch von Mensch zu Mensch verschieden – und das auch schon vor dem Eintreten eines belastenden Ereignisses. Für manche nimmt Sex einen großen Stellenwert ein, für andere ist es eher eine Nebensache. Einige Paare leben in sexuell erfüllten Partnerschaften, andere haben eher schwierige Beziehungen, in denen auch Sexualität problematischer ist. Trotz der vielen Unterschiede ist eines den meisten Menschen in Bezug auf das Thema Sexualität gemeinsam: »Man redet nicht darüber.«

Explorieren Sie mit dem Paar folgende Fragen:

- Bin ich mit unserer Sexualität zufrieden?
- Wie oft sind wir zusammen?
- Was gefällt mir, was nicht?
- Welchen Stellenwert hatte die Sexualität vor der Krankheit für uns? Und jetzt?
- Haben wir früher über unsere Sexualität gesprochen? Und wie ist es jetzt?
- Was finde ich an mir attraktiv, erotisch?
- Vertraue ich meinem Partner? Habe ich Angst vor einer möglichen Zurückweisung?
- Was macht mir Angst?
- Was tut mir weh? Was tut mir gut? Welches sind meine Lustzonen? Wurden sie durch die Krankheit verändert?
- Worauf habe ich Lust? Was brauche ich für eine befriedigende Sexualität?
- Was hindert mich daran, Lust und Freude zu empfinden?
- Was hält uns zusammen? Zärtlichkeit, Sex, unsere Kinder, der gemeinsame Alltag, Freundschaft, Fürsorge …?
- Was geht in meiner Partnerin vor? Welche Ängste, Befürchtungen hat sie möglicherweise?
- Was wünscht sich mein Partner? Habe ich ihn gefragt? Kann ich ihn fragen?
- Sind Zurückhaltung oder Distanz tatsächlich auf die Krebserkrankung zurückzuführen?
- Haben wir eine gemeinsame Sprache bei Sexthemen? Welche? Ist sie eher sachlich (Vagina), eher verniedlichend (Muschi), eher vulgär (Möse)?

(aus Krebsinformationsdienst & Deutsches Krebsforschungszentrum, 2014a, 2014b).

Sexualität ist dann am schönsten und erfüllend, wenn beide ihre Wünsche verwirklichen können und jeder weiß, was der andere will und was nicht, und darauf auch Rücksicht nimmt. Diese Wünsche und Bedürfnisse können aber nur dann erfüllt werden, wenn sich Paare über ihre gemeinsame Sexualität offen miteinander austauschen und aufeinander eingehen – durch gemeinsame Kommunikation. Oft ist es so, dass Paare bisher nie richtig über das Thema Sexualität gesprochen haben. Daher ist es häufig nicht so einfach, jetzt über dieses Thema offen zu sprechen.

Übungskarten »Sexuelle Kommunikation«

Die »Übungskarten Sexuelle Kommunikation« (Heinrichs & Zimmermann, 2008; Zimmermann & Heinrichs, 2008) können dem Paar dabei helfen, dieses Thema »spielerisch« anzugehen und vielleicht für ihre Partnerschaft neue Wege der Intimität und Nähe zu finden.

In dieser Übung geht es darum, dass sich jede Person mit den individuellen Normen und Erwartungen an Sexualität auseinandersetzt und diese der anderen Person mitteilt. Jeder soll die Übung »Übungskarten Sexuelle Kommunikation« zunächst für sich alleine machen, danach der anderen Person erklären, warum er die Begriffe so angeordnet hat. Der andere hat dann Gelegenheit, Fragen zu stellen oder Anmerkungen zu machen, sodass ein Gespräch über Sexualität zustande kommt.

Nutzen Sie die Karten auf der nächsten Seite, um die folgende Übung durchzuführen.

Tipp: Haben Sie bereits ausgeschnittene (eventuell laminierte) Übungskarten (2 x; je einmal für Person A und Person B) dabei, die Sie wiederverwenden können.

Instruktionen

»Sie erhalten einen Satz Karten mit Begriffen zum Thema Sexualität und zwei Leerkarten, in die Sie noch eigene Begriffe eintragen können. Schauen Sie sich die einzelnen Begriffe an. Ihre Aufgabe ist es nun, aus diesen Karten ein *Haus* zu bauen. Sie müssen nicht alle Karten verwenden. Sie können die Begriffe je nach der Wichtigkeit, die Sie ihnen beimessen, ordnen, wobei Sie mit den Karten die Form eines Hauses legen sollen. Den Karten, mit denen z. B. die Grundmauern gelegt werden, käme dann eine wichtigere Bedeutung zu als z. B. frei austauschbaren Zwischenwänden. Im Anschluss erklären Sie Ihrem Partner / Ihrer Partnerin Ihr Haus. Im Vordergrund soll das Gespräch darüber stehen, was Sie unter den ausgewählten Begriffen verstehen, wie wichtig Ihnen die Begriffe in Ihrer Sexualität sind, welche Rolle sie in Ihrer Sexualität spielen sollen.«

Gespräch über die Übung

Bei dem Gespräch über Sexualität sollte auf Folgendes geachtet werden:

- Gibt es einen Unterschied zwischen dem Haus, das die Personen jetzt gelegt haben, zu einem Haus, das sie vor der Krebserkrankung gelegt hätten?
- Gibt es eine unterschiedliche Gewichtung von Begriffen innerhalb des Hauses?

Achten Sie bei dem Gespräch zwischen dem Paar auf die Einhaltung der Kommunikationsregeln. Ziel ist es, dass das Paar über Sexualität ins Gespräch kommt. Dazu kann es auch hilfreich sein, einzelne Begriffe zu vertiefen. Haben z. B. beiden den Begriff »Geborgenheit« in das Fundament ihres Hauses gelegt, könnten Sie folgende Fragen zur Vertiefung stellen:

- Was verstehen Sie unter Geborgenheit?
- Wann haben Sie sich das letzte Mal geborgen gefühlt?
- Was muss passieren, damit Sie sich geborgen fühlen?
- Was kann Ihr Partner / Ihre Partnerin tun, um Ihnen ein Gefühl der Geborgenheit zu vermitteln?
- …

Vertrauen	**Geborgenheit**
Glück	**Schwangerschaft**
Lust	**Fantasie**
Rücksicht	**Empfängnisverhütung**
Leidenschaft	**Einfühlungsvermögen**
Zeugung	**Sinnlichkeit**
Liebe	**Verständnis**
Kinderwunsch	**Anziehungskraft**
Verantwortung	**Verzicht**
Kommunikation	**Toleranz**
Körperkontakt	**Kreativität**
Stimmung	**Verlangen**
Erotik	**Orgasmus**
Treue	**Zärtlichkeit**
Entspannung	**Freiheit**
Humor	**Attraktivität**

(modifiziert aus Heinrichs & Zimmermann, 2008; Zimmermann & Heinrichs, 2008)

8 Minderjährige Kinder als Angehörige

Zum Einfluss einer elterlichen Erkrankung auf minderjährige Kinder gibt es erst seit einigen Jahren Forschung. Insbesondere in der klinischen Versorgung sollten Kinder – in ihrer Angehörigenrolle – dennoch berücksichtigt werden, denn die elterliche Erkrankung kann erhebliche Auswirkungen auf das Familienleben und auch die kindliche Entwicklung haben.

Einfluss einer elterlichen Krebserkrankung auf Kinder

Typische Reaktionsmuster einer Familie auf die elterliche Erkrankung

Eine elterliche Krebserkrankung kann das Familiensystem auf vielfältige Weise beeinflussen (Romer et al., 2014):

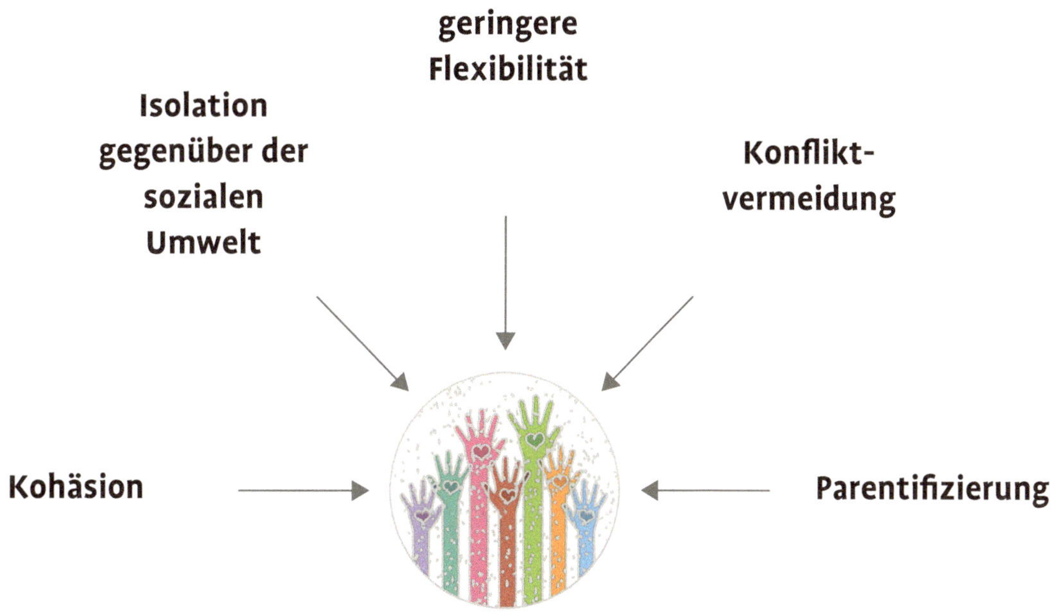

Abbildung 8.1 Einfluss einer elterlichen Krebserkrankung auf das Familienleben

- **Kohäsion.** Durch die elterliche Erkrankung wird das Familienbindungssystem aktiviert. Dies gibt Sicherheit, Halt, Trost und Orientierung. Eine extrem hohe Kohäsion kann aber auch zu einer Überidentifizierung mit der Familie führen, während eine extrem schwache Bindung zu einer Loslösung der Familienmitglieder führt. Beide Extreme werden als starre Verhaltensmuster betrachtet, während ein mittleres Ausmaß an Kohäsion und Einbindung als funktional und adaptiv scheint.
- **Isolation.** Die Anforderungen der Erkrankung beanspruchen dermaßen, dass die Pflege sozialer Außenkontakte darunter leiden kann. Es kann auch sein, dass die Krebserkrankung als »familieninterne« Angelegenheit betrachtet und nicht offen mit anderen darüber gesprochen wird. Dies kann zur Vermeidung von sozialen Außenkontakten und sozialem Rückzug führen. Auch Kinder können es vermeiden, z. B. Freunde einzuladen oder mit Freunden über die Krebserkrankung des Elternteils zu sprechen.

- **Flexibilität** wird durch die Erkrankung und die damit zusammenhängenden Veränderungen deutlich eingeschränkt. Auch für Kinder sind möglicherweise spontane Aktivitäten (z. B. Übernachtungsbesuch einladen) eingeschränkt.
- **Konfliktvermeidung.** Konflikte in einer Familie – wie z. B. zwischen Elternteil und Kind – verschwinden nicht mit der Diagnose Krebs. Allerdings zeigt sich die Tendenz, Spannungen und Streit aus Weg zu gehen aufgrund von sozialer Rücksichtnahme. Auch kann es gelegentlich vorkommen, dass die Erkrankung des Elternteils als »Erziehungsmaßnahme« missbraucht wird, bspw. wenn gesagt wird: »Jetzt sei artig, du willst doch nicht, dass es Papa noch schlechter geht.«
- **Parentifizierung.** Wenn ein Elternteil erkrankt, kommt es häufig vor, dass Kinder mehr Aufgaben z. B. im Haushalt oder bei der Versorgung jüngerer Geschwister übernehmen. Dies ist auch in Ordnung und kann Kindern bei der Bewältigung der eigenen Hilflosigkeit gegenüber der Krankheit helfen. Allerdings müssen diese Aufgaben altersangemessen sein, da sie sonst eine Überforderung für das Kind darstellen. Schwierig wird es, wenn Kinder in die pflegerische Versorgung eingebunden werden oder Eltern, die eine emotionale Bedürftigkeit haben, dann bei ihren Kindern Halt, Trost und emotionale Nähe suchen – insbesondere, wenn die partnerschaftliche Unterstützung gar nicht oder nur unzureichend erfolgt und Kinder eine Partnerersatzrolle übernehmen. Dies ist eine extreme emotionale Überforderung des Kindes.

Psychische Auffälligkeiten bei Kindern krebskranker Eltern

Empirische Untersuchungen mit Familien, in denen ein Elternteil von einer körperlichen Erkrankung betroffen ist, gibt es erst seit neuerer Zeit. Die meisten Kinder körperlich kranker Eltern zeigen in bisherigen Studien keine psychischen Auffälligkeiten. Aber die elterliche Erkrankung stellt einen Risikofaktor für die kindliche Entwicklung dar und Kinder können somit ein erhöhtes Risiko für die Entwicklung späterer psychischer Erkrankungen haben. Auch kann es vorkommen, dass behandlungsbedürftige Symptome erst nach mehrjähriger Latenz anscheinender Symptomfreiheit, in der sich die Kinder bei ihrer Bewältigung der Situation weitgehend auf sich allein gestellt fühlten, entstehen. Möglicherweise werden die Beschwerden oder das Vorliegen von Beschwerden von den Eltern auch eher unterschätzt, da sie sich selber in einer emotionalen Ausnahmesituation befinden und das Verhalten des Kindes nicht genau einschätzen können (Romer & Haagen, 2007).

Probleme. Mögliche Probleme können sein (Krattenmacher et al., 2012; Romer et al., 2014):

- Kinder spüren die Angst und Verunsicherung ihrer Eltern, versuchen sich als stark darzustellen und werden so missverstanden.
- Eltern möchten ihre Kinder aufklären, wissen aber nicht wie.
- Eltern fühlen sich durch häufig sehr direkte Fragen und Verhaltensweisen ihrer Kinder überfordert und hilflos.

Reaktionen. Häufige Reaktionen von Kindern können sein:

- **Angst:** vor dem Tod des Elternteils; vor Trennung; Angst, dass Krebs ansteckend ist; dass sie Schuld an der Erkrankung sind; Angst, dass sich das gewohnte Familienleben ändern wird
- **Wut:** z. B. gegen den Krebs als »Spielverderber« des bisherigen Familienlebens; auf das erkrankte Elternteil; Gefühle von Vernachlässigung und Ausgeschlossen-Sein (z. B. bei häufigen Krankenhausaufenthalten)
- **Schuldgefühle:** Wenn die Eltern traurig sind, können Kinder denken, dass sie der Grund für die Traurigkeit sind; Elternteil hat Krebs bekommen wegen der Missetaten des Kindes in der Vergangenheit
- **Neugier:** Kinder möchten etwas über die Erkrankung wissen, z. B. über die OP und wie die Narbe aussieht.

Weitere Reaktionen von Kindern können sein:
- veränderte Stimmung, wie z. B. Traurigkeit, Depression, Unruhe, geringe Frustrationstoleranz
- Veränderung des Sozialverhaltens, wie z. B. sozialer Rückzug, Lethargie, Aggression, Eifersucht
- regressive Symptome, wie z. B. Daumenlutschen, Trennungsangst, babyähnliches Verhalten
- Ängste, bemerkbar durch z. B. Schlafstörungen, Albträume, Stottern, Änderungen im Essverhalten
- physische Symptome, wie z. B. Kopfschmerzen, Schwindel, Übelkeit, dem erkrankten Elternteil ähnelnde Symptome (Konversionssymptome)
- Änderung des Schulverhaltens wie z. B. Leistungsabfall, Übereifrigkeit als Kompensationsmechanismus, Konzentrationsschwäche, Schulangst, Schwänzen
- antisoziales Verhalten, wie z. B. schlechtes Benehmen, Gebrauch von Schimpfworten, Durchbrechen von Regeln und Gesetzen, Diebstahl, Sach- und Personenschaden
- gesteigertes Gefühl der eigenen Verantwortung, Kompetenz und Wertschätzung
- Übermaß an Einfühlung und Verantwortlichkeit gegenüber den Eltern

Resilienzfaktoren. Als Resilienzfaktoren haben sich erwiesen:
- Fähigkeit der Familie, eine gemeinsame Problemsicht und Problemdefinition zu entwickeln
- starke, tragfähige emotionale Bindungen innerhalb der Familie
- ein optimistisches Selbstbild der Familie (zuversichtliches Arbeitsmodell von Bewältigungskompetenz: »Wir schaffen das schon!« oder »Wir sind halten zusammen, sind ein Team«)
- bewährte Prinzipien zum Umgang mit Stressbelastungen
- Bereitschaft, die Krankheit der sozialen Umgebung offenzulegen und so die Auseinandersetzung außerhalb der Familie für alle Mitglieder zu legitimieren

Kommunikation mit Kindern

Eltern sind häufig unsicher, ob sie Kinder überhaupt über die elterliche Erkrankung informieren sollten und vor allem wie. Die Infoblätter 27 und 28 geben Hinweise, was für ein Gespräch mit Kindern wichtig ist.

Darüber hinaus kann es sinnvoll sein, Eltern darauf vorzubereiten, dass nicht alle Kinder auf die Mitteilung der elterlichen Diagnose gleich reagieren. Möglicherweise kann das Kind auf die Mitteilung – aus Elternsicht – eher inadäquat reagieren, z. B. mit »Kann ich jetzt fernsehen?«. Hier ist es wichtig, Eltern darüber zu informieren, dass dies eine normale Reaktion von Kindern ist und kein Zeichen für eine problematische Verarbeitung darstellt.

Auch im weiteren Verlauf der Erkrankung sollte immer wieder geprüft werden,
- wie das Kind mit der Erkrankung der Mutter / des Vaters zurechtkommt.
- ob sich emotionale oder Verhaltensprobleme beim Kind zeigen.

Wichtig kann auch eine Diskussion mit Eltern über allgemeine Hinweise zu Erziehung sein. In diesem Zusammenhang hat sich das Elterntraining *Triple P* (Sanders, 1999) als wirksames und evidenzbasierte Elterntraining erwiesen. Weitere Hinweise zu Triple P sowie Zugang zu einer Online-Version finden sich unter www.triplep.de.

Die beste Hilfe für Kinder ist, wenn die Eltern als Paar gemeinsam die Erkrankung bewältigen und trotz der subjektiven Instabilität eine objektive Stabilität innerhalb der Familie erhalten können. Dies geht nur, wenn beide Personen als Eltern zusammenarbeiten und gemeinsame Ziele im Umgang mit der Erkrankung verfolgen. Kinder bemühen sich in der Regel, Missstimmungen in der Familie aufzufangen. Sie wollen, dass es allen gut geht, insbesondere Mama und Papa. Denn dann geht es auch ihnen gut. Sie sind bereit, Lücken zu füllen, die entstehen, im Haushalt mitzuarbeiten usw. Die Energie, die Kinder dafür in solchen Situationen aufbringen, ist erstaunlich und bewundernswert, aber Eltern sollten die Angebote nur in Maßen annehmen. Auf der einen Seite fühlen sich Kinder dadurch gebraucht und haben das Gefühl, etwas zum Familienerhalt beitragen zu können. Sie fühlen sich dadurch wertvoll. Auf der anderen Seite kann es Kinder aber auch leicht überfordern. Kinder sollten trotz der Erkrankung weiterhin das Leben eines Kindes führen und nicht das eines Erwachsenen.

Kinder benötigen v. a. Sicherheit. Und die können Eltern immer geben, ganz unabhängig von dem Erkrankungsstadium, denn Sicherheit kommt durch Liebe und so ist die primäre Aufgabe der Eltern, auch ihre Liebe zu zeigen und für einen regelmäßigen und gesicherten Tagesablauf für die Kinder zu sorgen.

Grundlegend für die *Stärkung einer positiven Beziehung zwischen Eltern und Kind* sind:

- wertvolle Zeit miteinander verbringen
  - sich regelmäßig für kurze Zeiträume mit Kindern beschäftigen
- mit dem Kind *reden*
  - Gespräche mit dem Kind helfen bei der Entwicklung sozialer Fähigkeiten und dem Erlernen von Gesprächsregeln.
  - Gespräche fördern das Selbstwertgefühl des Kindes.
  - Gespräche über Dinge, für die sich das Kind interessiert
  - Eltern sollten sich jeden Tag mit dem Kind darüber austauschen, was es macht oder was es interessiert.
- *Zuneigung zeigen*
  - als Möglichkeit zu zeigen, dass Eltern sich für ihr Kind interessieren und es lieb haben
  - Streicheln, Schmusen, Umarmen, Küssen, Massieren, Kitzeln oder Toben gibt Kindern das Gefühl, in einer liebevollen Umgebung aufzuwachsen, und hilft ihnen, selbst Zuneigung zu zeigen als auch Zuneigung annehmen zu können.

Darüber hinaus sind die »Kleinen Helfer« aus dem *Triple-P-Programm* eine gute Möglichkeit, Eltern leicht verständliche und kurze Informationen zu umschriebenen Problemen mit den Kindern zu geben.

Arbeits- und Informationsmaterialien

INFO 26 Sollten Kinder über die Erkrankung informiert werden?
In diesem Infoblatt finden Sie eine Vielzahl an Gründen, warum Kinder über die Erkrankung des Elternteils informiert werden sollten.

INFO 27 Wie kann ich mit meinem Kind über die Krebserkrankung sprechen?
Hier finden Eltern Hinweise, wie sie mit ihrem Kind über die Krebserkrankung sprechen können.

INFO 28 Wie sprechen Sie mit Kindern über den Tod eines Elternteils?
Hier finden Eltern Hinweise, wie sie mit Kindern über den Tod eines Elternteils sprechen können.

INFO 26 Sollten Kinder über die Erkrankung informiert werden?

P T A

»Sollten Kinder über die Krebserkrankung informiert werden?« Diese Frage wird häufig gestellt, wenn Eltern an Krebs erkranken, und die Antwort auf die Frage lautet eindeutig: **»Ja, unbedingt.«** (Romer et al., 2014). Warum dies wichtig ist, verdeutlichen die folgenden Hinweise.

Manche Eltern denken, dass sie ihr Kind schützen, wenn sie ihm nichts von der Erkrankung erzählen. Dies ist jedoch nicht der Fall, denn

- Kinder bemerken, wenn in der Familie etwas nicht stimmt. Kinder sind sog. »emotionale Geigerzähler«, d. h., sie bemerken, wenn in der Familie etwas anders ist oder Spannungen vorliegen. Wenn Kinder dann nicht wissen, was los ist, machen sie sich ihre eigenen Gedanken – und dann kann die Fantasie viel schlimmer sein als die Realität. Insbesondere kleinere Kinder haben eine egozentrische Sichtweise, d. h., sie beziehen Dinge auf sich oder denken, dass ihr Verhalten Einfluss auf bestimmte Sachen hat (z. B. »Heute ist schönes Wetter, weil ich gestern meinen Teller leer gegessen habe«). Manchmal kann es vorkommen, dass Eltern – wenn sie gestresst oder auch genervt von ihren Kindern sind – sagen: »Du machst mich ganz krank.« Wenn die Mutter oder der Vater nun erkrankt, kann es sein, dass das Kind fälschlicherweise denkt: »Das war ich. Ich war nicht artig, habe meine Hausaufgaben nicht gemacht, mein Zimmer nicht aufgeräumt« etc.
- Darüber hinaus kann bei Kindern der Eindruck entstehen, wenn nicht über die elterliche Erkrankung gesprochen wird, dass es zu schrecklich ist, um darüber zu reden, und sie trauen sich möglicherweise auch nicht nachzufragen oder mit anderen darüber zu sprechen.
- Es kommt immer wieder vor, dass Kinder von anderen von der Krankheit erfahren und falsche Informationen bekommen.
- Nicht-informierte Kinder können sich isoliert, ausgeschlossen und unwichtig fühlen.
- In der Regel ist es für Eltern doch auch viel leichter, wenn die Kinder informiert sind, denn die Aufrechterhaltung von Geheimnissen kostet viel Energie.
- Letztendlich unterstreicht ein altersangemessener Einbezug des Kindes auch den Glauben an seine Fähigkeiten, die Situation bewältigen zu können, und dies kann mittel- und langfristig auch zu einer Erhöhung des Selbstbewusstseins des Kindes führen.

Es gibt also eine Vielzahl von Gründen, warum man Kinder über die elterliche Erkrankung informieren sollte.

INFO 27 Wie kann ich mit meinem Kind über die Krebserkrankung sprechen? P A

Kinder über die Erkrankung des Elternteils zu informieren, ist nicht immer einfach, und die Fragen nach dem »Wie« beschäftigt viele Eltern. Die folgenden Hinweise können hilfreich sein, wenn Sie mit Ihrem Kind/Ihren Kindern über die Krebserkrankung sprechen möchten:

(1) Sprechen Sie offen und ehrlich über die Erkrankung und die Veränderungen – insbesondere für den Familienalltag oder für das Kind. Sie müssen Ihrem Kind dabei nicht alle Details berichten, aber was Sie sagen, muss auch wahr sein.

(2) Wählen Sie Worte, die Ihr Kind kennt und versteht. Sie müssen auch nicht alle Details der Erkrankung und Behandlung erzählen. Sie sollten das Wort »Krebs« verwenden.

(3) Betonen Sie, dass Ihr Kind keine Schuld an der Krankheit hat und nichts dafür tun kann, damit die Krankheit geheilt wird.

(4) Seien Sie vorsichtig bei Versprechen wie »Alles wird wieder gut«. Hier ist es besser zu sagen: »Ich wünsche mir sehr, dass alles wieder gut wird. Die Ärzte und ich tun alles, was wir können.«

(5) Thematisieren Sie Veränderungen im Alltag für das Kind, z. B.: Wer ist zu Hause, wenn du von der Schule kommst? Wer bringt dich zum Sport? Wer bringt dich ins Bett? etc.

(6) Versuchen Sie, die emotionale Verfügbarkeit zu erhöhen (z. B. durch Zuneigung, Interesse an Ihrem Kind, Aufmerksamkeit etc.).

(7) Zeigen Sie Ihrem Kind Ihre Zuneigung (z. B. durch kuscheln, schmusen oder toben).

(8) Verbringen Sie wertvolle Zeit mit Ihrem Kind. Hiermit sind kurze Momente gemeint (2–5 Minuten), in denen Sie mit voller Aufmerksamkeit bei Ihrem Kind sind. Geeignete Situationen für wertvolle Zeit sind z. B. wenn Ihr Kind Ihnen etwas zeigen will oder beim Zubettgehen, bei den Mahlzeiten etc.

INFO 28 Wie sprechen Sie mit Kindern über den Tod eines Elternteils?

T P A

Gespräche mit einem Kind über den bevorstehenden Tod eines Elternteils sind nicht einfach und gehen häufig mit folgenden Problemen einher:

- Es erschwert das Gespräch, wenn Kinder im Vorfeld nicht über die Erkrankung der Mutter oder des Vaters informiert worden sind.
- Gespräche über Tod werden oft vermieden und fallen schwer.
- Eltern sind verunsichert:
  - Wie sage ich es meinem Kind?
  - Sollte ich es ihm überhaupt sagen?
  - Was versteht mein Kind überhaupt?

Kommunikation mit Kindern – aber wie?

Im Gespräch mit Kindern sind einige Aspekte zu beachten:

- Aufrichtigkeit
  - altersangemessene Erklärungen, Gefühle in Worte fassen
  - So können sich Kinder innerlich vorbereiten und damit das Gefühl von Unkontrollierbarkeit reduzieren.
  - trägt zur adaptiven Bewältigung und einem vertrauensvollen Verhältnis zu den Eltern bei
- Information über Veränderungen für das Kind geben
- Wer ist nach dem Tod für das Kind da?
- Ängste, Sorgen und Vorstellungen der Kinder über Tod besprechen
- Kinder nicht zu einem Gespräch zwingen!

Hier können Sie sich einige Notizen für das Gespräch mit dem Kind machen. Worauf wollen Sie achten? Was wollen Sie wie sagen?

....

....

....

....

....

....

....

....

....

9 Eltern krebskranker Kinder

Wie geht es Eltern chronisch kranker Kinder?

In Deutschland erkranken jährlich ca. 2.200 Kinder an Krebs. Dies ist nicht nur für die Kinder, sondern auch für die Eltern eine extrem belastende Zeit. Die meisten Kinder überleben die Krankheit – auch durch die Entwicklung von neuen medizinischen Verfahren zur Heilung. Abhängig von der Diagnose, der Art des Tumors sowie dem Therapieverlauf können daher neue, langfristige Belastungen, bspw. Spätfolgen der Erkrankung, auf die Eltern und die Familie als System zukommen.

Die meisten Eltern sind im Verlauf klinisch relevant belastet. Sie zeigen:

- moderate bis schwere posttraumatische Symptomatik
- reduzierte Lebensqualität
- intensive Rumination
- geringe Bewältigungsstrategien
- erhöhte Angst- und Depressivitätswerte, auch im mittel- bis langfristigen Verlauf
- negativer Einfluss auf das elterliche Erwerbsleben: erhöhte Anzahl an Arbeitsunfähigkeitstagen führen auch zu finanziellen Belastungen und einem erhöhten Armutsrisiko
- negativer Einfluss auf die Partnerschaftsqualität

Auch wenn viele Eltern die Erkrankungssituation im Verlauf bewältigen können, sind sie doch eine vulnerable Gruppe, die mit evaluierten psychosozialen Angeboten versorgt werden sollte.

Psychosoziale Versorgung von Eltern krebskranker Kinder

Die Versorgung ist sehr herausfordernd, da die Krankheits- und Behandlungsverläufe individuell und dynamisch das ganze Familiensystem betreffen. Eine Kombination aus verschiedenen Interventionsformaten (Präsenztermine vs. E-Health-Module, Gruppen-, Einzel- oder partnerschaftliche Sitzungen, strukturiert vs. themenoffen) scheint am praktikabelsten.

Als häufige Problembereiche zeigen sich:

- *Erziehung*
  Hier liegen eine Reihe von gut evaluierten und wirksamen Elterntrainings vor (z. B. *Triple P*, s. Kap. 8).
- *Progredienzangst*
  Hilfreiche Strategien im Umgang finden sich in Kapitel 4.
- *Partnerschaft*
  Stärkung der Partnerschaft wie im *Seite an Seite*-Programm (Kap. 7).
- *Rollenerwartungen*
  Veränderungen der Rollen in der Familie / Partnerschaft durch die Erkrankung des Kindes

Vertiefung

Rollenerwartungen

Jedes Paar hat eine Aufgabenteilung. Mitunter unterscheiden sich Paare jedoch darin, wie bewusst abgesprochen diese Rollenverteilung und damit auch die Verteilung der daran geknüpften Aufgaben ist. Hier kann es, v. a. wenn belastende Lebensereignisse eintreten (wie die Krebsdiagnose des Kindes), zu einer Unausgewogenheit kommen, sodass eine Person das Gefühl hat, dass alles an ihr »hängen bleibt«. Hier kann ein offenes Gespräch, welches die Sprecher- und Zuhörerregeln beachtet, eine Basis für das gegenseitige Verständnis schaffen. AB 89 befasst sich mit gefühlten und tatsächlichen Erwartungen.

Hilfreiche Links zum Thema Kommunikation mit Kindern über die Krebserkrankung

Hier finden sich zahlreiche, zum Teil kostenfreie bzw. sehr günstige Broschüren rund um das Thema Krebs: https://www.kinderkrebsinfo.de/patienten/index_ger.html [13.03.2020]

Speziell für die Nachsorgesituation geeignet:
http://www.nachsorge-ist-vorsorge.de/patienteninfos/infos-ueber-krebserkrankungen-bei-kindern/ [13.03.2020]
http://www.nachsorge-ist-vorsorge.de/patienteninfos/broschueren-zur-nachsorge-nach-krebs/ [13.03.2020]

Das Elterntraining *Triple P* bietet auch in Form eines Online-Trainings konkrete Hilfestellungen in Erziehungsfragen: https://www.triplep-eltern.de/de-de/unterstuetzung-finden/triple-p-online/ [15.04.2020]

Arbeitsmaterial

AB 89 Gespräch über Rollenerwartungen in einer Beziehung / Familie

Mithilfe dieses Arbeitsblattes können empfundene oder auch tatsächlich formulierte Erwartungen an Personen in der Partnerschaft oder auch innerhalb der Familie thematisiert werden.

AB 89 Gespräch über Rollenerwartungen in einer Beziehung / Familie

P A

Bei dieser Übung geht es um die empfundenen oder auch tatsächlich formulierten Erwartungen an Sie als Person in der Partnerschaft oder auch innerhalb der Familie.
Greifen Sie sich *maximal zwei Stichworte Ihrer Wahl* heraus, die Sie als Person besonders ansprechen, und orientieren Sie sich im Gespräch mit Ihrem Partner / Ihrer Partnerin an der untenstehenden Tabelle.
Beachten Sie dabei die *Zuhörer- und Sprecherregeln*. Formulieren Sie Ich-Botschaften und achten Sie darauf, dass Sie *keinen* Vorwurf machen. Anschließend wechseln Sie die Zuhörer- und Sprecherrolle.

Ich habe häufig das Gefühl ...,	**Was wäre eine für Sie akzeptable Alternative? Was vermissen Sie? Was wünschen Sie sich?**
die Rolle des Vermittlers / der Vermittlerin zu spielen.	....
die Rolle des / der alleinigen Krankenpflegers / Krankenpflegerin zu übernehmen.	....
die Rolle der Erzieherin / des Erziehers und der Haushaltskraft alleine zu übernehmen.	....
die Rolle der Familienmanagerin / des Familienmanagers zu übernehmen.	....
immer die / der Leistungsfähige sein zu müssen.	....
die Rolle des Versorgers / der Versorgerin zu übernehmen.	....
die Rolle der Zuhörerin / des Zuhörers zu übernehmen.	....
....	....
....	....

10 Selbstreflexion der eigenen beruflichen Tätigkeit

Burn-out-Prophylaxe und Resilienzstärkung

Definitionsgemäß entwickelt sich Burn-out über berufliche Belastungssituationen und ist als ein Zustand körperlicher, seelischer und geistiger Erschöpfung zu verstehen. Burn-out ist kein Krankheitsbild, sondern ein Reaktionssyndrom, das mit multifaktoriellen Lebens- und Arbeitsbedingungen zusammenhängt. Beruflich bedingter Stress und Burn-out werden oft als Ursache für psychosomatische Krankheitssyndrome angenommen.

Die Fachliteratur beschreibt die Ursachen von Burn-out als eine Kombination aus arbeitsbezogenen Belastungen und individuellen Persönlichkeitsmerkmalen (Koch et al., 2015). Maslach und Leiter (2008) haben sechs Merkmale der beruflichen Arbeitsumgebung als bedeutsam identifiziert:

(1) Arbeitsanforderungen
(2) Kontrolle
(3) Gratifikationen
(4) Qualität der sozialen Interaktion am Arbeitsplatz
(5) Fairness
(6) Werte

Die Wahrscheinlichkeit für Burn-out erhöht sich dann, wenn das Individuum eine fehlende Kohärenz zwischen sich und den genannten Arbeitsplatzmerkmalen in mehreren Dimensionen erlebt.

Die gute Nachricht ist, dass es inzwischen immer mehr Studien gibt, die belegen, wie wichtig spezifisches Bewältigungs- und Selbst(für)sorgeverhalten einem Burn-out-Syndrom entgegenwirken kann. Besonders Berufsgruppen, die traumatisierte oder lebensbedrohlich erkrankte Menschen behandeln oder versorgen, profitieren von achtsamkeitsbasierten Verhaltensweisen und von einer Freizeit- und Beziehungsgestaltung, die Faktoren der Resilienz berücksichtigt (Cocker & Joss, 2016; Klimecki & Singer, 2012; Zwack, 2013). Darüber hinaus konnte festgestellt werden, dass die regelmäßige Teilnahme an Aus- und Fortbildungsveranstaltungen neben dem Effekt der allgemeinen Wissenszunahme auch das Gefühl der Unterstützung durch berufliche Vernetzung erhöht. Studien von Chrestman (1999) mit Traumatherapeuten zeigen, dass auch die Teilnahme an nicht-traumaspezifischen Fortbildungen mit einer Verringerung der berufsbedingten Angst- und Stress-Symptome einherging. Mit zunehmender Berufserfahrung, steigendem Einkommen und einer wachsenden Zahl beruflicher Weiterbildungen nahm das Erleben von Burn-out ab. Faktoren, die zur Zunahme von Mitgefühlsmüdigkeit (engl. *compassion fatigue, CF*) führen können, waren ein höherer Anteil klinischer Aktivitäten im Verhältnis zu nichtklinischen Aktivitäten und eine größere Zahl von Traumatisierten in der Gesamtgruppe behandelter Patientinnen.

Eine Metaanalyse mit 57 Studien, in denen es um Burn-out, Sekundärtraumatisierung und Compassion Fatigue in onkologischen Settings geht, konnte zwar nicht zwischen den einzelnen Konstrukten differenzieren, dennoch gibt es Hinweise, dass Compassion Fatigue mit einer hohen Vulnerabilität des Personals in onkologischen Settings einhergeht (Najjar et al., 2009). Die Bedeutung einer guten Selbstfürsorge besonders auch für Professionelle in der palliativen Versorgung bekommt zunehmend mehr Aufmerksamkeit. Auch hier zeigt sich, dass die Anwendung regelmäßiger Selbstfürsorgestrategien zu größerer beruflicher Lebensqualität führt (Hotchkiss, 2018).

Die Empfehlungen und Interventionen in diesem Buch sind auch zur eigenen Burn-out-Prophylaxe und zum Schutz vor sekundärer Traumatisierung zu empfehlen. Man kann mithilfe von individuellen Ritualen die eigene Berufs- und Lebenszufriedenheit deutlich erhöhen. In vielen Seminaren und Workshops zur Burn-out-Prophylaxe haben sich die Prinzipien von achtsamkeitsbasierter Selbstfürsorge in Kombination mit Interventionen zur Resilienzstärkung bewährt. Gönnen Sie sich regelmäßige Zeitfenster zur Resilienzstärkung, ganz nach dem Grundprinzip: Trauen Sie lieber Ihren Erfahrungen, statt Ihren Erwartungen!

Arbeits- und Informationsmaterialien

AB 90 Typische Symptome des Burn-out-Syndroms
Das Arbeitsblatt kann gut zur Selbstbeobachtung der eigenen Burn-out-Entwicklung eingesetzt werden. Nutzen Sie dazu das *Maslach Burnout Iventory* (MBI), den am häufigsten angewendeten Selbsttest zur Einschätzung des individuellen Burn-out-Risikos.

AB 91 Fragen zum Nachdenken über Burn-out und Selbstfürsorge
Dieses Arbeitsblatt enthält ausgewählte Fragen, die dazu einladen, sich Klarheit über neue Perspektiven hinsichtlich der eigenen Selbstfürsorge zu verschaffen.

AB 92 Big Seven zur Stärkung von Gesundheit und Resilienz
Die Zusammenstellung der »Big Seven« beruht auf evidenzbasierten Dimensionen – suchen Sie sich Ihre Lieblingsstrategie zur Stärkung Ihrer Gesundheit und zur individuellen Burn-out-Prophylaxe aus.

INFO 29 Sekundäre Traumatisierung und Compassion Fatigue
Das Informationsblatt unterstreicht die Bedeutung der Selbstfürsorge.

AB 93 Achtsamkeit und Selbstreflexion zur Burn-out-Prophylaxe
Das Arbeitsblatt beschreibt fünf Methoden, um durch Achtsamkeit in der Gegenwart individuelle Ideen zur Gestaltung von Selbstreflexion und Burn-out-Prophylaxe zu benennen.

AB 94 Impulse zur Resilienzstärkung
Nutzen Sie dieses Arbeitsblatt, um sich positive Impulse im Alltag bewusst zu machen.

AB 95 Resilienzstrategien für den Arbeitsalltag
Sie können dieses Arbeitsblatt zum Selbst-Coaching nutzen oder zum Coaching von Kolleginnen.

Typische Symptome des Burn-out-Syndroms

Im Folgenden finden Sie typische Symptome eines Burn-out-Syndroms. Sie können für sich überprüfen, ob einige der Symptome bei Ihnen auftreten.

- ☐ Erschöpfung
- ☐ Energiemangel
- ☐ Schlafstörungen
- ☐ Konzentrationsprobleme
- ☐ Gedächtnisstörungen
- ☐ Insuffizienzgefühle
- ☐ Entscheidungsunfähigkeit
- ☐ verringerte Initiative und Fantasie
- ☐ Gleichgültigkeit
- ☐ Langeweile
- ☐ Desillusionierung
- ☐ Neigung zum Weinen
- ☐ Schwächegefühl
- ☐ Ruhelosigkeit
- ☐ Verzweiflung
- ☐ erlebte Distanz zu Kollegen / Kunden / Patientinnen
- ☐ Betonung von Fachjargon
- ☐ Vorwürfe gegen andere
- ☐ Verlust an Empathie
- ☐ Zynismus und Verbitterung
- ☐ Verlust von Idealismus
- ☐ Folgeprobleme in Partnerschaft und Familie
- ☐ Gefühl mangelnder Anerkennung
- ☐ Engegefühl in der Brust
- ☐ Atembeschwerden
- ☐ Rückenschmerzen
- ☐ Übelkeit
- ☐ Verstärktes Suchtverhalten

(nach Burisch, 2010)

Der am häufigsten angewendete Selbsttest zur Einschätzung des eigenen Burn-out-Risikos ist das von Christina Maslach und Susan E. Jackson (1981; Maslach et al., 1996) entwickelte *Maslach Burnout Inventory* (MBI).

Burn-out-Selbsttest mit dem Maslach Burnout Inventory

Geben Sie bitte im Fragebogen an, wie häufig die folgenden Aussagen auf Sie zutreffen, indem Sie die entsprechende Zahl bei jeder Frage ankreuzen:

0 = nie; 1 = mindestens ein paar Mal im Jahr; 2 = mindestens einmal im Monat; 3 = einige Male pro Monat; 4 = einmal pro Woche; 5 = mehrmals pro Woche; 6 = jeden Tag

	0	1	2	3	4	5	6
(1) Ich fühle mich emotional ausgelaugt.	☐	☐	☐	☐	☐	☐	☐
(2) Am Ende eines Arbeitstages fühle ich mich verbraucht.	☐	☐	☐	☐	☐	☐	☐
(3) Schon wenn ich morgens aufstehe und einen weiteren Arbeitstag vor mir sehe, fühle ich mich erschöpft.	☐	☐	☐	☐	☐	☐	☐
(4) Ich kann gut verstehen, wie meine Klienten sich fühlen.	☐	☐	☐	☐	☐	☐	☐
(5) Ich habe das Gefühl, dass ich einige Klienten wie unpersönliche Objekte behandle.	☐	☐	☐	☐	☐	☐	☐
(6) Den ganzen Tag mit Menschen zu arbeiten strengt mich sehr an.	☐	☐	☐	☐	☐	☐	☐
(7) Ich kann sehr effektiv mit den Problemen meiner Klienten umgehen.	☐	☐	☐	☐	☐	☐	☐
(8) Ich fühle mich durch meine Arbeit ausgebrannt.	☐	☐	☐	☐	☐	☐	☐
(9) Ich habe das Gefühl, dass ich durch meine Arbeit das Leben anderer Menschen positiv beeinflusse.	☐	☐	☐	☐	☐	☐	☐
(10) Seit ich diese Arbeit mache, fühle ich mich abgestumpfter gegenüber anderen Menschen.	☐	☐	☐	☐	☐	☐	☐
(11) Ich befürchte, dass mich dieser Job emotional härter macht.	☐	☐	☐	☐	☐	☐	☐
(12) Ich fühle mich energiegeladen.	☐	☐	☐	☐	☐	☐	☐
(13) Ich fühle mich durch meinen Job frustriert.	☐	☐	☐	☐	☐	☐	☐
(14) Ich habe das Gefühl, dass ich in meinem Beruf zu hart arbeite.	☐	☐	☐	☐	☐	☐	☐
(15) Was mit manchen meiner Klienten geschieht, berührt mich nicht wirklich.	☐	☐	☐	☐	☐	☐	☐
(16) Meine Arbeit mit direktem Kontakt zu Menschen stresst mich zu sehr.	☐	☐	☐	☐	☐	☐	☐
(17) Ich kann leicht eine entspannte Atmosphäre mit Klienten schaffen.	☐	☐	☐	☐	☐	☐	☐
(18) Ich fühle mich durch die intensive Arbeit mit Klienten angeregt.	☐	☐	☐	☐	☐	☐	☐
(19) Ich habe in diesem Job viel Wertvolles vollbracht.	☐	☐	☐	☐	☐	☐	☐
(20) Ich habe das Gefühl, nicht mehr weiter zu wissen.	☐	☐	☐	☐	☐	☐	☐
(21) In meiner Arbeit gehe ich sehr ruhig mit emotionalen Problemen um.	☐	☐	☐	☐	☐	☐	☐
(22) Ich habe das Gefühl, dass mich Klienten für manche ihrer Probleme verantwortlich machen.	☐	☐	☐	☐	☐	☐	☐

Addieren Sie zum Schluss die Ergebnisse für jede der folgenden drei Dimensionen. Zur Selbstreflexion achten Sie darauf, ob die Gesamtpunktzahl jeder Dimension einen geringen, mittleren oder hohen Wert ergibt. Sollten die Dimensionen »Emotionale Erschöpfung« und »Empathieverlust / Depersonalisation« hohe Werte ergeben, dann sollten Sie dringend etwas tun, um einem klinisch beeinträchtigenden Burn-out vorzubeugen. Hohe Werte im Bereich »Persönliche Leistung / Erfüllung« wirken ausgleichend und sollten Sie ermutigen.

Dimension	**Items**	**mein Wert**	**geringer Wert**	**mittlerer Wert**	**hoher Wert**
Emotionale Erschöpfung	1, 2, 3, 6, 8, 13, 14, 16, 20		< 17	18–29	> 30
Persönliche Leistung / Erfüllung	4, 7, 9, 12, 17, 18, 19, 21		< 33	34–39	> 40
Empathieverlust / Depersonalisation	5, 10, 11, 15, 22		> 5	6–11	> 12

AB 91 Fragen zum Nachdenken über Burn-out und Selbstfürsorge

T

(1) Was liebe ich an meinem Beruf?
(2) Welche Bestätigungen gibt er mir?
(3) Welche Belastungen und Negativseiten hat der Beruf für mich?
(4) Wann kommen mir Gedanken an Berufsausstieg?
(5) Wie wirkt sich mein Lebensstil auf meine Gesundheit aus?
(6) Welche meiner Begabungen, Interessen und Fähigkeiten führen ein Schattendasein, werden von mir zu wenig gelebt?
(7) Was wollte ich immer schon einmal erleben, tun, ausprobieren?
(8) Welche berufsbedingten »Macken« könnten andere an mir wahrnehmen?
(9) Was stimmt nicht an meinem Zeitmanagement?
(10) Was belastet mich momentan besonders?
(11) Was gibt mir diese Arbeit, wie fördert sie mich?
(12) Welchen Rat gebe ich meinen Kolleginnen öfter?
(13) In welchem Maße gilt dieser Rat auch für mich persönlich?
(14) Von wem kann ich selbst Hilfe bekommen und annehmen?
(15) Worüber klagt mein Partner/meine Partnerin, wenn wir über meinen Beruf und unser Privatleben sprechen?
(16) Was macht mir beim Nachdenken über mich selbst am meisten Sorge?
(17) Was könnte ich mir als Nächstes erlauben?
(18) Wofür bin ich auf meinem bisherigen Berufsweg dankbar?

(in Anlehnung an Dorst, 2006)

Suchen Sie sich spontan zwei oder drei Fragen aus und beschäftigen Sie sich damit. Machen Sie sich Notizen dazu, auch wenn es nur ein paar Stichworte sind!

....

....

....

....

....

....

....

....

....

Big Seven zur Stärkung von Gesundheit und Resilienz

T

Die »Big Seven« können Sie zur Stärkung von Gesundheit und Resilienz als Strategien zur Burn-out-Prophylaxe nutzen:

(1) Keep cool: Affektregulationskompetenz
(2) Selbstwirksamkeit, Achtsamkeit, Empathie
(3) Soziale Beziehungen: Netzwerke / Freunde / Familie
(4) Zielorientierung: Fokus, Schritt für Schritt
(5) Flexibilität und Neugier: Privat und Beruf
(6) Positive Gefühle: Humor / Perspektivenvielfalt
(7) Körperbewusstsein: Bewegung / Ernährung

Die Fähigkeit zur Affektregulation ist eine Voraussetzung für gelingende psychotherapeutische Behandlungsprozesse. Mit dem Zuwachs an »innerer Balance« steigt auch die Bewältigungskompetenz im Berufsleben an und damit auch wieder die Fähigkeit der Versprachlichung des Erlebens. Die Zusammenstellung der »Big Seven« beruht auf evidenzbasierten Dimensionen – suchen Sie sich Ihre Lieblings-Strategien zur Stärkung Ihrer Gesundheit und zur individuellen Burn-out-Prophylaxe aus und nutzen Sie diese zur Selbstreflexion
Achtsamkeit meint zuallererst den freundlich-wohlwollenden Umgang mit sich selbst!

Verschieben Sie Ihr Leben nicht ... das Motto lautet: Immer ist JETZT die beste Stunde!

Nutzen Sie ganz bewusst »Tricks« zur Selbstregulation und stärken Sie sich individuell und flexibel mit Ihren »Big Seven«!

INFO 29 Sekundäre Traumatisierung und Compassion Fatigue

T

Der Begriff Compassion Fatigue (CF) geht auf den Trauma- und Stressforscher Charles R. Figley (1995) zurück. Er wählte zunächst für das Phänomen, das Professionelle, die mit Trauma-Opfern arbeiten, häufig selbst im Laufe der Zeit unter dem Stress des Traumas litten, den Begriff: Secondary Traumatic Stress.

Wir wissen beispielsweise inzwischen, dass unsere emotionalen Schmerzzentren im Gehirn nicht nur bei eigenen Schmerzen reagieren, sondern auch, wenn wir beobachten, dass andere Menschen Schmerzen erleiden. Dies gilt auch umgekehrt, wenn es um Resilienzerfahrungen geht. Daher ist es auch ratsam, dies bei der Gestaltung der eigenen Psychohygiene zu berücksichtigen und möglichst dafür Sorge zu tragen, auch im Berufsleben eher Flow-Erfahrungen zu erleben. Empathische, wertschätzende und liebevolle Begegnungen mit dem Resilienzpotenzial der Patientinnen kann auch dazu beitragen, dass die eigene Resilienz dazu in Resonanz geht und das kann auch zum Schutz vor Burn-out und Compassion Fatigue (Mitgefühlsmüdigkeit) beitragen.

In Studien (Klimecki & Singer, 2012) konnte gezeigt werden, dass ein Empathie-Training (compassion training) zu einem Aktivitätsanstieg in Gehirnregionen führt, die mit positivem Affekt, Liebe und Nähe assoziiert sind. Es scheint, dass Mitgefühl ermöglicht, mit der negativen Realität in Kontakt zu bleiben, während gleichzeitig positive Gefühle aufgebaut werden.

> **!** So kann aus Mitleid Mitgefühl entstehen und Distress-Erleben kann entgegengewirkt und Resilienz gestärkt werden.

Der Depressions- und Glücksforscher Seligman (2003) beschreibt fünf Methoden, um durch Achtsamkeit in der Gegenwart Selbstreflexion und Burn-out-Prophylaxe zu gestalten:

Mitteilen: sich andere Menschen suchen und sich wechselseitig über wertvolle Momente austauschen

Was fällt Ihnen dazu ein?

....

....

Erinnerungen bewahren: innere Momentaufnahmen, bildhafte Vorstellungen von angenehmen Erlebnissen sammeln

Was fällt Ihnen dazu ein?

....

....

Sich selbst beglückwünschen: stolz sein auf eigene Handlungen

Was fällt Ihnen dazu ein?

....

....

Die Sinneswahrnehmung schärfen: möglichst viele Details in der Umgebung achtsam wahrnehmen

Was fällt Ihnen dazu ein?

....

....

Absorbierung: sich ganz tief in eine Situation versenken, nichts denken, sich dem Fühlen überlassen und Muße pflegen

Was fällt Ihnen dazu ein?

....

....

Seligman empfiehlt, diese Methoden möglichst regelmäßig anzuwenden, zur bewussten Unterstützung empfiehlt er, Genusspausen und auch regelmäßige schöne Tage einzuplanen.

Wann könnten Sie »einen schönen Tag haben«? Reservieren Sie sich in diesem Monat einen freien Tag und verwöhnen Sie sich, tun Sie nur das, was Ihnen am liebsten ist!

....

....

Impulse zur Resilienzstärkung

Nutzen Sie dieses Arbeitsblatt, um sich positive Impulse im Alltag bewusst zu machen. Schon »Kleinigkeiten« können überraschende neue Erfahrungen spürbar werden lassen (wie z. B. der Gang zum Bäcker, zur Straßenbahn oder gemeinsam im Aufzug fahren). Sie könnten sich beispielsweise angewöhnen, morgens als erstes eine trustKarte (AB 16) für den Tag zu ziehen und Assoziationen zu dem Wort wahrzunehmen. Angeregt durch diesen Impuls zu Beginn des Tages könnten Sie abends dann zum Abschluss des Tages sich bewusst machen, ob es während des Tages »passende« Erfahrungen zu dem Begriff der trustKarte gab.

- Gestalten Sie tägliche Pausen oder Auszeiten.
- Zeigen Sie Freundlichkeit und Freude.
- Finden Sie jeden Tag etwas zum Lachen.
- Nehmen Sie sich Zeit für Austausch, Verbundenheit und Dankbarkeit.
- Nutzen Sie individuelle »Tricks« zur Stressreduzierung.
- Achten Sie auf Ihre Ernährung und eine gute Schlafhygiene.
- Spüren Sie Ihren Körper in Ruhe und Bewegung.
- Besuchen Sie Fortbildungen ☺.

Resilienzstrategien für den Arbeitsalltag

Nutzen Sie diese Resilienzstrategien zum Selbst-Coaching oder, wenn Sie als Führungskraft Verantwortung für die Schulung von Kolleginnen am Arbeitsplatz haben.

Notieren Sie sich zu jedem der sieben Beispielbereiche eigene Anwendungsmöglichkeiten.

Sieben Beispiele von Resilienzstrategien für den Arbeitsalltag

(1) Verkörpern Sie als Führungskraft bzw. in Ihrem jeweiligen Arbeitsbereich ein authentisches Rollenmodell, besonders auch in schwierigen Situationen.

....

(2) Seien Sie aufmerksam für Ihre Art und Weise, wie Sie Ihre Kolleginnen wahrnehmen.

....

(3) Fokussieren Sie auf Stärken und Fähigkeiten bei sich selbst und den anderen im Team.

....

(4) Nutzen Sie Coaching und Supervision, um die sozialen Kompetenzen am Arbeitsplatz zu stärken.

....

(5) Nehmen Sie sich Zeit für Pausen (recharge myself!).

....

(6) Handhaben Sie Ziele spezifisch und flexibel nach dem SMART-Modell (SMART: specific, measurable, attractive, realistic, time-framed).

....

(7) Nutzen Sie Fortbildungen und Selbst-Coaching und organisieren Sie sich Freiraum für Ihre eigene Entwicklung.

....

(nach Grant et al., 2013)

Literatur

American Psychological Association (2020). The road to resilience. https://www.apa.org/helpcenter/road-resilience [09.03.2020].

Antonovsky, A. (1979). Health, Stress and Coping. San Francisco: Jossey-Bass.

Appelbaum, A. J. & Breitbart, W. (2013). Care for the cancer caregiver: A systematic review. Palliative and Supportive Care, 11 (3), 231–252.

Bachem, R. & Maercker, A. (2016). Development and Psychometric Evaluation of a Revised Sense of Coherence Scale. European Journal of Psychological Assessment, DOI: 10.1027/1015-5769/a000323

Baile, W. F., Buckman, R., Lenzi, R., Glober, G., Beale, E. A. & Kudelka, A. P. (2000). SPIKES – A six-step protocol for delivering bad news: application to the patient with cancer. Oncologist, 5 (4), 302–311.

Beierlein, V., Morfeld, M., Bergelt, C., Bullinger, M. & Brähler, E. (2012). Messung der gesundheitsbezogenen Lebensqualität mit dem SF-8. Diagnostica, 58 (3), 145–153.

Bodenmann, G. (1995). A systematic-transactional view of stress and coping in couples. Swiss Journal of Psychology, 54, 34–49.

Bodenmann, G. (1997). Dyadic coping – a systematic-transactional view of stress and coping among couples: Theory and empirical findings. European Review of Applied Psychology, 47, 137–140.

Bodenmann, G. (2005). Dyadic coping and its significance for marital functioning. In T. Revenson, K. Kayser & G. Bodenmann (Eds.), Couples coping with stress (pp. 33–49). Washington, DC: American Psychological Association.

Bodenmann, G. (2008). Dyadisches Coping Inventar – DCI. Bern: Huber.

Bodenmann, G. (2012). Verhaltenstherapie mit Paaren. Bern: Huber.

Boelen, P. A., Reijntjes, A. & Smid, G. E. (2016). Concurrent and prospective associations of intolerance of uncertainty with symptoms of prolonged grief, posttraumatic stress, and depression after bereavement. Journal of Anxiety Disorders, 41, 65–72.

Boss, P. (2008). Verlust, Trauma und Resilienz. Die therapeutische Arbeit mit dem »uneindeutigen Verlust«. Stuttgart: Klett-Cotta.

Boyes, A., Girgis, A. & Lecathelinais, C. (2009). Brief assessment of adult cancer patients' perceived needs: development and validation of the 34-item Supportive Care Needs Survey (SCNS-SF34). Journal of Evaluation in Clinical Practice, 15 (4), 602–606.

Brederecke, J., Scott, J. L., de Zwaan, M., Brähler, E., Neuner, F., Quinn, M. et al. (2020). Psychometric properties of the German version of the Self-Image Scale (SIS-D). PLoS ONE 15(3): e0230331. https://doi.org/10.1371/journal.pone.0230331

Broadbent, E., Petrie, K. J., Main, J. & Weinman, J. (2006). The brief illness perception questionnaire. Journal of Psychosomatic Research, 60 (6), 631–637.

Burisch, M. (2010). Das Burnout-Syndrom: Theorie der inneren Erschöpfung. Berlin: Springer.

Busch, M., Maske, U., Ryl, L., Schlack, R. & Hapke, U. (2013). Prävalenz von depressiver Symptomatik und diagnostizierter Depression bei Erwachsenen in Deutschland. In: Robert Koch-Institut, Epidemiologie und Gesundheitsberichterstattung, Vol. 56, DOI: 10.1007/s00103-013-1688-3.

Chen, T. R., Hu, W. Y., Two, S. N. & Chiu, T. Y. (2019). What influences the willingness of cancer patients to receive hospice palliative care at end of life? Japanese Journal of Clinical Oncology, 49 (4), 361–366.

Chida, Y. & Steptoe, A. (2008). Positive psychological well-being and mortality: a quantitative review of prospective observational studies. Psychosomatic Medicine, 70 (7), 741–756.

Chochinov, H. M. (2017). Würdezentrierte Therapie. Was bleibt – Erinnerungen am Ende des Lebens. Göttingen: Vandenhoeck & Ruprecht.

Chrestman, K. R. (1999). Secondary exposure to trauma and self-reported distress among therapists. In B. H. Stamm (Ed.), Secondary traumatic stress: Self-care issues for clinicians, researchers, & educators. (pp. 29–36). Baltimore, MD: Sidran Press.

Cocker, F. & Joss, N. (2016). Compassion Fatigue among Healthcare, Emergency and Community Service Workers: A Systematic Review. International Journal of Environmental Research and Public Health, 13 (6).

Connor, K. M. & Davidson, J. R. (2003). Development of a new resilience scale: the Connor-Davidson Resilience Scale (CD-RISC). Depression and Anxiety, 18 (2), 76–82.

Derogatis, L. R. (1996). Derogatis Interview for sexual Functioning (DISF/DISF-SR). Preliminary Scoring Procedures & Administration Manual. Baltimore, MD: Clinical Psychometric Research.

Destatis (2020). https://www.destatis.de/DE/Themen/Gesellschaft-Umwelt/Bevoelkerung/Sterbefaelle-Lebenserwartung/_inhalt.html [13.03.2020].

Diegelmann, C. (2007). Trauma und Krise bewältigen. Psychotherapie mit TRUST. Stuttgart: Klett-Cotta.

Diegelmann, C. (2011a). Humor als Ressource. PTT Persönlichkeitsstörungen. Theorie und Therapie, 15 (3), 181–191.

Diegelmann, C. (2011b). TRUST: Impulse für einen integrativen Behandlungsansatz – Salutogenese, Resilienz und Positive Psychologie als Fundament. In C. Diegelmann & M. Isermann (Hrsg.), Ressourcenorientierte Psychoonkologie: Psyche und Körper ermutigen (2. Aufl., S. 80–98). Stuttgart: Kohlhammer.

Diegelmann, C. (2014). Trauma und Krise bewältigen. Hör-CD mit Texten, Übungen und Gedichten zur Ressourcenstärkung. Stuttgart: Klett-Cotta.

Diegelmann, C. & Isermann, M. (2016). Ressourcenorientierte Psychoonkologie. Psyche und Körper ermutigen (3. Aufl.). Stuttgart: Kohlhammer.
Diegelmann, C. & Isermann, M. (2018). Kraft in der Krise. Ressourcen gegen die Angst (4. Auf.). Stuttgart: Klett-Cotta.
Dilworth, S., Higgins, I., Parker, V., Kelly, B. & Turner, J. (2014). Patient and health professional's perceived barriers to the delivery of psychosocial care to adults with cancer: a systematic review. Psychooncology, 23 (6), 601–612.
Dorst, B. (2006). Burn-out-Prophylaxe und die Sorge um sich selbst. In S. Ditz, C. Diegelmann & M. Isermann (Hrsg.), Psychoonkologie – Schwerpunkt Brustkrebs. Ein Handbuch für die ärztliche und psychotherapeutische Praxis (S. 198–205). Stuttgart: Kohlhammer.
Eisenhauer, G. (2014). Die zehn wichtigsten Fragen des Lebens in aller Kürze beantwortet. Köln: Dumont.
Esch, T. (2011). Die Neurobiologie des Glücks: Wie die positive Psychologie die Medizin verändert. Stuttgart: Thieme.
Esch, T. & Esch, S. M. (2018). Stressbewältigung: Mind-Body-Medizin, Achtsamkeit, Selbstfürsorge (2. Aufl.). Berlin: MWV Medizinisch Wissenschaftliche Verlagsgesellschaft.
Fallbjork, U., Karlsson, S., Salander, P. & Rasmussen, B. H. (2010). Differences between women who have and have not undergone breast reconstruction after mastectomy due to breast cancer. Acta Oncoligica, 49 (2), 174–179.
Fang, F., Fall, K., Mittleman, M. A., Sparen, P., Ye, W., Adami, H. O. & Valdimarsdottir, U. (2012). Suicide and cardiovascular death after a cancer diagnosis. New England Journal of Medicine, 366 (14), 1310–1318.
Fegg, M. J., Kramer, M., L'Hoste, S. & Borasio, G. D. (2008). The Schedule for Meaning in Life Evaluation (SMiLE): validation of a new instrument for meaning-in-life research. Journal of Pain Symptom Manage, 35 (4), 356–364.
Fennell, P. A. (2003). Managing chronic illness using the Four-Phase Treatment Approach: A mental health professional's guide to helping chronically ill people. Chichester: John Wiley & Sons.
Figley, C. R. (1995). Compassion Fatigue: Coping with secondary traumatic stress disorder in those who treat the traumatized. New York: Brunner-Routledge.
Frankl, V. E. (2008). … trotzdem Ja zum Leben sagen. Ein Psychologe erlebt das Konzentrationslager. München: dtv.
Fredrickson, B. L. (2001). The role of positive emotions in positive psychology. The broaden-and-build theory of positive emotions. American Psychologist, 56 (3), 218–226.
Fredrickson, B. L. (2004). The broaden-and-build theory of positive emotions. Philosophical Transactions of the Royal Society B: Biological Sciences, 359 (1449), 1367–1378.
Freynhagen, R., Parada, H. A., Calderon-Ospina, C. A., Chen, J., Rakhmawati Emril, D., Fernandez-Villacorta, F. J., … Ciampi de Andrade, D. (2019). Current understanding of the mixed pain concept: a brief narrative review. Current Medical Research and Opinion, 35 (6), 1011–1018.
Frisch, M. (2020). Fragebogen. Frankfurt: Edition Büchergilde.
Fydrich, T., Sommer, G. & Brähler, E. (2007). F-SozU Fragebogen zur Sozialen Unterstützung. Göttingen: Hogrefe.
Gibran, K & Fritschi, H-J. (2018): Sand und Schaum. Das Buch der Aphorismen. Books on Demand
Goedendorp, M. M., Gielissen, M. F., Verhagen, C. A. & Bleijenberg, G. (2009). Psychosocial interventions for reducing fatigue during cancer treatment in adults. Cochrane database of systematic reviews, 1, CD006953.
Goerling, U. (2014). Warum gerade ich? In P. Herschbach (Hrsg.), Die Seele stärken. Wie Psychotherapie bei Krebs helfen kann (S. 24–27). Ostfildern: Patmos.
Gonzalez, H., Hagerling, C. & Werb, Z. (2018). Roles of the immune system in cancer: from tumor initiation to metastatic progression. Genes & Development, 32 (19–20), 1267–1284.
Gotink, R. A., Chu, P., Busschbach, J. J., Benson, H., Fricchione, G. L. & Hunink, M. G. (2015). Standardised mindfulness-based interventions in healthcare: an overview of systematic reviews and meta-analyses of RCTs. PLoS One, 10 (4), e0124344.
Grant, M., Sun, V., Fujinami, R., Sidhu, R., Otis-Green, S., Juarez, G., … Ferrell, B. (2013). Family caregiver burden, skills preparedness, and quality of life in non-small cell lung cancer. Oncological Nursing Forum, 40 (4), 337–346.
Grawe, K. (2004). Neuropsychotherapie. Göttingen: Hogrefe.
Hahlweg, K. (2016). Fragebogen zur Partnerschaftsdiagnostik (2. Aufl.). Göttingen: Hogrefe.
Hahlweg, K. & Baucom, D. H. (2008). Partnerschaft und psychische Störung. Göttingen: Hogrefe.
Hayes, S. C., Strosahl, K. D. & Wilson, K. G. (2011). Acceptance and commitment therapy. New York: The Guilford Press.
Heim, M. & Weis, J. (2014). Fatigue bei Krebserkrankungen. Erkennen – Behandeln – Vorbeugen. Stuttgart: Schattauer.
Heinrichs, N. & Zimmermann, T. (2008). Bewältigung einer gynäkologischen Krebserkrankung in der Partnerschaft: Ein psycho-onkologisches Behandlungsprogramm für Paare. Göttingen: Hogrefe.
Heinrichs, N., Zimmermann, T., Huber, B., Herschbach, P., Russell, D. W. & Baucom, D. H. (2012). Cancer distress reduction with a couple-based skills training: a randomized controlled trial. Annuals in Behavioral Medicine, 43 (2), 239–252.
Herrmann-Lingen, C., Buss, U. & Snaith, R. P. (2011). HADS-D Hospital Anxiety and Depression Scale – Deutsche Version. Göttingen: Hogrefe.

Herschbach, P., Berg, P., Dankert, A., Duran, G., Engst-Hastreiter, U., Waadt, S., … Henrich, G. (2005). Fear of progression in chronic diseases: psychometric properties of the Fear of Progression Questionnaire. Journal of Psychosomatic Research, 58 (6), 505–511.
Herschbach, P. & Dinkel, A. (2016). Psychologische Interventionen bei Progredienzangst. In A. Mehnert & U. Koch (Hrsg.), Handbuch Psychoonkologie (S. 619–624). Göttingen: Hogrefe.
Herschbach, P. & Mandel, T. (2011). Psychoonkologische Versorgung im Nationalen Krebsplan. Onkologe, 17 (12), 1107–1114.
Herschbach, P. & Weis, J. (2010). Screeningverfahren in der Psychoonkologie. Testinstrumente zur Identifikation betreuungsbedürftiger Krebspatienten. (2. Aufl.). Berlin: Deutsche Krebsgesellschaft.
Herschbach, P., Marten-Mittag, B. & Henrich, G. (2003). Revision und psychometrische Prüfung des Fragebogens zur Belastung von Krebskranken (FBK-R23). Zeitschrift für Medizinische Psychologie, 12, 69–76.
Holiday, S., Lewis, M. J., Nielsen, R., Anderson, H. D. & Elinzano, M. (2016). The Selfie Study: Archetypes and Motivations in Modern Self-Photography. Visual Communication Quarterly, 23 (3), 175–187.
Holmes, E. A. & Mathews, A. (2010). Mental imagery in emotion and emotional disorders. Clinical Psychology Review, 30 (3), 349–362.
Holmes, E. A., Lang, T. J. & Shah, D. M. (2009). Developing interpretation bias modification as a »cognitive vaccine« for depressed mood: imagining positive events makes you feel better than thinking about them verbally. Journal of Abnormal Psychology, 118 (1), 76–88.
Hotchkiss, J. T. (2018). Mindful Self-Care and Secondary Traumatic Stress Mediate a Relationship between Compassion Satisfaction and Burnout Risk among Hospice Care Professionals. The American Journal of Hospice & Palliative Care, 35 (8), 1099–1108.
Hüther, G. (2011). Psychosomatik und Somatopsychik – Die untrennbare Einheit von Körper und Gehirn. In C. Diegelmann &Isermann, M. (Hrsg.), Ressourcenorientierte Psychoonkologie. Psyche und Körper ermutigen (S. 55–64). Stuttgart: Kohlhammer.
Isermann, M. (2006a). Diagnostik und Screening psychischer Beeinträchtigungen bei Krebs. In S. Ditz, C. Diegelmann & M. Isermann (Hrsg.), Psychoonkologie – Schwerpunkt Brustkrebs. Ein Handbuch für die ärztliche und psychotherapeutische Praxis (S. 116–121). Stuttgart: Kohlhammer.
Isermann, M. (2006b). Psychische Komorbidität bei Brustkrebs. In S. Ditz, C. Diegelmann & M. Isermann (Hrsg.), Psychoonkologie – Schwerpunkt Brustkrebs. Ein Handbuch für die ärztliche und psychotherapeutische Praxis (S. 103–110). Stuttgart: Kohlhammer.
Isermann, M. (2007). Das Gehirn als permanente Baustelle. In C. Diegelmann (Hrsg.), Trauma und Krise bewältigen. Psychotherapie mit TRUST (S. 23–32). Stuttgart: Klett-Cotta.
Isermann, M. (2016). Krebs und Stress. Hinweise aus der Psychoneuroimmunologie für psychotherapeutisches Handeln. In C. Diegelmann & M. Isermann (Hrsg.), Ressourcenorientierte Psychoonkologie Körper und Psyche ermutigen (3. Aufl., S. 65–84). Stuttgart: Kohlhammer.
Isermann, M. & Diegelmann, C. (2015). Ressourcenorientierte Psychoonkologie. Ärztliche Psychotherapie, 4, 207–212.
Isermann, M., Diegelmann, C., Kaiser, W. & Priebe, S. (2006). Der BC-PASS (Breast Cancer Psychosocial Assessment Screening Scale). Ein Kurzfragebogen zur Erfassung der subjektiven Befindlichkeit von Brustkrebspatientinnen. In S. Ditz, M. Isermann & C. Diegelmann (Hrsg.), Psychoonkologie – Schwerpunkt Brustkrebs (S. 122–135). Stuttgart: Kohlhammer.
Joshua, A. M., Cotroneo, A. & Clarke, S. (2005). Humor and oncology. Journal of Clinical Oncology, 23 (3), 645–648.
Junker, U. (2004). Chronische Schmerzen: Das »Mixed-Pain-Syndrome« als neue Rationale. Deutsches Ärzteblatt, 101 (20), A1393.
Kabat-Zinn, J. (2015). Das Abenteuer Achtsamkeit. Wie Sie Weisheit für Körper, Geist und Seele entwickeln. Freiburg: Arbor.
Kim, Y., Carver, C. S., Deci, E. L. & Kasser, T. (2008). Adult attachment and psychological well-being in cancer caregivers: the mediational role of spouses‘ motives for caregiving. Health Psychology, 27 (2S), 144–154.
Kissane, D. W. (2012). The relief of existential suffering. Archives of Internal Medicine, 172 (19), 1501–1505.
Kliem, S., Kröger, C., Stöbel-Richter, Y., Hahlweg, K. & Brähler, E. (2012). Die faktorielle Struktur des Partnerschaftsfragebogens. Zeitschrift für Klinische Psychologie und Psychotherapie, 41 (2), 109–113.
Klimecki, O. & Singer, T. (2012). Empathic distress fatigue rather than compassion fatigue? Integrating findings from empathy research in psychology and social neuroscience. In B. Oakley, A. Knafo, G. Madhavan & D. S. Wilson (Eds.), Pathological altruism (pp. 368–383). Oxford: Oxford University Press.
Koch, L., Jansen, L., Brenner, H. & Arndt, V. (2013). Fear of recurrence and disease progression in long-term (>/= 5 years) cancer survivors – a systematic review of quantitative studies. Psychooncology, 22 (1), 1–11.
Koch, S., Lehr, D. & Hillert, A. (2015). Burnout und chronischer beruflicher Stress. Göttingen: Hogrefe.
Korp, H.-A. (2014). Am Ende ist nicht Schluss mit lustig. Humor angesichts von Sterben und Tod. Gütersloh: Gütersloher Verlagshaus.
Kraemer, L. M., Stanton, A. L., Meyerowitz, B. E., Rowland, J. H. & Ganz, P. A. (2011). A longitudinal examination of couples‘ coping strategies as predictors of adjustment to breast cancer. Journal of Family Psychology, 25 (6), 963–972.
Krattenmacher, T., Kuhne, F., Ernst, J., Bergelt, C., Romer, G. & Moller, B. (2012). Parental cancer: factors associated with children's psychosocial adjustment – a systematic review. Journal of Psychosomatic Research, 72 (5), 344–356.

Krebsinformationsdienst & Deutsches Krebsforschungszentrum (Hrsg.). (2014a). Männliche Sexualität und Krebs. Ein Ratgeber für Patienten und ihre Partnerinnen. Heidelberg. https://www.krebsinformationsdienst.de/wegweiser/iblatt/krebspatient-sexualitaet.pdf?m=1526316921& [15.04.2020]
Krebsinformationsdienst & Deutsches Krebsforschungszentrum (Hrsg.). (2014b). Weiblich Sexualität und Krebs. Ein Ratgeber für Patientinnen und ihre Partner. Heidelberg. Abrufbar unter www.krebsinformationsdienst.de/service/iblatt/index.php [13.03.2020].
Kroenke, K., Spitzer, R.L. & Williams, J.B. (2001). The PHQ-9: validity of a brief depression severity measure. Journal of General Internal Medicine, 16 (9), 606–613.
Kruk, J., Aboul-Enein, B.H., Bernstein, J. & Gronostaj, M. (2019). Psychological Stress and Cellular Aging in Cancer: A Meta-Analysis. Hindawi, Oxidative Medicine and Cellular Longevity, Article ID 1270397, 1–24.
Lawrence, D.P., Kupelnick, B., Miller, K., Devine, D. & Lau, J. (2004). Evidence report on the occurrence, assessment, and treatment of fatigue in cancer patients. Journal of the National Cancer Institute Monographs, 32, 40–50.
Lazarus, R.S. & Folkman, S. (1984). Stress, appraisal, and coping. New York: Springer.
Lebel, S., Ozakinci, G., Humphris, G., Mutsaers, B., Thewes, B., Prins, J., … attendees, U.o. O.F. o.C. R.C. (2016). From normal response to clinical problem: definition and clinical features of fear of cancer recurrence. Support Care Cancer, 24 (8), 3265–3268.
Lehmann, C., Koch, U. & Mehnert, A. (2012). Psychometric properties of the German version of the Short-Form Supportive Care Needs Survey Questionnaire (SCNS-SF34-G). Support Care Cancer, 20 (10), 2415–2424.
Leitlinienprogramm Onkologie (Deutsche Krebsgesellschaft, D.K., AWMF). (2014). Psychoonkologische Diagnostik, Beratung und Behandlung von erwachsenen Krebspatienten, Kurzversion 1.0, 2014. Retrieved from http://leitlinienprogramm-onkologie.de/Leitlinien.7.0.html [13.03.2020].
Leitlinienprogramm Onkologie (Deutsche Krebsgesellschaft, D.K., AWMF). (2019). Palliativmedizin für Patienten mit einer nicht-heilbaren Krebserkrankung, Langversion 2.0, 2019, AWMF-Registernummer: 128/001OL, https://www.leitlinienprogrammonkologie.de/leitlinien/palliativmedizin/ [17.01.2020].
Lengacher, C.A., Johnson-Mallard, V., Post-White, J., Moscoso, M.S., Jacobsen, P.B., Klein, T.W., … Kip, K.E. (2009). Randomized controlled trial of mindfulness-based stress reduction (MBSR) for survivors of breast cancer. Psychooncology, 18 (12), 1261–1272.
Leppert, K., Dye, L. & Strauß, B. (2002). RS – Resilienzskala. In E. Brähler, J. Schumacher & B. Strauß (Hrsg.), Psychodiagnostische Verfahren in der Psychotherapie (S. 295–298). Göttingen: Hogrefe.
Leppert, K., Koch, B., Brähler, E. & Strauß, B. (2008). Die Resilienzskala (RS) – Überprüfung der Langform RS-25 und einer Kurzform RS-13. Klinische Diagnostik und Evaluation, 2, 226–243.
Levy, S.M., Herberman, R.B., Lippman, M., D'Angelo, T. & Lee, J. (1991). Immunological and psychosocial predictors of disease recurrence in patients with early-stage breast cancer. Behavioral Medicine, 17 (2), 67–75.
Li, Q. & Loke, A.Y. (2013). A spectrum of hidden morbidities among spousal caregivers for patients with cancer, and differences between the genders: A review of the literature. European Journal of Oncological Nursing, 17 (5), 578–587.
Li, T., Wei, S., Shi, Y., Pang, S., Qin, Q., Yin, J., … Liu, L. (2016). The dose-response effect of physical activity on cancer mortality: findings from 71 prospective cohort studies. British Journal of Sports Medicine, 50 (6), 339–345.
Lovibond, P.F. & Lovibond, S.H. (1995). The structure of negative emotional states: Comparison of the Depression Anxiety Stress Scales (DASS) with the Beck Depression and Anxiety Inventories. Behavioural Research Therapy, 33, 335–343.
Ludolph, P., Kunzler, A.M., Stoffers-Winterling, J., Helmreich, I. & Lieb, K. (2019). Interventions to promote resilience in cancer patients. Deutsches Ärzteblatt, 116, 865–872.
Maercker, A. (1998). Posttraumatische Belastungsstörungen: Psychologie der Extrembelastungsfolgen bei Opfern politischer Gewalt. Lengerich: Papst.
Maercker, A. & Langner, R. (2001). Persönliche Reifung durch Belastungen und Traumata: Validierung zweier deutschsprachiger Fragebogenversionen. Diagnostica, 47, 153–162.
Maercker, A. & Schützwohl, M. (1998). Erfassung von psychischen Belastungsfolgen: Die Impact of Event Scale – revidierte Version. Diagnostica, 44, 130–141.
Maier, S.F. & Seligman, M.E. (2016). Learned helplessness at fifty: Insights from neuroscience. Psychological Review, 123 (4), 349–367.
Manne, S. & Badr, H. (2008). Intimacy and relationship processes in couples' psychosocial adaptation to cancer. Cancer Supplement, 112 (11), 2541–2555.
Manne, S.L., Norton, T.R., Ostroff, J.S., Winkel, G., Fox, K. & Grana, G. (2007). Protective buffering and psychological distress among couples coping with breast cancer: The moderating role of relationship satisfaction. Journal of Family Psychology, 21 (3), 380–388.
Marucha, P.T., Kiecolt-Glaser, J K. & Favagehi, M. (1998). Mucosal wound healing is impaired by examination stress. Psychosomatic Medicine, 60 (3), 362–365.
Maslach, C. & Jackson, S.E. (1981). Maslach Burnout Inventory (»Human Services Survey«). Palo Alto, CA: Consulting Psychologists Press.
Maslach, C. & Jackson, S.E. & Leiter, M.P. (1996). Maslach Burnout Inventory Manual (3rd ed.). Palo Alto, CA: Consulting Psychologists Press.
Maslach, C. & Leiter, M.P. (2008). Early predictors of job burnout and engagement. Journal of Applied Psychology, 93, 498–512.
Mehnert, A. (2016). Psychoonkologische Diagnostik in der Onkologie. In A. Mehnert & U. Koch (Hrsg.), Handbuch Psychoonkologie (S. 216–223). Göttingen: Hogrefe.

Mehnert, A. & Koranyi, S. (2018). Psychoonkologische Versorgung: eine Herausforderung. Deutsche Medizinische Wochenschrift, 143 (5), 316–323.

Mehnert, A. & Lehmann-Laue, A. (2018). Psychoonkologie. PSYCH up2date, 12, 287–302.

Mehnert, A., Hartung, T. J., Friedrich, M., Vehling, S., Brahler, E., Harter, M., … Faller, H. (2018). One in two cancer patients is significantly distressed: Prevalence and indicators of distress. Psychooncology, 27 (1), 75–82.

Mehnert, A., Herschbach, P., Berg, P., Henrich, G. & Koch, U. (2006b). Progredienzangst bei Brustkrebspatientinnen – Validierung der Kurzform des Progredienzangstfrageboges PA-F-KF. Z Psychosomatik Medizin Psychotherapie, 52, 274–288.

Mehnert, A., Müller, D., Lehmann, C. & Koch, U. (2006a). Die deutsche Version des NCCN Distress-Thermometers. Zeitschrift für Psychiatrie, Psychologie und Psychotherapie, 54 (3), 213–223.

Mehnert-Theuerkauf, A., Faller, H., Herschbach, P., Hönig, K., Hornemann, B., Petermann-Meyer, A. & Zimmermann, T. (2020). Psychoonkologischer Versorgungsbedarf in Krebszentren. Der Onkologe, 26, 176–184. doi:10.1007/s00761-019-00689-2

Metcalfe, K. A., Semple, J., Quan, M. L., Vadaparampil, S. T., Holloway, C., Brown, M., … Narod, S. A. (2012). Changes in psychosocial functioning 1 year after mastectomy alone, delayed breast reconstruction, or immediate breast reconstruction. Annals of Surgical Oncology, 19 (1), 233–241.

Molina, Y., Yi, J. C., Martinez-Gutierrez, J., Reding, K. W., Yi-Frazier, J. P. & Rosenberg, A. R. (2014). Resilience among patients across the cancer continuum: diverse perspectives. Clinical Journal of Oncology Nursing, 18 (1), 93–101.

Moltmann-Wendel, E. (2008). Gib die Dinge der Jugend mit Grazie auf: Texte zur Lebenskunst. Stuttgart: Radius.

Mook, J. (2008). Präferenzbasierte Lebensqualitätsmessung: Der EQ-5D Fragebogen. Physikalische Medizin, Rehabilitationsmedizin, Kurortmedizin, 18 (5), 245–249.

Moreno-Smith, M., Lutgendorf, S. K. & Sood, A. K. (2010). Impact of stress on cancer metastasis. Future Oncology, 6 (12), 1863–1881.

Morfeld, M., Kirchberger, I. & Bullinger, M. (2011). SF-36. Fragebogen zum Gesundheitszustand (2. Aufl.). Göttingen: Hogrefe.

Müller, D., Mehnert, A. & Koch, U. (2004). Skalen zur Sozialen Unterstützung bei Krankheit (SSUK) – Testtheoretische Überprüfung und Validierung an einer repräsentativen Stichprobe von Brustkrebspatientinnen. Zeitschrift für Medizinische Psychologie, 13, 155–164.

Muller, M. J. (2007). Development and retest reliability of a German version of the Sexual Behaviour Questionnaire (SBQ-G). Archives of Andrology, 53 (2), 67–69.

Müller, C. (Hrsg.). (2019). HumorCare. Das Heiterkeitsbuch für Pflege- und Gesundheitsberufe. Göttingen: Hogrefe.

Müller-Busch, H. C. (2012). Abschied braucht Zeit. Palliativmedizin und Ethik des Sterbens. Berlin: Suhrkamp.

Muthny, F. A. (1989). Freiburger Fragebogen zur Krankheitsverarbeitung, FKV-Manual. Weinheim: Beltz Test Gesellschaft.

Nano, M. T., Gill, P. G., Kollias, J., Bochner, M. A., Malycha, P. & Winefield, H. R. (2005). Psychological impact and cosmetic outcome of surgical breast cancer strategies. ANZ Journal of Surgery, 75 (11), 940–947.

Najjar, N., Davis, L. W., Beck-Coon, K. & Carney Doebbeling, C. (2009). Compassion fatigue: a review of the research to date and relevance to cancer-care providers. Journal of Healtz Psychology, 14 (2), 267–277.

Nilges, P. & Essau, C. (2015). Depression, anxiety and stress scales: DASS – A screening procedure not only for pain patients. Schmerz, 29 (6), 649–657.

Northouse, L. L., Katapodi, M. C., Song, L., Zhang, L. & Mood, D. W. (2010). Interventions with family caregivers of cancer patients: meta-analysis of randomized trials. CA A Cancer Journal for Clinicians, 60 (5), 317–339.

O'Connor, J. & Seymour, J. (2015). Neurolinguistisches Programmieren: Gelungene Kommunikation und persönliche Entfaltung. Kirchzarten: VAK.

Pausch, R. & Zaslow, J. (2008). Last Lecture – Die Lehren meines Lebens. München: Goldmann.

Piechocki, R. & Müller, M. (2011). Alice Herz-Sommer – Ein Garten Eden inmitten der Hölle. Ein Jahrhundertleben. München: Knaur.

Pinquart, M. & Duberstein, P. R. (2010). Depression and cancer mortality: a meta-analysis. Psychological Medicine, 40 (11), 1797–1810.

Ramm, G. C. & Hasenbring, M. (2003). Die deutsche Adaptation der Illness-Specific Social Support Scale und ihre teststatistische Überprüfung beim Einsatz an Patienten vor und nach Knochenmarktransplantationen. Zeitschrift für Medizinische Psychologie, 12, 29–38.

Regan, T. W., Lambert, S., Girgis, A., Kelly, B., Kayser, K. & Turner, J. (2012). Do couple-based interventions make a difference for couples affected by cancer? A systematic review. BMC Cancer, 12 (1), 279.

Robert Koch-Institut (RKI) und die Gesellschaft der epidemiologischen Krebsregister in Deutschland e. V. (Hrsg). (2019). Krebs in Deutschland für 2015/16 (12. Aufl.). Berlin: Robert Koch-Institut.

Robbins, M. L., Lopez, A. M., Weihs, K. L. & Mehl, M. R. (2014). Cancer conversations in context: naturalistic observation of couples coping with breast cancer. Journal of Family Psychology, 28 (3), 380–390.

Röhrig, B., Schleußner, C., Brix, C. & Strauß, B. (2006). Die Resilienzskala (RS) Ein statistischer Vergleich der Kurz- und der Langform anhand einer onkologischen Patientenstichprobe. Psychtherapie Psychsomatik Medizinische Psychologie, 56, 285–290.

Romer, G. & Haagen, M. (2007). Kinder körperlich kranker Eltern. Göttingen: Hogrefe.

Romer, G., Bergelt, C. & Möller, B. (2014). Kinder krebskranker Eltern. Göttingen: Hogrefe.

Rost, C. (2008). Ressourcenarbeit mit EMDR. Bewährte Techniken im Überblick. Paderborn: Junfermann.

Rüegg, J. C. (2007). Gehirn, Psyche und Körper. Neurobiologie von Psychosomatik und Psychotherapie. Stuttgart: Schattauer.

Saad, A. M., Gad, M. M., Al-Husseini, M. J., AlKhayat, M. A., Rachid, A., Alfaar, A. S. & Hamoda, H. M. (2019). Suicidal death within a year of a cancer diagnosis: A population-based study. Cancer, 125 (6), 972–979.

Sanders, M. R. (1999). Triple p-positive parenting program: Towards an empirically validated multilevel parenting and family support strategy for the prevention of behavior and emotioanl problems in children. Clinical Child and Family Psychology Review, 2 (2), 71–90.

Schepper, F., Abel, K., Herschbach, P., Christiansen, H., Mehnert, A. & Martini, J. (2015). Progredienzangst bei Eltern krebskranker Kinder: Adaptation eines Fragebogens und Korrelate. Klinische Pädiatrie, 227 (3), 151–156.

Schilling, G. & Arnold, D. (2016). Nebenwirkungen, Langzeitfolgen und Spätkomplikationen multimodaler Krebstherapien. In A. Mehnert & U. Koch (Hrsg.), Handbuch Psychoonkologie (S. 67–76). Göttingen: Hogrefe.

Schindler, L., Hahlweg, K. & Revenstorf, D. (2006). Partnerschaftsprobleme: Diagnose und Therapie; Therapiemanual (2. Aufl.). Berlin: Springer.

Schlingensief, C. (2009). So schön wie hier kanns im Himmel gar nicht sein! Tagebuch einer Krebserkrankung. Köln: Kiepenheuer & Witsch.

Schubert, C. (2016). Psychoneuroimmunologie, chronischer Stress und körperliche Erkrankungen. Psychotherapie im Dialog, 17 (1), 16–21.

Schubert, C. (2018). Psychoneuroimmunologie und Psychotherapie (3. Aufl.). Stuttgart: Schattauer.

Schulz, H., Bleich, C., Bokemeyer, C., Koch-Gromus, U. & Härter, M. (2018). Psychoonkologische Versorgung in Deutschland: Bundesweite Bestandsaufnahme und Analyse. Wissenschaftliches Gutachten im Auftrag des Bundesministeriums für Gesundheit. Hamburg: Universitätsklinikum Hamburg-Eppendorf.

Schulz-Kindermann, F. (2013). Psychoonkologie: Grundlagen und psychotherapeutische Praxis. Weinheim: Beltz.

Schulz-Kindermann, F. & Rosenberger, C. (2016). Grundlagen psychotherapeutischer Interventionen bei Krebs: Verständnis und Zielperspektiven, Interventionsansätze und Setting. In A. Mehnert & U. Koch (Hrsg.), Handbuch Psychoonkologie (S. 604–617). Göttingen: Hogrefe.

Schumacher, J., Leppert, K., Gunzelmann, T., Strauß, B. & Brähler, E. (2005). Die Resilienzskala – Ein Fragebogen zur Erfassung der psychischen Widerstandsfähigkeit als Personmerkmal. Zeitschrift für Klinische Psychiatrie und Psychotherapie, 53 (1), 16–39.

Schwarz, R. (2004). Die »Krebspersönlichkeit« – Mythen und Forschungsresultate. Psychoneuro, 30 (4), 201–209.

Schwikart, G. (2015). Jeder Tod hat sein Gelächter. Über das Verhältnis zweier eigentümlicher Brüder. Innsbruck: Topos.

Scott, J. L., Halford, W. K. & Ward, B. (2004). United we stand? The effects of a couple-coping intervention on adjustment to breast or gynaecological cancer. Journal of Consulting and Clinical Psychology, 72, 1122–1135.

Scott, J. L. & Kayser, K. (2009). A review of couples based interventions for enhancing women's sexual adjustment and body image after cancer. The Cancer Journal, 15 (1), 48–56.

Seligman, M. (2003). Der Glückfaktor. Warum Optimisten länger leben. Bergisch Gladbach: Ehrenwirth.

Seligman, M. (2010). Erlernte Hilflosigkeit. Weinheim: Beltz.

Seligman, M. E. P. & Csikszentmihalyi, M. (Eds.). (2000). Positive Psychology. Special Issue. American Psychologist, 55 (1), 5–14.

Servaes, P., Gielissen, M. F., Verhagen, S. & Bleijenberg, G. (2007). The course of severe fatigue in disease-free breast cancer patients: a longitudinal study. Psychooncology, 16 (9), 787–795.

Shapiro, F. (2012). EMDR – Grundlagen und Praxis: Handbuch zur Behandlung traumatisierter Menschen. Paderborn: Junfermann.

Sharpe, L. & Curran, L. (2006). Understanding the process of adjustment to illness. Social Science & Medicine, 62 (5), 1153–1166.

Siedentopf, F., Nagel, M., Weidner, K. & Kentenich, H. (2008). Body image and decision making process in breast cancer patients. Geburtshilfe und Frauenheilkunde, 68, 821–826.

Simard, S., Thewes, B., Humphris, G., Dixon, M., Hayden, C., Mireskandari, S. & Ozakinci, G. (2013). Fear of cancer recurrence in adult cancer survivors: a systematic review of quantitative studies. Journal of Cancer Survivorship, 7 (3), 300–322.

Singer, S., Kojima, E., Beckerle, J., Kleining, B., Schneider, E. & Reuter, K. (2017). Practice requirements for psychotherapeutic treatment of cancer patients in the outpatient setting-A survey among certified psychotherapists in Germany. Psychooncology, 26 (8), 1093–1098.

Sinzinger, H. (2010). »Krebs« – Wege der psychischen Bewältigung. Paper presented at the 2. Pflegeonkologische Fachtagung am Klinikum Fürth, Fürth.

Sisto, A., Vicinanza, F., Campanozzi, L. L., Ricci, G., Tartaglini, D. & Tambone, V. (2019). Towards a Transversal Definition of Psychological Resilience: A Literature Review. Medicina (Kaunas), 55 (11). doi:10.3390/medicina55110745

Sklenarova, H., Haun, M. W., Krumpelmann, A., Friederich, H. C., Huber, J., Thomas, M., … Hartmann, M. (2015). Psychometric evaluation of the German Version of the Supportive Care Needs Survey for Partners and Caregivers (SCNS-P&C-G) of cancer patients. European Journal of Cancer Care (Engl), 24 (6), 884–897.

Spiegel, D. & Giese-Davis, J. (2003). Depression and cancer: mechanisms and disease progression. Biological Psychiatry, 54 (3), 269–282.

Spitzer, R. L., Kroenke, K., Williams, J. B. & Lowe, B. (2006). A brief measure for assessing generalized anxiety disorder: the GAD-7. Archives of Internal Medicine, 166 (10), 1092–1097.

Storch, M., Cantieni, B. & Hüther, G. (2007). Embodiment. Die Wechselwirkung von Körper und Psyche verstehen und nutzen (14. Aufl.). Bern: Huber.

Strittmatter, G., Mawick, R. & Tilkorn, M. (2003). Hornheider Fragebogen. In J. Schumacher, A. Klaiberg & E. Brähler (Hrsg.), Diagnostische Verfahren zu Lebensqualität und Wohlbefinden (S. 164–169). Göttingen: Hogrefe.

Suzuki, S. (2016). Zen-Geist Anfänger-Geist. Bielefeld: Theseus.

Tagay, S., Arntzen, E., Mewes, R. & Senf, W. (2008). Zusammenhang zwischen dem Tod wichtiger Bezugspersonen und posttraumatischer Belastungsstörung. Zeitschrift für Psychosomatische Medizin und Psychotherapie, 54 (2), 164–173.

Tagay, S., Düllmann, S., Repic, N., Schlottbohm, E., Fünfgeld, F. & Senf, W. (2014). Das Essener Ressourcen-Inventar (ERI) – Entwicklung und Validierung. Zeitschrift für Psychotraumatologie und ihre Anwendungen, 12 (1), 72–87.

Tanahashi, K. (2018). Painting Peace. Art in time of global crisis. Boulder: Shambhala Publications.

Tedeschi, R. G. & Calhoun, L. G. (1995). Trauma and transformation: Growing in the aftermath of suffering. Thousand Oaks, CA: Sage.

Teufel, M. & Zipfel, S. (2016). Maladaptive Krankheitsverarbeitung: Anpassungsstörung, Angststörung und Posttraumatische Belastungsstörung. Göttingen: Hogrefe.

Trachsel, M. & Maercker, A. (2016). Lebensende, Sterben und Tod. Göttingen: Hogrefe.

Tugade, M. M. & Fredrickson, B. L. (2004). Resilient individuals use positive emotions to bounce back from negative emotional experiences. Journal of Personality and Social Psychology, 86 (2), 320–333.

Van der Kol7k, B. (2014). Verkörperter Schrecken. Traumaspuren in Gehirn, Geist und Körper und wie man sie heilen kann. Lichtenau: Probst.

Vehling, S. & Kissane, D. W. (2018). Existential distress in cancer: Alleviating suffering from fundamental loss and change. Psychooncology, 27 (11), 2525–2530.

Vehling, S., Koch, U., Ladehoff, N., Schön, G., Wegscheider, K., Heckl, U., … Mehnert, A. (2012). Prävalenz affektiver und Angststörungen bei Krebs: Systematischer Literaturreview und Metaanalyse. Psychotherapie Psychosomatik Medizinische Psychologie, 62, 249–258.

Visintainer, M. A., Volpicelli, J. R. & Seligman, M. E. (1982). Tumor rejection in rats after inescapable or escapable shock. Science, 216 (4544), 437–439.

Waadt, S., Duran, G., Berg, P. & Herschbach, P. (2011). Progredienzangst. Manual zur Behandlung von Zukunftsängsten bei chronisch Kranken. Stuttgart: Schattauer.

Wagnild, G. M. & Young, H. M. (1993). Development and psychometric evaluation of the Resilience Scale. Journal of Nursing Measurement, 1 (2), 165–178.

Wang, Y.-H., Li, J.-Q., Shi, J.-F. et al. (2019). Depression and anxiety in relation to cancer incidence and mortality: a systematic review and meta-analysis of cohort studies. Molecular Psychiatry. doi: 10.1038/s41380-019-0595-x.

Ware, B. (2013). 5 Dinge, die Sterbende am meisten bereuen. Einsichten, die Ihr Leben verändern werden. Göttingen: Arkana.

Ware, J., Jr., Kosinski, M. & Keller, S. D. (1996). A 12-Item Short-Form Health Survey: construction of scales and preliminary tests of reliability and validity. Medical Care, 34 (3), 220–233.

Ware, J. E., Jr. (2000). SF-36 health survey update. Spine (Phila Pa 1976), 25 (24), 3130–3139.

Ware, J. E., Kosinski, M., Dewey, J. E. & Gandek, B. (2001). How to score and interpret single item health status measures: A manual for the users of the SF-8 TM Health Survey. Lincoln, RI: QualityMetric Incorporated.

Watson, M., Haviland, J. S., Greer, S., Davidson, J. & Bliss, J. M. (1999). Influence of psychological response on survival in breast cancer: a population-based cohort study. Lancet, 354 (9187), 1331–1336.

Watson, M., Homewood, J., Haviland, J. & Bliss, J. M. (2005). Influence of psychological response on breast cancer survival: 10-year follow-up of a population-based cohort. European Journal of Cancer, 41 (12), 1710–1714.

Weis, J., Brocai, D., Heckl, U. & Seuthe-Witz, S. (2018). Psychoedukation mit Krebspatienten. Stuttgart: Schattauer.

Welter-Enderlin, R. (2006). Resilienz aus der Sicht von Beratung und Therapie. In R. Welter-Enderlin & B. Hildenbrand (Hrsg.), Resilienz – Gedeihen trotz widriger Umstände (S. 7–19). Heidelberg: Carl-Auer.

Werner, E. E. (2000). Protective factors and individual resilience. In J. P. Shonkoff & S. J. Meisels (Eds.), Handbook of Early Childhood Intervention (pp. 115–132). Cambridge: Cambridge University Press.

Willutzki, U. (2008). Ressourcendiagnostik in der Klinischen Psychologie und Psychotherapie. Klinische Diagnostik und Evaluation, 1, 126–145.

Wimberly, S., Carver, C., Laurenceau, J. P., Harris, S. & Antoni, M. (2005). Perceived partner reactions to diagnosis and treatment of breast cancer: Impact on psychosocial and psychosexual adjustment. Journal of Consulting and Clinical Psychology, 73 (2), 300–311.

Wright, A. A., Zhang, B., Ray, A., Mack, J. W., Trice, E., Balboni, T., … Prigerson, H. G. (2008). Associations between end-of-life discussions, patient mental health, medical care near death, and caregiver bereavement adjustment. JAMA, 300 (14), 1665–1673.

Wright, B. A. & Lopez, S. J. (2002). Widening the diagnostic focus: A case for including human strengths and environmental resources. In C. R. Snyder & S. J. Lopez (Eds.), The handbook of positive psychology (pp. 26–44). New York: Oxford University Press.

Wustmann, C. (2005). Die Blickrichtung der neueren Resilienzforschung. Wie Kinder Lebensbelastungen bewältigen. Zeitschrift für Pädagogik, 51 (2), 192–206.

Yeh, E. T., Lau, S. C., Su, W. J., Tsai, D. J., Tu, Y. Y. & Lai, Y. L. (2011). An examination of cancer-related fatigue through proposed diagnostic criteria in a sample of cancer patients in Taiwan. BMC Cancer, 11, 387.

Zernicke, K. A., Campbell, T. S., Speca, M., McCabe-Ruff, K., Flowers, S. & Carlson, L. E. (2014). A randomized wait-list controlled trial of feasibility and efficacy of an online mindfulness-based cancer recovery program: the eTherapy for cancer applying mindfulness trial. Psychosomatic Medicine, 76 (4), 257–267.

Zimmermann, T. (2014). Paarbeziehung bei Tumorerkrankungen. PSYCH up2date, 8, 377–391.
Zimmermann, T. (2018). Welche Rolle spielt die partnerschaftliche Unterstützung bei Krebserkrankungen? Tumordiagnostik und Therapie, 39, 445–447.
Zimmermann, T. & Heinrichs, N. (2008). »Seite an Seite« eine gynäkologische Krebserkrankung in der Partnerschaft gemeinsam bewältigen – Ein Ratgeber für Paare. Göttingen: Hogrefe.
Zimmermann, T. & Heinrichs, N. (2015). Entwicklung von Krankheitsakzeptanz. In W. Rief & P. Hennigsen (Hrsg.), Psychosomatik und Verhaltensmedizin (S. 353–359). Stuttgart: Schattauer.
Zimmermann, T. & Stöhner, F. (2012). Einflussfaktoren auf die Posttraumatische Reifung nach einer Krebserkrankung. Verhaltenstherapie & Verhaltensmedizin, 33 (1), 20–34.
Zimmermann, T., Alsleben, M. & Heinrichs, N. (2012). Progredienzangst gesunder Lebenspartner von chronisch erkrankten Patienten. Psychotherapie Psychosomatik Psychomatische Medizin, 62, 1–8.
Zimmermann, T., Brederecke, J., Kopsch, F. & Herschbach, P. (under review). Psychometric properties of the questionnaire on stress in partners of cancer patients. Journal of Psychosomatic Research. Journal of Behavioural Medicine.
Zimmermann, T., de Zwaan, M. & Heinrichs, N. (2019). The German version of the Quality of Marriage Index: Psychometric properties in a representative sample and population-based norms. PLoS One, 14 (2), e0212758.
Zimmermann, T., Herschbach, P., Wessarges, M. & Heinrichs, N. (2011). Fear of progression in partners of chronically ill patients. Behavioural Medicine, 37 (3), 95–104.
Zimmermann, T., Lause, M. & Heinrichs, N. (2015). Fragebogen zur Partnerschaftsqualität: Quality of Marriage Index – Deutsche Version (QMI-D). Verhaltenstherapie, 25, 51–53.
Zimmermann, T., Scott, J. L. & Heinrichs, N. (2010). Individual and dyadic predictors of body image in women with breast cancer. Psychooncology, 19 (10), 1061–1068.
Zwack, J. (2013). Wie Ärzte gesund bleiben – Resilienz statt Burnout. Stuttgart: Thieme.
Zwahlen, D. (2019). Entwicklung in der integrierten psychoonkolgischen Versorgung. Therapeutische Umschau, 76 (4), 219–224.